中医经典必读丛书

田思胜◎总主编

素问悬解 校注版

清·黄元御◎著

刘 毅 田 虎 田思胜◎校注

中国健康传媒集团
中国医药科技出版社

内容提要

　　黄元御将《素问》重新编次为养生、脏象、脉法、经络、孔穴、病论、治论、刺法、雷公问、运气等十类，分为一十三卷，逐一诠释，名曰《素问悬解》，本书是黄元御诠释《素问》的专著，对天人相应、阴阳五行、五运八气等理论，着力阐述，颇具独到见解。本次整理选择精善本，精勘细校，并对文中疑难字句进行释义。本书适合中医工作者、中医爱好者参考阅读。

图书在版编目（CIP）数据

　　素问悬解：校注版/（清）黄元御著；刘毅，田虎，田思胜校注．—北京：中国医药科技出版社，2024.6
　　（中医经典必读丛书/田思胜主编）
　　ISBN 978 - 7 - 5214 - 4634 - 0

　　I.①素…　II.①黄…②刘…③田…④田…　III.①《素问》-研究　IV.①R221.1

　　中国国家版本馆 CIP 数据核字（2024）第 094891 号

美术编辑　陈君杞
版式设计　南博文化

出版　**中国健康传媒集团** | 中国医药科技出版社
地址　北京市海淀区文慧园北路甲 22 号
邮编　100082
电话　发行：010 - 62227427　邮购：010 - 62236938
网址　www.cmstp.com
规格　880 × 1230mm $\frac{1}{32}$
印张　13 $\frac{1}{8}$
字数　337 千字
版次　2024 年 6 月第 1 版
印次　2024 年 6 月第 1 次印刷
印刷　河北环京美印刷有限公司
经销　全国各地新华书店
书号　ISBN 978 - 7 - 5214 - 4634 - 0
定价　**49.00 元**

获取新书信息、投稿、为图书纠错，请扫码联系我们。

校注说明

《素问悬解》计十三卷，成书于1755年。作者黄元御，名玉路，字元御，一字坤载，号研农，别号玉楸子。生于公元1705年，卒于1758年，清代平度州昌邑县（今山东昌邑市）人。清代著名医学家，尊经派的代表人物，乾隆皇帝的御医，乾隆皇帝亲书"妙悟岐黄"褒奖其学识，亲书"仁道药济"概况其一生。他继承和发展了博大精深的祖国医学理论，对后世医家影响深远，被誉为"一代宗师"。

黄元御出身于书香门第，自幼深受家学影响。少年时，习举子业，遍览经史著作。因用功过勤，突患眼疾，因庸医误治，左目完全失明。科举时代，五官不正，不准入仕，遭此劫难，黄元御的仕进之路被彻底断送。在哀痛之余，当地名医、好友刘太吉劝他学医，他发愤立志"生不为名相济世，亦当为名医济人"，走上了弃儒从医的道路。黄元御凭着深厚的文化功底，又得到刘太吉认真传授，苦读历代中医典籍，数年奋斗，开始悬壶济世。在行医过程中他又不断总结经验，医术精进，医名大盛，时人将之与诸城名医臧枚吉并称"南臧北黄"。

黄元御的著作，已知有十四种，医籍十一种，包括《伤寒悬解》《金匮悬解》《四圣悬枢》《四圣心源》《长沙药解》《伤寒说义》《素灵微蕴》《玉楸药解》《素问悬解》《灵枢悬解》《难经悬解》，另外尚有《周易悬象》《道德经悬解》《玉楸子堂稿》等非医学著作三种。

黄元御精研《素问》《灵枢》《难经》《伤寒》《金匮》凡二十余年，谓："《素问》旧本刺法篇亡，实误载于诊要经终论内，未尝亡也，今取彼文，以补此篇。旧本此篇（经络论）误在《玉机真脏论》，本病论原亡，取此篇补之。《灵枢》乃《素问》之原。岐黄而后，难《灵》《素》者，扁鹊耳。《伤寒》之次第，乱于叔和，而叔和祖述之伤寒例，混热病于伤寒，遂启后来传经为热之讹。"为此，黄氏复《素问》八十一篇之旧，重新编次为养生、脏象、脉法、经络、孔穴、病论、治论、刺法、雷公问、运气等十类，分为一十三卷，逐一诠释，名曰《素问悬解》，是黄元御诠释《素问》的专著，对天人相应、阴阳五行、五运六气等理论，着力阐述，颇具独到见解。冯承熙认为本书"条理分明，篇第昭晰，其所移置，则若符节之合也，义意周密，脉络融贯，其所诠释，则若日星之炳也。"为弘扬黄氏医术，乃于同治十一年壬申（公元1872年）精校而梓行之，并将其所撰"校余偶识"一卷附于书末，颇有参考价值。

此次校勘以同治十一年壬申（公元1872年）精校为主校本，参考隋·杨上善《黄帝内经太素》、晋·皇甫谧《针灸甲乙经》（人民卫生出版社1963年据明刻《医统正脉》本缩印本）等医籍。

校勘的具体情况如下：

1. 原书为竖排繁体，现改为横排简体。异体字、古体字、通假字等均改为现行通用简化字，不出校。原本因竖排所用"右"字，现因改为横排，全改为"上"字，不出校。

2. 对底本中明确是错讹、脱漏、衍文、倒置处，予以校正，并出校记。

3. 对底本与校本互异，若难以判断是非或两义皆通者，则不改原文，而出校记并存，或酌情表示有倾向性意见；若属一般性虚词而无损文义者，或底本无误而显系校本讹误者，一般不予处理。若底本与校本虽同，但原文却有误者，予以勘正，并出校说明理由；若怀疑有误而不能肯定者，不改原文，只在校注中说明。

4. 对一些已己不分、日曰混用的字，均予以校正，不出校记。由于水平所限，不当之处，难以避免，敬请指正。

校注者

2024 年 3 月

黄帝内经素问序

启玄子王冰撰

夫释缚脱艰，全真导气，拯黎元于仁寿，济赢劣以获安者，非三圣道则不能致之矣。孔安国序《尚书》曰：伏羲、神农、黄帝之书，谓之三坟，言大道也。班固《汉书·艺文志》曰：《黄帝内经》十八卷。《素问》即其经之九卷也，兼《灵枢》九卷，乃其数焉。虽复年移代革，而授学犹存，惧非其人，而时有所隐，故第七一卷，师氏藏之，今之奉行，惟八卷尔。然而其文简，其意博，其理奥，其趣深，天地之象分，阴阳之候列，变化之由表，死生之兆彰，不谋而遐迩自同，勿约而幽明斯契，稽其言有征，验之事不忒，诚可谓至道之宗，奉生之始矣。

假若天机迅发，妙识玄通，蔵谋虽属乎生知，标格亦资于诂训，未尝有行不由径，出不由户者也。然刻意研精，探微索隐，或识契真要，则目牛无全。故动则有成，犹鬼神幽赞，而命世奇杰，时时间出焉。则周有秦公，汉有淳于公，魏有张公、华公，皆得斯妙道者也。咸日新其用，大济蒸人，花叶递荣，声实相副，盖教之著矣，亦天之假也。

冰弱龄慕道，夙好养生，幸遇真经，式为龟镜。而世本纰缪，篇目重叠，前后不伦，文义悬隔，施行不易，披会亦难，岁月既淹，袭以成弊。或一篇重出，而别立二名，或两论并吞，而都为一目，或问答未已，别树篇题，或脱简不书而云世阙，重合经而冠针服，并方宜而为咳篇，隔虚实而为逆从，合经络而为论要，节皮部为经络，退至教以先针，诸如此流，不可胜数。

且将升岱岳，非径奚为？欲诣扶桑，无舟莫适。乃精勤博访，而并有其人，历十二年，方臻理要，询谋得失，深遂夙心。时于先生郭子斋堂，受得先师张公秘本，文字昭晰，义理环周，一以参详，群疑冰释。恐散于末学，绝彼师资，因而撰注，用传不朽，兼旧藏之卷，合八十一篇，二十四卷，勒成一部。冀乎究尾明首，寻注会经，开发童蒙，宣扬至理而已。

其中简脱文断，义不相接者，搜求经论所有，迁移以补其处。篇目坠缺，指事不明者，量其意趣，加字以昭其义。篇论吞并，义不相涉，阙漏名目者，区分事类，别目以冠篇首。君臣请问，礼义乖失者，考校尊卑，增益以光其意。错简碎文，前后重叠者，详其指趣，削去繁杂以存其要。辞理秘密，难粗论述者，别撰《玄珠》，以陈其道。凡所加字，皆朱书其文，使今古必分，字不杂糅。庶厥昭彰圣旨，敷畅玄言，有如列宿高悬，奎张不乱，深泉净滢，鳞介咸分，君臣无夭枉之期，夷夏有延龄之望。俾工徒勿误，学者惟明，至道流行，徽音累属，千载之后，方知大圣之慈惠无穷。

　　　　　时大唐宝应元年岁次壬寅序
　　　　　将仕郎守殿中丞孙兆重改误
朝奉郎守国子博士同校正医书上骑都尉赐绯鱼袋高保衡
朝奉郎守尚书屯田郎中同校正医书骑都尉赐绯鱼袋孙奇
朝散大夫守光禄卿直秘阁判登闻检院上护军林亿

重广补注黄帝内经素问序

　　臣闻安不忘危，存不忘亡者，往圣之先务，求民之瘼，恤民之隐者，上主之深仁。在昔黄帝之御极也，以理身绪余治天下。坐于明堂之上，临观八极，考建五常，以谓人之生也，负阴而抱阳，食味而被色。外有寒暑之相荡，内有喜怒之交侵，夭昏札瘥，国家代有。将欲敛时五福，以敷赐厥庶民，乃与岐伯上穷天纪，下极地理，远取诸物，近取诸身，更相问难，垂法以福万世。于是雷公之伦，授业传之，而《内经》作矣。

　　历代宝之，未有失坠。苍周之兴，秦和述六气之论，具明于《左史》。厥后越人得其一二，演而述《难经》。西汉仓公传其旧学，东汉仲景撰其遗论，晋·皇甫谧刺而为《甲乙》，及隋·杨上善纂而为《太素》，时则有全元起者，始为之《训解》，阙第七一通。迄唐宝应中，太仆王冰笃好之，得先师所藏之卷，大为次注，犹是三皇遗文，烂然可观。

　　惜乎！唐令列之医学，付之执技之流，而荐绅先生罕言之。去圣已远，其术晻昧，是以文注纷错，义理混淆。殊不知三坟之余，帝王之高致，圣贤之能事，唐尧之授四时，虞舜之齐七政，神禹修六府以兴帝功，文王推六子以叙卦气，伊尹调五味以致君，箕子陈五行以佐世，其致一也。奈何以至精至微之道，传之

1

以至下至浅之人，其不废绝，为已幸矣！

　　顷在嘉祐中，仁宗念圣祖之遗事将坠于地，乃诏通知其学者，俾之是正。臣等承乏典校，伏念旬岁。遂乃搜访中外，裒集众本，寖寻其义，正其讹舛，十得其三四，余不能具。窃谓未足以称明诏，副圣意，而又采汉唐书录古医经之存于世者，得数十家，叙而考正焉。贯穿错综，磅礴会通，或端本以寻支，或溯流而讨源，定其可知，次以旧目，正缪误者六千余字，增注义者二千余条，一言去取，必有稽考，舛文疑义，于是详明。以之治身，可以消患于未兆，施于有政，可以广生于无穷。恭惟皇帝抚大同之运，拥无疆之休，述先志以奉成，兴微学而永正，则和气可召，灾害不生，陶一世之民，同跻于寿域矣。

国子博士臣高保衡

光禄卿直秘阁臣林亿　等谨上

素问悬解自序

　　黄帝咨岐伯作《内经》，垂《素问》《灵枢》之篇，医法渊源，自此而始，所谓玄之又玄，众妙之门者也。秦汉而后，韦绝简乱，错落舛互，譬之棼丝，不可理矣。

　　玉楸子盛壮之年（雍正甲寅，时年三十），误服庸工毒药，幸而未死。遂抱杜钦、褚炤之痛，愤检汉后医书，恨其不通（通者，思邈真人《千金》一书而已），上溯岐黄，伏读《灵》《素》，识其梗概，乃悟医源。至其紊乱错讹，未能正也。

　　乾隆甲戌，客处北都成新书八部。授门人毕子武龄，字维新，金陵人。服习年余，直与扁仓并驾。毕子既得先圣心传，复以笺注《素》《灵》为请。其时精力衰乏，自维老矣，时年五十。谢曰不能。乙亥春初，毕子又以前言请。且谓：医尊四圣，自今日始，仲景二注已成，岐黄扁鹊之书，迄无解者，三圣之灵，未无遗恨！过此以往，来者诵法新书，心开目明，而不解先圣古义，又将恨无终穷也。

　　时维二月，寒消冻解，律转阳回，门柳绽金，庭兰孕玉。玉楸子客况萧蔼，旅怀索落，歌远游之章，诵闲居之赋，幽思缕起，殊非杜康所解，乃笺释《素问》，以消郁烦。十一月终书成，淆乱移正，倏绪清分，旧文按部，新义焕然。

嗟乎！仆以东海顽人，远宾上国，研田为农，管城作君，流连尺素，爱惜分阴。春雪才收，秋露忽零，星斗屡易，弦望几更。倏而陇阴促节，急景催年，冰澌长河，霜结修檐。岁凛凛以愁暮，心恨恨而哀离，夜耿耿而永怀，昼营营而遥思。此亦羁客迁人骚牢悱怨之极，概诚足悲忧不可说也。无何稿脱书清，事竣业就，遂作岐伯之高弟，黄帝之功臣。是即拥旄万里之荣，南面百城之乐也，贫而暴富，莫加于此矣。

《南史》沈攸之有言：穷达有命，不如读书。掩卷怆然，情百其慨。武夫学剑，仅敌一人，医士读书，遂宰天下。痛念先圣传经，本以起死，讵知下工学古，反以戕生。良由文义玄深，加之编写凌乱，岂其终身无灵，实乃白头不解。仆以为死生大矣，何必读书也。

乾隆二十年十一月己亥黄元御撰

新刻素问悬解叙

昔唐太仆王冰注《素问》，精勤博访，历十二年方臻理要，宋光禄卿林亿辈典校旧文，犹或议之，盖将阐扬至道，羽翼微言，固若斯之难也。迄今披览遗编，综观体要，未尝不叹其研精于经者深，而为功于世者大也。然或条绪未明，强为移置，或讹舛未正，曲为诠释，诚有足议，未可尽从。林亿辈从而正之，虽多所发明，亦得失相半，要未能踌躇而满志也。

夫后人之著述，每视古人而益详。观王冰之注，视全元起之训解为详矣，观林亿之校正，视王冰之注又加详矣。岂古人之心思材力，果不逮后人耶？非也。道经递阐而益明，理以互证而愈邃，窃意后世必有探微穷奥，集其大成，远胜于前人之所为者。乃自宋元以来，士大夫咸薄为艺术，置而勿讲，盖斯道亦渐微矣。

向读黄坤载先生《素灵微蕴》《四圣心源》诸书，奥析天人，妙烛幽隐，每谓自越人、仲景而后，罕有其伦。继而闻先生邃犹有《素问》《灵枢》《难经》诸解，神往者久之。顾世无刊本，且闻其后裔珍藏甚密，欲一觐卒不可得。春初，陈子梦陶偶游坊肆，见先生遗书抄本若干帙，举以告余。遂与访之，则《素问》《灵枢》《难经》诸解具在焉。亟购以归，日夜披读，寝食

1

俱忘。观其条理分明，篇第昭晰，其所移置，则若符节之合也。义意周密，脉络融贯，其所诠释，则若日星之炳也。然后叹穷微探奥，集其大成，远胜于前人之所为者，窃幸于先生见之也。

《难经悬解》既已梓而行之，今将刻《素问悬解》，因书以冠篇首。

同治十一年壬申四月阳湖冯承熙叙

目　录

| 素问悬解卷七 |

| 素问悬解卷八 |

| 素问悬解卷九 |

素问悬解卷一

养 生

上古天真论—

昔在黄帝，生而神灵，弱①而能言，幼而徇齐②，长而敦敏，成而登天③。

初，神农氏母弟封于有熊之国。神农之后，炎帝榆罔之代。有熊国君少典之妃曰附宝，感电光绕斗而有娠。生帝于轩辕之丘，因名轩辕，国于有熊，故号有熊氏，出于公族，故姓公孙氏，长于姬水，又姓姬氏。

神农氏衰，帝与炎帝榆罔战于阪泉之野，三战胜之，诸侯尊为黄帝，代神农氏以治天下。在位百年，崩于荆山之阳。

黄帝初生而有神灵，方弱而能言语，幼而徇顺齐整，长而敦厚敏捷，成而羽化登天（成谓道成）。

黄帝铸鼎于鼎湖之山，鼎成升天。西汉方士传述此语，意黄帝、老子为道家之祖，尚养生之术，其终当必不死也。

乃问于天师曰：余闻上古之人，春秋皆度百岁而动作不衰，今时之人，年半百而动作皆衰者，时势异耶？人将失之耶？

天师，岐伯。古人百岁不衰，今人半百而衰，此古今时势之异耶？抑人失调摄之法耶？

---

① 弱：指不会走路前的婴儿时期。
② 徇齐：疾迅，引申指敏慧。
③ 登天：指登上天子之位。一说指黄帝于在位百年、功德圆满之际，乘龙而升天之事。

岐伯对曰：上古之人，其知道者，法于阴阳，和于术数，饮食有节，起居有常，不妄作劳，故能形与神俱，而尽终其天年，度百岁乃去。

上古之人，其知道者，法阴阳，和术数，节饮食，慎起居，不妄作以劳形神，故形神健旺，终其天年，百岁乃去，不伤夭折也。

今时之人不然也，以酒为浆，以妄为常，起居无节，醉以入房，以欲竭其精，以耗散其真，不知持满①，不时御神，务快其心，逆于生乐，故半百而衰也。

今时之人，不知养生之法，以酒醴为浆，以妄作为常，起居无节，醉以入房（醉以入房，正其起居无节，起居无节，正其妄作为常也），以淫欲竭其精液，散其天真，不知保盈而持满，时尝劳思而用神，务求快心于当前，遂至戕生于异日，是以早衰也。

夫上古圣人之教下也，虚邪贼风②，避之有时，恬淡虚无，真气从之，精神内守，病安从来。是以志闲而少欲，心安而不惧，形劳而不倦，气从以顺，各从其欲，皆得所愿。故美其食，任其服，乐其俗，高下不相慕，其民故曰朴。

风随八节，居八方，自正面来，谓之正风，不伤人也，自冲后来者，谓之虚邪贼风，乃伤人也。如冬至后四十六日，天气在北，风自北来，是为正风，风自南来，是谓贼风（义详《灵枢·九官八风篇》）。

上古圣人知道，其教下也，虚邪贼风，避之有时，冬避南风，夏避北风，四时八节，以类推之。恬淡虚无，神宇不扰，真气自然顺从，精神内守，毫无走散，病邪安所从来。是以志闲而少嗜欲，心安而不恐惧，形劳而不倦乏，气从而顺，各从其欲，上下俱足，皆得所愿。故美其食不择精粗，任其服不论善恶，乐

---

① 持满：保持体内精气的充盈。
② 虚邪贼风：泛指一切乘虚伤人致病的外来邪气。

其俗不争荣辱，高下不相倾慕，其民故曰浑朴。

是以嗜欲不能劳其目，淫邪不能惑其心，愚智贤不肖不惧于物，故合于道，所以能年皆度百岁而动作不衰者，以其德全不危也。

道合则德全，故百岁不衰。

帝曰：人年老而无子者，材力尽耶？将天数然也？岐伯曰：女子七岁，肾气盛，齿更发长。二七而天癸至，任脉通，太冲脉盛，月事以时下，故有子。

肾主骨，其荣发，齿者骨之余，肾气方盛，故齿更而发长。天一生水，故癸水谓之天癸，阴气始凝，则天癸至。任脉者，八奇经之一，行于身前，为诸阴脉之统领，阴旺则此脉通达。太冲者，八奇经之一，行于身前，为诸经脉之血海。奇经乃十二经之络脉，血生于脾，藏于肝，注于经脉，经脉隆盛，流于络脉，归诸太冲，故血富于冲，为人身血海之一。太冲脉盛，月满而泄，是谓月事。月事初来，阴气盛壮，不后不先，应时而下，地道通畅，故一承雨露，则能有子。

三七肾气平均，故真牙生而长极。四七筋骨坚，发长极，身体盛壮。五七阳明脉衰，面始焦，发始堕。六七三阳脉衰于上，面皆焦，发始白。七七任脉虚，太冲脉衰少，天癸竭，地道不通①，故形坏而无子也。

肾气盛满，平均莫溢，故真牙皆生，发长已极。阳明胃脉行身之前，自面下项而走两足，其经多气多血，少年发荣而面润者，血以濡之，气以煦之也，阳明脉衰，气血消减，故面焦而发堕。手之三阳，自手走头，足之三阳，自头走足，三阳俱衰，故面焦而发白。任脉虚空，冲脉衰少，天癸枯竭，地道不通，故形容散坏，而无子也。

任主胞胎，缘三阴以任脉为宗。血，阴也，而内含阳气，故

---

① 地道不通：月经停闭，不再来潮。

温暖而化君火。任脉充盈，血海温暖，则能受妊。以其原于任脉，故名为妊。任脉虚空，血海虚寒，是以无子也。

丈夫八岁，肾气实，髪长齿更。二八肾气盛，天癸至，精气溢泻，阴阳和，故能有子。

天癸既至，精气溢泻，阴阳和敷，故能有子。天癸者，男女肾水之总名也。

三八肾气平均，筋骨劲强，故真牙生而长极。四八筋骨隆盛，肌肉满壮。五八肾气衰，髪堕齿槁。六八阳气衰竭于上，面焦，髪鬓颁白。七八肝气衰，筋不能动，天癸竭，精少，肾气衰，形体皆极。八八则齿髪去。

肝主筋，前阴，诸筋之聚，肝木生于肾水，水寒木枯，生气亏败，故筋力消乏，而前阴痿弱也。

肾者主水，受五脏六腑之精而藏之，故五脏盛，乃能泻。今五脏皆衰，筋骨解惰，天癸尽矣，故髪鬓白，身体重，行步不正，而无子耳。

五脏六腑皆有精，而总藏于肾，故五脏之精俱盛，而后肾能泻。今五脏皆衰，以至筋骨懈惰，则天癸尽矣，故髪白身重，行步倾斜，而无子也。

肾为水，肾气者，水中之阳，三阳之根也。肾气温升，化生肝木，肝木主生，人老而不生者，肾气之败，而非肾水之亏。髪白面焦，由于三阳之衰，三阳之上衰者，肾气之下虚也。

帝曰：有其年已老而有子者，何也？岐伯曰：此其天寿过度，气脉常通，而肾气有余也。此虽有子，男不过尽八八，女不过尽七七，而天地之精气皆竭矣。

肾气有余，则生意未枯，老犹生子。然此虽有子，而人之大凡，男不过尽于八八六十四，女不过尽于七七四十九，而天地之精气皆竭，不能生矣。

怀胎生子，精气之交感也。乾为天，坤为地，男应乾，女应坤。

乾以中爻交坤则为坎，坤以中爻交乾则为离，坎离者，乾坤所生之男女也。人之夫妇相交，男以精感，而精中有气，是即乾卦之阳爻也，女以气应，而气中有精，是即坤卦之阴爻也。男子之气先至，女子之精后来，则阴包阳而为男，女子之精先来，男子之气后至，则阳包阴而成女，是即坎男离女之义也。《易》曰乾道成男，坤道成女，先至者在内，后至者在外，包负不同，故男女殊象也。

帝曰：夫道者，年皆百数，能有子乎？岐伯曰：夫道者，能却老而全形，身年虽寿，能生子也。

有道之人，能延年却老，形体不坏，身年虽寿，实与少壮无异，故能生子。

黄帝曰：余闻上古有真人者，提挈天地①，把握阴阳，呼吸精气，独立守神，肌肉若一，故能寿敝天地，无有终时，此其道生。

上古真人，天地在其提携之内，阴阳归其把握之中，呼水中之气以交阳，吸火中之精以交阴，独立而守阳神，年高而有童颜，故能寿敝天地，无有尽时。此其得道长生，所谓却老而全形者也。

中古之时，有至人者，淳德全道，和于阴阳，调于四时，去世离俗，积精全神，游行天地之间，视听八达之外，此盖益其寿命而强者也，亦归于真人。

中古至人，德淳而道全，和于阴阳之消长，调于四时之寒温，去尘世而离凡俗，积阴精而全阳神，游行天地之间，形骸常存，视听八达之外（八达与八方同），聪明无蔽，此盖益其寿命而强壮者也，其究亦归于真人。

其次有圣人者，处天地之和，从八风之理，适嗜欲于世俗之间，无恚嗔之心，行不欲离于世，举不欲观于俗，外不劳形于事，内无思想之患，以恬愉为务，以自得为功，形体不敝，精神不散，亦可以百数。

---

① 提挈天地：把握天地运化之道。

其次圣人，处天地之中和，顺八风之道理（八风，见《灵枢·九宫八风篇》），调适嗜欲于世俗之间，消除恚嗔于方寸之内，和光同尘，行事不欲离绝于人世，抱真怀朴，举动不欲观美于凡俗，外无事务之劳形，内无思想之害心，以恬愉无竞为务，以优游自得为功，形体不至散坏，精神不至散失，此虽未必长生，亦可享年百数也。

其次有贤人者，法则天地，象似日月，辨列星辰，逆从阴阳，分别四时，将从上古合同于道，亦可使益寿，而有极时。

其次贤人，法则天地之清宁，象似日月之升沉，辨列星辰之盈缩，逆从阴阳之消长，分别四时寒温，效其开阖，将从上古真人合同至道，此亦可使益其年寿，而但有尽时，不能长存也。

四气调神论二

春三月，此谓发陈，天地俱生，万物以荣。夜卧早起，广步于庭，被发缓形，以使志生，生而勿杀，予而勿夺，赏而勿罚。此春气之应，养生之道也。逆之则伤肝，夏为寒变，奉长者少。

春属木而主生，阳气舒布，此谓发陈（言其发达敷陈）。天地合德，俱布生气，万物滋息，以此向荣。当夜卧早起，广步于庭，被发缓形，以使志生（松活官骸，以畅血气）。生而勿杀，予而勿夺，赏而勿罚（厚施恩膏，以济生灵）。此春气之应，养木令发生之道也。逆之则伤肝木，木枯不生心火，夏为寒变（灾变），所以奉火令之长育者少矣。

夏三月，此谓蕃秀，天地气交，万物华实。夜卧早起，无厌于日，使志无怒，使华英成秀，使气得泄，若所爱在外。此夏气之应，养长之道也。逆之则伤心，秋为痎疟，奉收者少，冬至重病。

夏属火而主长，阳气畅茂，此谓蕃秀（言其蕃衍颖秀）。天地合气，上下交通，万物盛大，以此华实。当夜卧早起，无厌倦于长日，使志无怒，令华英之成秀，使气得泄，若所爱之在表。

此夏气之应，养火令长育之道也。逆之则伤心火，火郁而感风寒，秋为痎疟（义详《疟论》），所以奉金令之收敛者少矣。冬寒一至，必当重病，以长气失政，秋冬之收藏皆废也。

秋三月，此谓容平，天气以急，地气以明。早卧早起，与鸡俱兴，使志安宁，以缓秋刑，收敛神气，使秋气平，无外其志，使肺气清。此秋气之应，养收之道也。逆之则伤肺，冬为飧泄，奉藏者少。

秋属金而主收，阴气凝肃，此谓容平。（言其形容平淡）。天气敛缩，政令不舒，地气消落，以此清明。（燥旺湿收，云消雾散故也）。当早卧早起，鸡鸣而兴，使志安宁，以缓秋刑，收敛神气，使秋气得平，无外其志，使肺气肃清。此秋气之应，养金令收敛之道也。逆之则伤肺金，金病不能敛藏，冬为飧泄（肺金不敛，则肾水不藏，相火泄露，水寒土湿，饮食不消，肝木冲决，是为飧泄也），所以奉水令之封藏者少矣。

冬三月，此谓闭藏，水冰地坼，无扰乎阳。早卧晚起，必待日光，使志若伏若匿，若有私意，若已有得，去寒就温，无泄皮肤，使气亟夺。此冬气之应，养藏之道也。逆之则伤肾，春为痿厥，奉生者少。

冬属水而主藏，阴气蛰封，此谓闭藏。言其蛰闭归藏。天政严寒，水冰地裂，保守精神，无扰阳气。当早卧晚起，必待日光，使志若沉伏不发，若隐匿不宣，若有私意暗存，若有独得秘宝，去寒就温，以避杀厉，无泄露皮肤，使卫气亟夺。此冬气之应，养水令闭藏之道也。逆之则伤肾水，水衰不生肝木，春为痿厥（阳气不藏，则水寒不能生木），所以奉木令之发生者少矣。

逆春气则少阳不生，肝气内变。逆夏气则太阳不长，心气内洞。逆秋气则太阴不收，肺气焦满。逆冬气则少阴不藏，肾气独沉。

春生、夏长、秋收、冬藏，此四时自然之令也。逆春气则少阳不生，肝气内郁而变作，是君火失胎，夏为寒变之由也。逆夏气则太阳不长，心气内虚而空洞，是风寒乘袭，秋为痎疟之由也。逆秋气则太阴不收，肺气枯焦而壅满（焦即《痿论》肺热叶焦之意），是相火失藏，冬为飧泄之由也。逆冬气则少阴不藏，肾气寒陷而独沉（相火蛰藏，则肾水温升，而化乙木，少阴不藏，相火外泄，水寒不能生木，故肾水独沉），是风木伤根，春为痿厥之由也。

脏气法时论：肝主春，足厥阴少阳主治。心主夏，手少阴太阳主治。肺主秋，手太阴阳明主治。肾主冬，足少阴太阳主治。肝为足厥阴乙木，胆为足少阳甲木，心为手少阴丁火，小肠为手太阳丙火，肺为手太阴辛金，大肠为手阳明庚金，肾为足少阴癸水，膀胱为足太阳壬水。逆春气，病在肝木，而曰少阳不生，逆夏气，病在心火，而曰太阳不长，逆秋气，病在肺金，而曰太阴不收，逆冬气，病在肾水，而曰少阴不藏者，以春夏为阳，故言少阳、太阳，而不言厥阴、少阴，秋冬为阴，故言太阴、少阴，而不言阳明、太阳也。

夫阴阳四时者，万物之终始，生死之根本也，逆其根则伐其本，坏其真矣。所以圣人春夏养阳，秋冬养阴，以从其根，故与万物沉浮于生长之门。

万物发荣于春夏，枯悴于秋冬，是阴阳四时者，万物之终始，死生之根本也。若违阴阳之宜，而逆其根，则伐其本源，坏其天真，出生而入死矣。所以圣人于春夏阳盛之时，而养其阳根，阳根在阴，秋冬阴盛之时，而养其阴根，阴根在阳。盖春夏阳旺于外，而根则内虚，秋冬阴旺于外，而根则里弱，养阴阳以从其根者，恐其标盛而本衰也。根本既壮，故与万物沉浮于生长之门。生长者，天地之大德，秋冬之收藏，所以培春夏生长之原也。

从阴阳则生，逆之则死，从之则治，逆之则乱。反顺为逆，是谓内格。唯圣人从之，故身无苛病，万物不失，生气不竭。

从阴阳之理则生，逆阴阳之性则死，从之则无有不治，逆之则无有不乱。从者，顺也，反顺为逆，是谓内与道格。唯圣人从之，故身康而无苛病，万物皆无所失，生气不至败竭也。

逆之则灾害生，从之则苛疾不起，是谓得道。道者，圣人行之，愚者佩之。是故圣人不治已病治未病，不治已乱治未乱，此之谓也。夫病已成而后药之，乱已成而后治之，譬犹渴而穿井，斗而铸兵，不亦晚乎！

阴阳之理，逆之则灾害生焉，唯从之则苛疾不起，是谓得道（道即上文养生长收藏之道也）。道者，圣人行之，愚者背之（佩与背同）。是故圣人不治已病而治未病，不治已乱而治未乱，正此谓也。盖病有本，乱有源，道者，拔本塞源之法也，故病不作而乱不生。若已病已乱而后治之，则已晚矣。

金匮真言论三

黄帝问曰：天有八风，经有五风，何谓？岐伯对曰：八风发邪，以为经风，触五脏，邪气发病。

风随八节，而居八方，所居之处，正面为实，冲后为虚（冲后，对面）。八方之风，自正面来者，为正风，不伤人也，自冲后来者，谓虚邪贼风，乃伤人也（义详《灵枢·九宫八风》）。邪风有八，而经止五风（《风论》：肝风、心风、脾风、肺风、肾风，是为五风。即下文东、西、南、北、中央之五风也），缘八风各自冲后发为邪风，是其常也（经，常也）。而风客五脏，脏伤病发，止有五邪，故曰五风。

东风生于春，病在肝，腧在颈项。南风生于夏，病在心，腧在胸胁。西风生于秋，病在肺，腧在肩背。北风生于冬，病在肾，腧在腰股。中央为土，病在脾，腧在脊。

五风各秉五方之气，同类相感，而伤五脏。肝木应春，春风在东，心火应夏，夏风在南，肺金应秋，秋风在西，肾水应冬，冬风在北，脾土应中，风在四维。其伤人也，悉自本经腧穴而入。风自正面来者，其伤人浅，是谓正风，自冲后来者，其伤人深，是谓贼风（如春之西风，秋之东风也）。此皆言正风者，举正风以概邪风也。

故春气者，病在头，夏气者，病在胸胁，秋气者，病在肩背，冬气者，病在四肢。故春善病鼽衄，仲夏善病胸胁，长夏善病洞泄寒中，秋善病风疟，冬善病痹厥①。

春病在头，以肝腧在颈项。夏病在胸胁，以心腧在胸胁。秋病在肩背，以肺腧在肩背。冬病在四肢，以肾腧在腰股。鼽衄者，头病也（鼽，伤寒鼻塞。衄，血自鼻流）。长夏土湿，益以饮食寒冷，伤其脾阳，水谷不化，脾陷肝郁，风木下冲，故生洞泄（《史·仓公传》谓之迵风，迵与洞同，即此病也）。秋风敛束，闭其经脉，寒邪则病风疟（义详《疟论》）。痹厥者，腰股以下之病也。

故冬不按跷，春不鼽衄，春不病颈项，仲夏不病胸胁，长夏不病洞泄寒中，秋不病风疟，冬不病痹厥、飧泄而汗出也（跷，音乔，又音脚）。

按跷，按摩摇动，导引血气之法也。

四时之气，以冬藏为本，冬令闭藏，顺而不扰，故春木发生，金之收气不废，而无鼽衄之病，是不病颈项也。春既不病，则生长收藏皆得其政，四时之病俱绝矣。

帝曰：五脏应四时，各有收受乎？岐伯曰：有。东方青色，入通于肝，开窍于目，藏精于肝，故病在头。其类木，其味酸，其臭臊，其音角，其数八，其畜鸡，其谷麦，其应四时，上为岁星，是以知病之在筋也。

收受，谓同气相投也。肝主筋，故病在筋。

南方赤色，入通于心，开窍于舌，藏精于心，故病在胸胁。其类火，其味苦，其臭焦，其音徵，其数七，其畜羊，其谷黍，

---

① 痹厥：四肢麻木逆冷的病。

其应四时，上为荧惑星，是以知病之在脉也。

心主脉，故病在脉。

中央黄色，入通于脾，开窍于口，藏精于脾，故病在舌本。其类土，其味甘，其臭香，其音宫，其数五，其畜牛，其谷稷，其应四时，上为镇星，是以知病之在肉也。

脾主肉，故病在肉。

西方白色，入通于肺，开窍于鼻，藏精于肺，故病在背。其类金，其味辛，其臭腥，其音商，其数九，其畜马，其谷稻，其应四时，上为太白星，是以知病之在皮毛也。

肺主皮毛，故病在皮毛。

北方黑色，入通于肾，开窍于耳，藏精于肾，故病在溪。其类水，其味咸，其臭腐，其音羽，其数六，其畜彘，其谷豆，其应四时，上为辰星，是以知病之在骨也。

溪谓关节。肾主骨，故病在骨。

夫精者，身之本也，故藏于精者，春不病温。夏暑汗不出者，秋成风疟。

五脏之精，一身之根本也，藏於精者，四时皆可无病。独言春不病温者，以五脏虽皆藏精，而藏精之权，究归于肾，所谓肾者主水，受五脏六腑之精而藏之也（《上古天真论》语）。水旺于冬，冬水蛰藏，阳根下秘，相火莫泄，内热不生，是以春无温病。然有宜藏者，有宜泄者，若夏暑窍开，寒随窍入，而汗不出者，是宜泄而反藏也。皮毛闭敛，寒气莫泄，则秋成风疟矣。

故曰：阴中有阴，阳中有阳。平旦至日中，天之阳，阳中之阳也，日中至黄昏，天之阳，阳中之阴也，合夜至鸡鸣，天之阴，阴中之阴也，鸡鸣至平旦，天之阴，阴中之阳也。

天之阴阳，分于昼夜。

故人亦应之。夫言人之阴阳，则外为阳，内为阴；言人身之阴阳，则背为阳，腹为阴；言人身脏腑之阴阳，则腑者为阳，脏者为阴。肝、心、脾、肺、肾五脏皆为阴，胆、胃、大肠、小肠、三焦、膀胱六腑皆为阳。

人之阴阳，分于内外、腹背、五脏、六腑。

故背为阳，阳中之阳心也，背为阳，阳中之阴肺也，腹为阴，阴中之阴肾也，腹为阴，阴中之阳肝也，腹为阴，阴中之至阴脾也。此皆阴阳表里内外雌雄相输应也，故以应天之阴阳也。

阳中有阳亦有阴，阴中有阴亦有阳，所以应天之阴阳也。

所以欲知阴中之阴、阳中之阳者，何也？为冬病在阴，夏病在阳，春病在阴，秋病在阳。皆视其所在，为施针石也。此平人脉法也。

阴盛于冬，故病在阴。阳盛于夏，故病在阳。春阳未盛，故病在阴，秋阴未盛，故病在阳。

故善为脉者，谨察五脏六腑，一逆一从，阴阳表里雌雄之应，藏之心意，合心于精，非其人勿教，非其真勿授，是谓得道。

察五脏六腑从逆之殊，阴阳表里雌雄之应，所以视其所在，为施针石也。

生气通天论四

黄帝曰：夫自古通天者，生之本，本于阴阳。天地之间，六合之内，其九州、九窍、五脏、十二节，皆通乎天气。

人物之生，原通于天。自古及今，人物错出，所以通于天者，以其生育之本，本乎阴阳。阴阳之在人物，则为人物之气，而原其本初，实为天气。天人一气，共此阴阳而已。故天地之间，六合之内（四方、上下为六合），其凡九州（冀、兖、青、徐、扬、荆、梁、豫、雍为九州）、九窍（上窍七、下窍二）、五脏（肝、心、脾、肺、肾）、十二节（四肢十二节），无不皆通乎天气。

天气清静，光明者也，藏德不止，故不下也。天明则日月不明，阳气者闭塞，地气者冒明，则上应云雾不精，白露不下。交通不表，万物命故不施，不施则名木多死。

天气清静，而光明者也，以其浑沦渊穆，藏德不止，清静常存，故光明不败也（不止即不竭意）。若使天德不藏（天明即不藏德），则烟雾昏蒙，日月无辉，清静既失，光明亦丧矣。日月之所以明者，清气升而浊气降也。天德泄露，浊气上逆，阳气闭塞而不显达，地气迷漫而障天光，则云雾阴晦，淑清无时，天气郁浊，白露不下（天晴则露下，一阴则不下）。乾坤交泰，天施地承，雨露降洒，膏泽下沾，故万物生长，草木畅茂。乾坤浊乱，交泰无期，天德不施，地道莫承，则物命殒伤，名木多死也（名木秉天地精华，故先应之）。

恶气不发，则风雨不节，白露不下，则菀槁不荣，贼风数至，暴雨数起，天地四时不相保，与道相失，则未央绝灭。数犯此者，则邪气伤人，此寿命之本也。

浊气不散，云雾时作，则风雨飘骤而不节（承云雾不精句），白露不下，天地常阴，则草木郁槁而不荣（菀与郁同。承白露不下句）。贼风数至，暴雨常与（承风雨不节句），天地四时，乖其常候，是为与道相失，则万物之生长未央而绝灭。人若起居不谨，数犯乎此者，则邪气伤人（贼风暴雨之邪），此寿命夭折之原也（以上二段，旧误在《四气调神论》中）。

苍天之气，清静则志意治，顺之则阳气固，虽有贼邪，弗能害也，此因时之序，故圣人传精神，服天气而通神明。失之则卫气散解，邪害孔窍，内闭九窍，外壅肌肉，此谓自伤，气之削也。

人秉苍天之气，清静不扰，则志意平治（承天气清静，光明者也），内无受邪之根，从顺莫违，则阳气密固，外无中邪之隙，虽有贼风虚邪，弗能害也。此善因四时之序，顺其开阖而莫违者。故圣人传此精神，佩服天气，而通神明。以人之精神，本乎天地阴阳，清静顺从，佩服不失，自能通神明之德，避贼邪之害也。若其失之，反清静顺从之常，则卫气散解，邪害孔窍。风寒裹束，气血不行，脏腑郁塞，九窍内闭，经络阻滞，肌肉外壅。此虽缘邪气之伤，实以扰乱卫阳，不能保护皮毛而致，是谓自伤，人气之所以削伐，寿命之所以夭折也（此谓自伤，承上邪气伤人句）。

阳气者，若天与日，天运常以日光明，是故阳因而上，卫外者也。失其所则折寿而不彰。

人之阳气，若天之与日，天运常以日为光明，人运当以阳为寿命，此定理也。天之阳曰日，人之阳曰卫，日行三百六十五度，而天运一周，卫气一日五十度，七日有奇，卫行三百六十五度，而人运一周（所谓七日来复者，此也）。日夜沉地下，昼升天上，卫气夜入阴脏，昼出阳经，下则同下，上则同上，是故阳因而上，卫于身外者也。若失其所，不能卫护皮毛，则贼邪感伤，寿命夭折，不能与日同其彰明矣（人生于阳，死于阴，纯阳为仙，纯阴为鬼，人居鬼仙之中，阴阳各半，其半阳可仙，半阴可鬼）。

阳气者，一日而主外，平旦人气生，日中而阳气隆，日西而阳气已虚，气门乃闭。是故暮而收拒，无扰筋骨，无见雾露。反此三时，形乃困薄。

卫气夜行阴脏二十五周，平旦寅初，自足少阴经出于足太阳之睛明（穴名，在目内眦），目开则行于头，分行手足六阳二十五周，日入阳衰，复归五脏。夜行于里，日行于表，是一日之中，全主在外也。人气即卫气，气门，汗孔也，人于卫阳出入，气门开阖之际，顺而莫逆，乃可无病。是故日暮阳藏，气门关闭，当收敛皮肤，杜拒外邪，不可扰动筋骨，以开孔窍，被冒雾露，以召虚邪。若其反此三时（平旦、日中，日西），开阖失节，以致感伤外邪，形乃困迫衰削，此夭折之由来也。

因于寒，欲如运枢，起居如惊，神气乃浮。因于暑汗，烦则喘喝①，静则多言，体若燔炭，汗出而散。

————————————

① 烦则喘喝：指暑热内盛导致烦燥、喘声喝喝。

虚邪乘袭，形气困薄之因，是不一致。如因于冬寒，表敛窍闭，是卫气沉潜之候。欲如户枢运转，户有开阖，而枢则不移。若起居躁率，惊动卫阳，则神气浮散，表虚邪客，此寒邪之伤卫阳者也。如因于夏暑，毛蒸理泄，是卫气浮散之候。感冒风邪，闭其经热，烦则喘喝而不安，静则多言而不慧，体如燔炭，不可向迩，一得汗出，霍然而散，此暑邪之伤卫阳者也。

因于湿，首如裹，湿热不攘，大筋软短，小筋弛长，软短为拘，弛长为痿。因于气，为肿，四维相代①，阳气乃竭。

如因于湿淫，卫郁不运，头闷如裹。湿蒸为热，不得驱除，浸淫经络，伤其筋膜，大筋则软短不舒，小筋则弛长失约，软短则为拘挛，弛长则为痿痹，此湿邪之伤卫阳者也。如因于气阻，卫遏不行，皮肉肿胀，四肢更代而皆病，则经阳埋塞，乃至败竭，此气滞之伤卫阳者也。

阳气者，烦劳则张，精绝，辟积于夏，使人煎厥。大怒则形气绝而血菀②于上，使人薄厥，目盲不可以视，耳闭不可以听，溃溃乎，若坏都，汩汩乎，不可止（汩，音骨）。

人之阳气，宜清静不宜烦劳，烦劳则扰其卫阳，泄而不敛，阳根失秘，君相升炎，是以有张而无弛也。

壮火熏蒸，阴精消槁，日月积累，至于夏暑火旺之候，使人病热厥，燔灼如煎。邪热冲逼，有升无降，一当大怒，则形气暴绝，血菀（郁同）于上，使人卒然昏厥，迷乱无知，目盲不视，耳闭不闻。阳气升泄，奔腾莫御，溃溃乎，若大河之坏堤防（都，堤防也）汩汩乎，如洪流不可止息。此烦劳之伤卫阳者也（《脉解》：少阴所谓少气善怒者，阳气不治，肝气当治而未得，故善怒。善怒者，名曰煎厥。《厥论》：厥或令暴不知人，何也！

---

① 四维相代：指风、寒、暑、温四种邪气更替伤人。

② 菀：通"郁"，郁结。

岐伯曰：阳气盛于上，则邪气逆，逆则阳气乱，阳气乱则不知人。薄与暴义同。目盲耳闭者，昏溃不知人也。大奇论：脉至如喘，名曰暴厥，暴厥者，不知与人言。暴厥即薄厥也。《史·扁鹊传》：虢太子病尸厥，即此证也）。

阳气者，精则养神，柔则养筋。风客淫气，精乃亡，邪伤肝也。因而饱食，筋脉横解，肠澼为痔。因而大饮，则气逆。因而强力，肾气乃伤，高骨乃坏。魄汗未尽，形弱而气烁，穴腧以闭，发为风疟。腧气化薄，传为善畏，及为惊骇。

人之阳气，精专则养神明，柔和则养筋膜。神者，阳气清明所化，精而不扰，阳气淑清，则神旺也。物之润泽，莫过于气，气清则露化，所谓熏肤、充身、泽毛，若雾露之溉，是谓气也（《灵枢·决气》语）。专气致柔（《老子》语），顺其自然之性，血濡而气煦之，故筋膜和畅也。若风邪感袭，客于皮毛，淫泆不已，精液乃亡，此以同气相感，邪伤肝脏也（肝为厥阴风木）。肝主筋，心主脉，因而饱食不消，则肝气郁陷，筋脉横解，肠澼之后，必生痔病。盖金主降敛，木主疏泄，水化气升，谷消滓降，大肠以阳明燥金之气，收固魄门，是以不泄。过饱脾伤，不能化水为气，则水谷顺下，并趋二肠。脾失升磨，陷遏肝气，肝木抑郁，违其发舒之性，既不上达，自当下寻出路，以泄积郁，魄门冲决，水谷齐行，催以风木之力，故奔注而下。燥金失敛，是谓肠澼，言其辟而不阖也。疏泄之久，筋脉下郁，三焦之火，亦随肝陷，是以肛门热肿，而成痔疮。疮溃皮破，经脉穿漏，营血不升，故随粪下。肛肿血下，全以筋脉横解之故也。因而大饮，以酒性之辛烈，益其肝胆，以酒性之濡湿，助其脾胃。肝脾湿热则下陷，胆胃湿热则上逆，而胆从相火化气，得酒更烈，故气遂常逆也。因而强力，筋骨疲乏，子病累母，肝肾俱伤，高骨乃坏。凡机关之处，必有高骨，如膝、踝、肘、腕皆是，肾伤髓败，不能充灌溪谷，故高骨枯槁也。若暑月汗流，热蒸窍泄，壮火侵食，形气消败，忽而感袭风寒，穴腧敛闭，则邪郁经中，发为风疟也。肾主恐，肝主惊，若寒邪深入，及于经脉穴俞（俞与腧同，传输之义），以从容输泄之气，化为壅迫不舒，经郁脏应，则传为善畏，及为惊骇。缘五脏俞穴皆在于背，出于太阳寒水之经，水淤寒作，肾志感发，则生恐惧，水寒木孤，肝胆虚怯，则生惊骇也。

有伤于筋，纵，其若不容，开阖不得，寒气从之，乃生大偻。汗出偏沮，使人偏枯。汗出见湿，乃生痤痱。劳汗当风，寒薄为皶，郁乃痤。陷脉为瘘，留连肉腠。营气不从，逆于肉理，乃生痈肿。高粱之变，足生大丁，受如持虚。

筋者，所以束骨而利机关也。若有伤于筋，则纵缓痿废，官骸失职，若不能为容。倘汗孔开阖失宜，寒气从而袭之，筋脉短缩，乃生大偻，驼背弓腰，不能直也。肝藏血，肺藏气，气盛于右，血盛于左，气阻而血凝，则右病偏枯，血淤而气梗，则左病偏枯，总以经络闭塞，营卫不行也（经络闭塞，营卫不行，轻则为麻，重则为木，木之极，则偏枯无用矣）。若汗出偏沮，则是经络偏闭，其无汗之处，必病偏枯。若汗出窍开，而见湿气，浸淫孔穴，阻碍气道，卫气郁遏，发于气门，冲突皮肤，则生痤痱（疖之小者为痤，更小为痱）。若劳烦汗出，当风感寒，寒气外薄（薄，迫也），汗液内凝，则结为粉皶（皶，粉刺也）。若郁于皮肉之间，肉腐脓生，乃成痤证。若寒邪闭束，筋膜结郁，卫阻热发，肉腐脓生（如瘰疬疮病）。而表寒不解，卫气内陷，腐败益深，经脉穿漏，脓血常流，是谓瘘证（如鼠瘘、痔瘘病）。此其留连肉腠之中，久而不愈者也。若寒邪迫束，营气瘀涩，不得顺达，逆于肌肉腠理之间，阻梗卫气，卫郁则生表寒，营郁则生经热。久而营卫壅塞，肌肉肿硬，经热蒸腐血肉，溃烂则成痈疽。痈者，气血之浅壅于经络，肿者，气血之深阻于肌肉者也。若膏粱之人，饮食肥甘，肌肉丰盈，脉络壅塞，郁热蒸烁，多生大丁，如持虚器而受外物，得之最易也。以上诸证，皆卫气失所，不能保护皮毛，而外伤于风邪者也。

故风者，百病之始也，清静则腠理闭拒，虽有大风苛毒，弗之能害，此因时之序也。

凡诸病证，皆由经脏亏损，皮毛失护，外感风邪，郁其里气而成，故风者，百病感伤之始也。惟营卫清静，则肉腠敛闭，拒格外邪，虽有大风苛毒，弗之能害，此所谓因时之序也（上文清静则志意治，虽有贼邪，弗能害也，此因时之序，此收应其义）。

岐伯曰：阴者，藏精而起亟也，阳者，卫外而为固也。阴不胜其阳，则脉留薄疾，并乃狂。阴之所生，其本曰和，淖则刚柔不和，经气乃绝。是故刚与刚，阳气破散，阴气乃消亡。阳不胜其阴，则五脏气争，九窍不通。阴争于内，阳扰于外，魄汗未藏，四逆而起，起则熏肺，使人喘鸣（阴之所生七句，阴争于内六句，旧误在《阴阳别论》）。

阴在内，培植阳根，所以藏精而起亟也（亟与极同。相火在水，阴气封藏，乃三阳之根，如天之斗极也）。阳在外，守护皮毛，所以卫外而为固也（封固）。阴阳不偏，彼此环抱，则表里和平，百病不起。阴不胜其阳，则经脉留薄，迫促不畅（疏五过论，留薄归阳。留，聚也，薄，迫也，阴虚阳盛，则阳气留聚而迫促也）。及其日久病深，阳气相并，乃成狂易（狂易，《汉书》语。《难经》：重阳者狂，重即并也）。阴之所生，其本曰和（阳不亢则阴生）。淖则刚柔不和（热多则淖泽，淖则阳刚胜其阴柔，故不和），经气乃绝（络为阳，经为阴）。是故刚与刚并而无柔，亢阳失根，终于破散，阳气破散，阴气乃至消亡也。阳不胜其阴，则阴气痞塞，五脏逼处，彼此格争，愈生胀满，隧路阻梗，九窍皆闭。阴争于内，壅滞不通，则阳扰于外，浮散无着。阳泄窍开，魄汗未藏，而手足寒冷，四逆而起。起则水土湿寒，胃气不降，君相二火，拔根上炎，逼蒸肺部，使人喘鸣也。

凡阴阳之要，阳密乃固，阳强不能密，阴气乃绝。故曰，阴在内，阳之守也，阳在外，阴之使也。两者不和，若春无秋，若冬无夏，因而和之，是谓圣度。阴平阳密，精神乃治，阴阳离决，精气乃绝。因于露风，乃生寒热。

阴根在上，阳根在下，阴气封藏，阳根下秘，则精神气血，保固不失，此乃阴阳之要也。阳强不秘，相火炎升，精血消亡，阴气乃绝。故曰：阴在内，阳之守也，阳在外，阴之使也（卫护）。阳以护阴，阴以抱阳，两者互根，宜相和也，两者不和，则若有春而无秋，有冬而无夏。独阳孤阴，不能生长，因而和之，调济无偏，是谓圣度（先圣法度）。阴不可绝，亦不可盛，但取其收藏阳根而已，唯阴平而阳秘，精神乃交泰而治安也。精根于气，本自上生，气根于精，本自下化，阴阳离决，水火不交，则癸水下流，不能温升而化阳气，丁火上炎，不能清降而化阴精，精乃绝根于上，气乃绝根于下。一因风露侵凌，闭其皮毛，里气郁发，乃生寒热。以卫秉金气，其性清凉，感则外郁，而生表寒，营秉木气，其性温暖，感则内郁，而生里热，此经络之寒热也。而阴阳离决，上下分居，阳盛则生其上热，阴盛则生其下寒，此脏腑之寒热也（阴在内，阳之守也四句，旧误在《阴阳应象论》）。

是以春伤于风，邪气留连，乃为洞泄。夏伤于暑，秋为痎疟。秋伤于湿，上逆而咳，发为痿厥。冬伤于寒，春必温病。四时之气，更伤五脏。

四时之气，春生、夏长、秋收、冬藏，顺之则治，逆之则乱。春木发生之际，伤于风邪，闭其皮毛，郁乙木升扬之气，遏陷而贼脾土，一交夏令，木陷不生君火，火败土伤，水谷不化，催以风木，开其魄门，乃为洞泄，所谓长夏善病洞泄寒中者（金匮真言论语），湿旺而木郁也（《阴阳应象论》：湿盛则濡泄）。夏火长养之候，伤于暑热，开其皮毛，寒邪内入，客于经中，一得秋风敛闭，卫与邪争，则为痎疟（义详《疟论》）。秋金收敛之时，伤于湿气，湿旺胃逆，肺气不降，壅碍冲逆，则生咳嗽。肺以辛金，化气湿土（足太阴湿土主令，肺以手太阴同经共气，而不能主令，故从湿化也），当长夏湿盛，脾阴素旺之人，多被湿伤。虽交秋令，而燥不胜湿，十湿胃逆，肺无下行之路，偶感清风，闭其皮毛，肺气郁冲，则生咳嗽。湿气不除，久而流注关节，侵伤筋膜，则发为痿厥，骸膝不用也。冬水蛰藏之会，伤于寒气，寒束皮毛，表气莫泄，郁其相火，积为内热。春阳升布，相火发泄，上热愈隆，一伤风露，卫气愈敛，内热郁发，遂成温病。四时之气，更伤五脏，缘阳强不密，精气皆竭，故感袭风露，发为诸病也。

是以圣人陈（阙字）阴阳，筋脉和同，骨髓坚固，气血皆从。如是则内外调和，邪不能害，耳目聪明，气立如故。

圣人陈布阴阳，均平不偏，使筋脉和同，骨髓坚固，气血皆从。如是则内外调和，邪不能害，清升浊降，耳目聪明，年寿虽高，气立如故，此得阴阳之要者也。

阴阳应象论五

旧名大论。按：大论俱在五运六气，此无其例。

黄帝曰：阴阳者，天地之道也，万物之纲纪，变化之父母，生杀之本始，神明之府也。积阳为天，积阴为地。阳生阴长，阳杀阴藏。治病必求于本。

阴阳，天地之大道也，万物之主，变化之原，生杀之本，神明之府也（五语与《天元纪论》同）。积阳则为天，积阴则为地。阳升阴降，则能生能长，阳降阴升，则能杀能藏（《天元纪论》：天以阳生阴长，地以阳杀阴藏）。生杀之本始在是，是以治病必求于本。

故清阳为天，浊阴为地，地气上为云，天气下为雨，雨出地气，云出天气，清阳上天，浊阴归地。故清阳出上窍，浊阴出下窍，清阳发腠理，浊阴走五脏，清阳实四肢，浊阴归六腑。

清阳为天，浊阴为地，地气上腾则为云，天气下降则为雨。

雨降于天，而实出地气，地气不升，则天无雨也，云升于地，而实出天气，天气不降，则地无云也。地气上为云，以浊阴而化清阳，是清阳上天也，天气下为雨，以清阳而化浊阴，是浊阴归地也。人亦如之，故清阳则出上窍，而走五官，浊阴则出下窍，而走二便，清阳则发腠理，而善疏泄，浊阴则走五脏，而司封藏（《五脏别论》：五脏者，藏精气而不泻也），清阳则实四肢，而化营卫（《阳明脉解》：四肢者，诸阳之本也，阳盛则四肢实），浊阴则归六腑，而成粪溺，得乎天者亲上，得乎地者亲下，自然之性也。

重阳必阴，重阴必阳，寒极生热，热极生寒，寒气生浊，热气生清。清气在下，则生飧泄，浊气在上，则生䐜胀，此阴阳反作，病之逆从也。

重阳之下，化而为阴，阳极生阴也，重阴之下，化而为阳，阴极阳生也，是以寒极则生热，热极则生寒，一定之数也。寒气则生浊，寒则凝泣也，热气则生清，热则散扬也。清气宜升，清气在下，则生飧泄，肝脾下陷而不升也，浊气宜降，浊气在上，则生䐜胀，肺胃上逆而不降也。此阴阳反作，升降倒置，病之逆从也（逆顺失常）。

阴静阳躁，水为阴，火为阳，阳为气，阴为味，味归形，形归气，气归精，精归化，化生精，气生形，精食气，形食味，形不足者，温之以气，精不足者，补之以味，味伤形，气伤精，精化为气，气伤于味。

阴静阳躁，其性然也，故水静则为阴，火躁则为阳。阳化为气，阴化为味。味厚则形充，故味归形，形充则气旺，故形归气。气降精生，故气归精，精由气化，故精归化。精化于气，故化生精，形生于气，故气生形。精根于气，故精食气，形成于味，故形食味。气旺则形充，故形不足者，温之以气，味厚则精盈，故精不足者，补之以味。味过则形伤，故味伤形，气盛则精耗，故气伤精（精化为气，则精伤也）。精温而气化，故精化为气，味厚而气滞，故气伤于味也。

气味辛甘发散为阳，酸苦涌泄为阴，阴味出下窍，阳气出上窍。味厚者为阴，薄为阴之阳，气厚者为阳，薄为阳之阴。味厚则泄，薄则通，气薄则发泄，厚则发热。壮火之气衰，少火之气壮，壮火食气，气食少火，壮火散气，少火生气。

气味辛甘发散之气为阳，酸苦涌泄之气为阴。阴味重浊而走下窍，阳味轻清而走上窍。味厚者为阴，薄者为阴中之阳，气厚者为阳，薄者为阳中之阴。味厚则走泄，薄则流通，气薄则发泄（发泄皮毛），厚则发热。热盛则为壮火，壮火之气衰，少火之气壮，以壮火食气，火盛则气耗也，气食少火，火微则气生也。壮火散气，故气败于壮火，少火生气，故气益于少火也。

阳化气，阴成形。阴胜则阳病，阳胜则阴病。阳胜则热，阴胜则寒，重热则寒，重寒则热。寒伤形，热伤气，气伤痛，形伤肿。故先痛而后肿者，气伤形也，先肿而后痛者，形伤气也。

阳化为气，阴成其形。阴胜则阳败而病生，阳胜则阴败而病生，阳胜则为热，阴胜则生寒。重热则寒作，重寒则热生。寒闭其表则伤形，热蒸其里则伤气，气伤则内郁而为痛，形伤则外发而为肿。故先痛而后肿者，气病而伤形也，先肿而后痛者，形病而伤气也。

风胜则动，热胜则肿，燥胜则干，寒胜则浮，湿胜则濡泻。天有四时五行，生长化收藏，以生寒暑燥湿风，人有五脏，化五气，以生喜怒悲忧恐，故喜怒伤气，寒暑伤形。喜怒不节，寒暑过度，生乃不固。故曰：冬伤于寒，春必病温，春伤于风，夏生飧泄，夏伤于暑，秋必痎疟，秋伤于湿，冬病咳嗽。

风胜则动摇，热胜则胕肿，燥胜则干枯，寒胜则虚浮，湿胜则濡泻，五脏之化五气，偏胜则然也。天有四时，分应五行，木生、火长、土化、金收、水藏。生则生风，长则生暑，化则生湿，收则生燥，藏则生寒，是生长化收藏，以生寒暑燥湿风也。人有五脏，化为五气，肝风、心暑、脾湿、肺燥、肾寒。风则生怒，暑则生喜，湿则生忧，燥则生悲，寒则生恐，是寒暑燥湿风，以生喜怒忧悲恐也。故喜怒则内伤乎气，寒暑则外伤其形。喜怒不节，寒暑过度，形气伤损，生乃不固。故曰：冬伤于寒，相火失藏，内热蓄积，春必病温。春伤于风，生气不达，陷而克土，夏生飧泄，夏伤于暑，寒随窍入，风闭皮毛，秋必痎疟。秋伤于湿，肺胃不降，寒气外敛，冬生咳嗽。此缘五情、六气、表里皆伤之故也（冬伤于寒，春必病温诸义，详见《生气通天论》中）。

岐伯曰：在天为玄，在人为道，在地为化。化生五味，道生智，玄生神。

此段同《天元纪论》（《五运行论》亦有此段）。

在天为玄，玄妙不测也；在人为道，道理皆备也；在地为化，化生无穷也。地有此化，则生五味，人怀此道，则生智慧，天具此玄，则生神灵。

东方生风，风生木，木生酸，酸生肝，肝生筋，筋生心，肝主目。神在天为风，在地为木，在体为筋，在脏为肝，在窍为目，在味为酸，在色为苍，在音为角，在声为呼，在变动为握，在志为怒。怒伤肝，悲胜怒，风伤筋，燥胜风，酸伤筋，辛胜酸。

在天为风，在地为木，在人为肝，肝者，人之风木也。筋生心，木生火也。握，筋缩手卷也。悲胜怒，金克木也，燥胜风、辛胜酸亦同。

南方生热，热生火，火生苦，苦生心，心生血，血生脾，心主舌。其在天为热，在地为火，在体为脉，在脏为心，在窍为舌，在味为苦，在色为赤，在音为徵，在声为笑，在变动为忧，在志为喜。喜伤心，恐胜喜，热伤气，寒胜热，苦伤气，咸胜苦。

在天为热，在地为火，在人为心，心者，人之君火也。血生脾，火生土也。恐胜喜，水克火也，寒胜热、咸胜苦亦同。

中央生湿，湿生土，土生甘，甘生脾，脾生肉，肉生肺，脾主口。其在天为湿，在地为土，在体为肉，在脏为脾，在窍为口，在味为甘，在色为黄，在音为宫，在声为歌，在变动为哕，在志为思。思伤脾，怒胜思，湿伤肉，风胜湿，甘伤肉，酸胜甘。

在天为湿，在地为土，在人为脾，脾者，人之湿土也。肉生肺，土生金也。怒胜思，木克土也，风胜湿、酸胜甘亦同。

西方生燥，燥生金，金生辛，辛生肺，肺生皮毛，皮毛生肾，肺主鼻。其在天为燥，在地为金，在体为皮毛，在脏为肺，在窍为鼻，在味为辛，在色为白，在音为商，在声为哭，在变动为咳，在志为悲。悲伤肺，喜胜悲，燥伤皮毛，热胜燥，辛伤皮毛，苦胜辛。

在天为燥，在地为金，在人为肺，肺者，人之燥金也。皮毛生肾，金生水也。喜胜悲，火克金也，热胜燥、苦胜辛亦同。

北方生寒，寒生水，水生咸，咸生肾，肾生骨髓，髓生肝，肾主耳。其在天为寒，在地为水，在体为骨，在脏为肾，在窍为耳，在味为咸，在色为黑，在音为羽，在声为呻，在变动为栗，在志为恐。恐伤肾，思胜恐，寒伤骨，湿胜寒，咸伤骨，甘胜咸。

在天为寒，在地为水，在人为肾，肾者，人之寒水也。髓生肝，水生木也。思胜恐，土克水也，湿胜寒、甘胜咸亦同。

故曰：天地者，万物之上下也。阴阳者，万物之能始也。水火者，阴阳之征兆也。左右者，阴阳之道路也。阴阳者，血气之男女也。

天在上，地在下，万物在中，是万物之上下也。物秉阴阳，而化形神，是万物之能始也（才能所始）。阳盛则化火，阴盛则化水，是水火为阴阳之征兆也。阳升于左，阴降于右，是左右为阴阳之道路也。男子为阳，女子为阴，是阴阳即血气之男女也。盖天之六气在上，地之五行在下，人居天地之中，禀天气而生六腑，禀地气而生五脏。其阳上阴下，火降水升，亦与天地同体，是天地之阴阳，即血气之男女，无有二也。

帝曰：法阴阳奈何？岐伯曰：天不足西北，故西北方阴也，而人右耳目不如左明也。地不满东南，故东南方阳也，而人左手足不如右强也。帝曰：何以然？岐伯曰：东方阳也，阳者其精并于上，并于上则上明而下虚，故使耳目聪明，而手足不便也。西方阴也，阴者其精并于下，并于下则下盛而上虚，故其耳目不聪明，而手足便也。俱感于邪，其在上则右甚，在下则左甚。此天地阴阳所以不能全也，故邪居之。

东南在左，西北在右，阳气左升而上盛，故右耳目不如左耳目之明，阴气右降而下盛，故左手足不如右手足之强。上下俱感于邪，上则右甚，下则左甚。耳目为阳，手足为阴，左耳目之阳盛，右手足之阴盛，右耳目之阳虚，左手足之阴虚。此天地阴阳所偏缺而不能俱全也，故邪偏居之。

天有精，地有形，天有八纪，地有五里。天地之动静，神明为之纲纪，故能以生长收藏，终而复始，为万物之父母。惟贤人上配天以养头，下象地以养足，中傍人事以养五脏。天气通于肺，地气通于嗌，风气通于肝，雷气通于心，谷气通于脾，雨气通于肾。六经为川，肠胃为海，九窍为水注之气，以天地为之阴阳。阳之汗，以天地之雨名之，阳之气，以天地之疾风名之。暴气象雷，逆气象阳。故治不法天之纪，不用地之理，则灾害至矣。

天有精，地有形，精者形之魂也，形者精之魄也。天有八纪，八方之纪度也，地有五里，五方之道理也（里与理同）。天地之动静，有神明以为纪纲，故能以生长收藏。四时变化，终而复始，为万物之父母，以其阴阳不偏也。惟贤人上配天以养头，下象地以养足，中傍人事以养五脏，缘在人为道，维道生智，故能法天地之阴阳焉。盖天地人同气，天气轻清，而通于肺，地气重浊，而通于嗌（咽通六腑，浊阴归六腑也）。风气为木，而通于肝，雷气为火，而通于心，谷气为湿，而通于脾，雨气为水，而通于肾。六经为川，肠胃为海，九窍出入，津液流通，为众水灌注之气，因人以天地为之阴阳，而禀天地阴阳之气，故与天地相参。阳分之汗，以天地之雨名之，阳分之气，以天地之疾风名之。暴烈之气象雷，违逆之气象阳。阴阳皆备，何可不法！故人之治身，而不法天之纪，不用地之理，与天地相乖，则灾害至矣。

阳胜则腠理闭，汗不出，身热齿干，喘粗为之俯仰，以烦冤腹满死，能冬不能夏。阴胜则汗出，身常清，数栗而寒，寒则厥，厥则腹满死，能夏不能冬。此阴阳更胜之变，病之形能也。（能冬、能夏之能，音耐）。

灾害至则阴阳偏胜，大病作矣。阳胜则表闭无汗，身热齿干，喘粗气逆，为之俯仰（气闭不通，故身俯仰），里气壅闷，以烦冤腹满死（烦冤，郁烦懊憹之意），能冬寒不能夏热。阴胜则表泄汗出，战栗身寒，寒则气逆身厥，厥则腹满死（阴凝气胀），能夏热不能冬寒。此阴阳更胜之灾变，病之形能如是也。

帝曰：调此二者奈何？岐伯曰：能知七损八益，则二者可调，不知用此，则早衰之节也。年四十，而阴气自半也，起居衰矣。年五十，体重，耳目不聪明矣。年六十，阴痿，阳大衰，九窍不利，下虚上实，涕泣俱出矣。故曰：知之则强，不知则老，故同出而异名耳。智者察同，愚者察异，愚者不足，智则有余，有余则耳目聪明，身体轻强，老者复壮，壮者益治。是以圣人为无为之事，乐恬淡之能，从欲快志于虚无之守，故寿命无穷，与天地终，此圣人之治身也。

《上古天真论》：女子二七天癸至，七七天癸竭；男子二八天癸至，八八天癸竭。七为阴数，故当损；八为阳数，故当益。能知七损八益，则阴不偏胜，阳不偏衰，故二者可调，不知用此，则早衰之节也。人年四十，而阴气自居一半，起居始衰。年五十，阳气渐虚，阴气渐盛，身体沉重，耳目不聪明矣。年六十，阴气痿弱，阳气大衰，九窍不利，浊阴逆升，下虚上实，涕泣俱出矣。故曰：知七损八益之法则强，不知则老。人同此理，而老壮绝异，总由知与不知，故同出而异名耳。智者察其同出之原，愚者察其异名之殊，不知为人事之差，而以为天命之常，故愚者常不足，智者常有余。有余则耳目聪明，身体轻强，老者复壮，壮者益治（治，安）。是以圣人未尝无事，而所为者，无为之事，未尝无能，而所能者，恬淡之能，从欲快志于虚无之守，故寿命无穷，与天地终，此圣人之治身也。

素问悬解卷一终　　阳湖冯光元校字

素问悬解卷二

脏 象

十二脏相使论六

旧名《灵兰秘典》。以篇末误重《气交变论》，结文有藏之灵兰之室一语，王冰因改此名。新校正引全元起本原名。《十二脏相使》，义取篇首"愿闻十二脏之相使"名篇。《奇病论》：治在阴阳十二官相使中，即谓此篇。今故改从原名。

黄帝问曰：愿闻十二脏之相使，贵贱何如？岐伯对曰：悉乎哉问也！请遂言之。心者，君主之官也，神明出焉。肺者，相傅之官，治节出焉。肝者，将军之官，谋虑出焉。胆者，中正之官，决断出焉。肾者，作强之官，伎巧出焉。膻中者，臣使之官，喜乐出焉。脾胃者，仓廪之官，五味出焉。小肠者，受盛之官，化物出焉。大肠者，传道之官，变化出焉。三焦者，决渎之官，水道出焉。膀胱者，州都之官，津液藏焉，气化则能出矣。凡此十二官者，不得相失也。

十二脏之相使贵贱，谓五脏六腑有君有臣，臣为君使，君贵而臣贱也。膻中即心主，心之包络也，亦名心包络。《灵枢·脉论》：膻中者，心主之宫城也，卫护心君，故为臣使之官。《灵枢·行针》：膻中为二阳脏所居，故喜乐出焉。心主喜，心主与心同居膻中，故亦主喜乐也。三焦少阳相火，随太阳膀胱之经下行，而温水脏，水旺于下，故下焦如渎（《灵枢·营卫生会论》语）。川渎之决，全赖相火之力以泄水，虽属风木，而风木之温，即水中相火所左升而变化者也，故为决渎之官，水道出焉。膀胱，水府，一身津液，归藏于此，是一贮水之州都也。水主藏，不主出，其所以出者，肺气之化水也。盖膀胱之水，悉由气化，饮入于胃，化气升腾，上归于肺，肺气清降，化为雨露，而归膀胱，则成小便。肺气善化，则水善出，缘水之所以化气，与气之所以化水，原于相火之蛰藏，脾土之温燥也。足太阴以湿土主令，湿气不盛，二火生之也。相火泄于肾而陷于膀胱，则膀胱热而肾水寒，癸水上泛，脾土寒湿，不能蒸水化气，上归肺部，水与谷滓并注二肠矣。肺从脾土化湿，清气堙塞，郁生痰涎，亦不能降气化水，下归膀胱。水贮二肠，不入膀胱，而湿土左陷，风木抑遏，又失疏泄之政。木郁欲达，冲决不已，未能前通水府，则必后开谷道，是以大便不收，而小便不利。《灵枢·本输》：三焦者，入络膀胱，约下焦，实则闭癃，虚则遗溺。所谓实者，相火陷于膀胱，生其热涩，并非相火之旺也。若相火秘藏，肾水和暖，则脾土温燥，既能化水为气，而归肺部，肺金清燥，亦能化气为水，而归膀胱。癸水温升，乙木条达，膀胱清利，疏泄无停，此水道所以通调也。

故主明则下安，以此养生则寿，殁世不殆，以为天下则大昌。主不明则十二官危，以此养生则殃，使道闭塞而不通，形乃大伤，以为天下者，其宗大危，戒之戒之！

君主明则以下皆安，以此养生则享寿考，殁世而不危殆，以此为天下则君明臣良，朝野大昌。主不明则以下皆危，以此养生则遭祸殃，臣使之道闭塞，气血梗阻，形乃大伤，以为天下则君蔽臣奸，宗族大危。

五脏别论七

黄帝问曰：余闻方士或以脑髓为脏，或以肠胃为脏，或以为腑。敢问更相反，皆自谓是。不知其道，愿闻其说。

或以脑髓肠胃为脏，或又以为腑。

岐伯对曰：脑、髓、骨、脉、胆、女子胞，此六者，地气之所生也，皆藏于阴而象于地，故藏而不泻，名曰奇恒之腑。

奇恒者，异于寻常也。

夫胃、大肠、小肠、三焦、膀胱，此五者，天气之所生也，其气象天，故泻而不藏，名曰传化之腑。此受五脏浊气，不能久留，输泻者也。魄门亦为五脏使，水谷不得久藏。

使，使道也。《十二脏相使论》：使道闭塞而不通，即此。

所谓五脏者，藏精气而不泻也，故满而不能实，六腑者，传化物而不藏，故实而不能满也。所以然者，水谷入口，则胃实而肠虚，食下则肠实而胃虚，故曰：实而不满，满而不实也。

五脏主藏精气，精气常在，故满而不实，六腑主受水谷，水谷常消，故实而不满。

五脏生成论八

心之合脉也，其荣色也，其主肾也。肺之合皮也，其荣毛也，其主心也。肝之合筋也，其荣爪也，其主肺也。脾之合肉也，其荣唇也，其主肝也。肾之合骨也，其荣髪也，其主脾也。

心主脉，血行脉中。色者血之外华，故合脉而荣色。心火制于肾水，其不至上炎者，肾制之也，故所主在肾。肺主皮，气行皮里，毛者气之外发，故合皮而荣毛。肺金制于心火，其不甚肃杀者，心制之也，故所主在心。肝主筋，爪者筋之余，故合筋而荣爪。肝木制于肺金，其不过发生者，肺制之也，故所主在肺。脾主肉，唇者肌肉之本，故合肉而荣唇。脾土制于肝木，其不至湿陷者，木制之也，故所主在肝。肾主骨，脑为髓海，髪者脑之外华，故合骨而荣髪。肾水制于脾土，其不至下流者，脾制之也，故所主在脾。

色味当五脏，赤当脉，白当皮，青当筋，黄当肉，黑当骨。生于心，如以缟裹朱，生于肺，如以缟裹红，生于肝，如以缟裹绀，生于脾，如以缟裹栝蒌实，生于肾，如以缟裹紫，此五脏所生之外荣也。

缟，素绢也。《史·高帝纪》：为义帝发丧，兵皆缟素。五脏之色，不甚外显，皆如以素绢裹之者，此平人也（《脉要精微论》：赤欲如白裹朱，黄欲如罗裹雄黄，即此义也）。

故色见青如翠羽者生，赤如鸡冠者生，黄如蟹腹者生，白如豕膏者生，黑如乌羽者生，此五色之见生也。

五色鲜明则生。

青如草兹者死，黄如枳实者死，黑如炲者死，赤如衃血者死，白如枯骨者死，此五色之见死也。

五色晦黯则死。兹与滋同。炲，烟煤也。衃血，瘀血成块也。

赤当心，苦；白当肺，辛；青当肝，酸；黄当脾，甘；黑当肾，咸。故心欲苦，肺欲辛，肝欲酸，脾欲甘，肾欲咸，此五味之所合也。

由五色而及五味，其于五脏配合相当，亦以类从，故五脏之各欲其本味者，此五味之所合也。

多食咸，则脉凝泣而变色，多食苦，则皮槁而毛拔，多食辛，则筋急而爪枯，多食酸，则肉胝胎而唇揭，多食甘，则骨痛而发落，此五味之所伤也（泣与涩通；胝，音支，胎，音皱）。

多食咸，则脉凝涩而变色者，水胜火也。多食苦，皮槁而毛拔者，火胜金也。多食辛，筋急而爪枯者，金胜木也。多食酸，肉胝胎而唇揭者，木胜土也（胝，皮肉生茧。《淮南子》：申包胥茧重胝胎，皮肉卷缩，揭皮折裂也）。多食甘，骨痛而髪落者，土胜水也。此五味之所伤也。

诸血者，皆属于心，诸脉者，皆属于目，诸筋者，皆属于节，诸髓者，皆属于脑，诸气者，皆属于肺，此四肢八溪之朝夕也。

心主脉，血行脉中，故诸血皆属于心。目者，宗脉之所聚也（《灵枢·口问》语）。故诸脉皆属于目。筋者，所以束骨而利机关也（《痿论》语），故诸筋皆属于节。脑为髓海，《灵枢·海论》语。故诸髓皆属于脑。膻中为气海（海论语），故诸气皆属于肺。此四肢八溪之朝夕也（朝夕与潮汐同。四肢八节，谓之八溪，血、气、脑、髓，朝（潮）夕（汐）灌注于此）。

脏气法时论九

黄帝问曰：合人形以法四时五行而治，何如而从？何如而逆？得失之意，愿闻其事。岐伯对曰：五行者，金木水火土也，更贵更贱，以知死生，以决成败，而定五脏之气，间甚之时，死生之期也。

合人形者，统脏腑经络，一切形体而言。法四时五行而治者，法四时之分属五行者，以治人形也。贵者主令，贱者不主令，因五行贵贱，知脏气衰旺，以此断其死生成败，定有消长存亡之期也（义详下文）。

帝曰：愿卒闻之。岐伯曰：肝主春，足厥阴少阳主治，其日甲乙。肝苦急，急食甘以缓之。心主夏，手少阴太阳主治，其日丙丁。心苦缓，急食酸以收之。脾主长夏，足太阴阳明主治，其日戊己。脾苦湿，急食苦以燥之。肺主秋，手太阴阳明主治，其日庚辛。肺苦气上逆，急食苦以泄之。肾主冬，足少阴太阳主治，其日壬癸。肾苦燥，急食辛以润之。

春属木，肝木主之，足厥阴肝经（乙木），少阳胆经（甲木）主治，其在一岁则为春，其在一日则为甲乙，皆肝气主令（下文仿此）。夏属火，心火主之，手少阴心经（丁火），太阳小肠经（丙火）主治。长夏属土，脾土主之，足太阴脾经（己土），阳明胃经（戊土），主治。秋属金，肺金主之，手太阴肺经（辛金），阳明大肠经（庚金）主治。冬属水，肾水主之，足少阴肾经（癸水），太阳膀胱经（壬水）主治。

病在肝，愈于夏，夏不愈，甚于秋，秋不死，持于冬，起于春，禁当风。肝病者，愈在丙丁，丙丁不愈，加于庚辛，庚辛不死，持于壬癸，起于甲乙。肝病者，平旦慧，下晡甚，夜半静。肝欲散，急食辛以散之，用辛补之，酸泻之。

肝病遇火则愈，火其子也，故愈于夏。遇金则甚，克我者也，故甚于秋。遇水则持，水其母也，故持于冬。遇木则起，助我者也，故起于春。肝为风木，故禁当风。十干之中，丙丁为火，庚辛为金，壬癸为水，甲乙为木，戊己为土。一日之中，平旦为木，日中为火，下晡为金，夜半为水，日昳与四季为土（日昳，日昃。四季，辰戌丑未四时），亦与一岁相同（下文仿此）。肝欲升散，故以辛味散之。辛散则为补，酸收则为泻，故用辛补之，酸泻之，凡本味为泻，对宫之味为补。下文皆然。

病在心，愈在长夏，长夏不愈，甚于冬，冬不死，持于春，起于夏，禁温食热衣。心病者，愈在戊己，戊己不愈，加于壬癸，壬癸不死，持于甲乙，起于丙丁。心病者，日中慧，夜半甚，平旦静。心欲软，急食咸以软之，用咸补之，甘泻之。

心为君火，故禁温食热衣，心欲和软，故以咸味软之。余义仿首段类推。

病在脾，愈在秋，秋不愈，甚于春，春不死，持于夏，起于长夏，禁温食饱食湿地濡衣。脾病者，愈在庚辛，庚辛不愈，加于甲乙，甲乙不死，持于丙丁，起于戊己。脾病者，日昳①慧，日出甚，下晡静。脾欲缓，急食甘以缓之，用苦泻之，甘补之。

脾为湿土，故禁湿地濡衣。温食助其湿热，饱食助其胀满，故皆禁之。脾欲松缓，故以甘味缓之。余义仿首段类推。

病在肺，愈在冬，冬不愈，甚于夏，夏不死，持于长夏，起

① 日昳：未时正中左右，即下午2点左右。

33

于秋，禁寒饮食寒衣。肺病者，愈在壬癸，壬癸不愈，加于丙丁，丙丁不死，持于戊己，起于庚辛。肺病者，下晡慧，日中甚，夜半静。肺欲收，急食酸以收之，用酸补之，辛泻之。

肺为燥金，其性清凉，故禁寒饮食寒衣。肺欲降收，故以酸味收之。余义仿首段类推。

病在肾，愈在春，春不愈，甚于长夏，长夏不死，持于秋，起于冬，禁犯焠㷪热食温炙衣。肾病者，愈在甲乙，甲乙不愈，甚于戊己，戊己不死，持于庚辛，起于壬癸。肾病者，夜半慧，四季甚，下晡静。肾欲坚，急食苦以坚之，用苦补之，咸泻之（焠，音翠。㷪，音哀）。

肾以癸水从君火化气，故禁焠㷪热食温炙衣。焠㷪，煎焙烧燎之物。肾欲坚凝，故以苦味坚之。余义仿首段类推。

夫邪气之客于身也，以胜相加，至其所生而愈，至其所不胜而甚，至于所生而持，自得其位而起。必先定五脏之脉，乃可言间甚之时，死生之期也。

以胜相加者，以所胜加所不胜也。其所生者，己所生也。其所不胜者，克己者也。于所生者，生己者也。自得其位者，同气者也。先定五脏之脉，知其生克衰旺，乃可言其间甚死生之期也。

肝病者，两胁下痛引少腹，令人善怒。虚则目䀮䀮[1]无所见，耳无所闻，善恐，如人将捕之。气逆则头痛颊肿，耳聋不聪。取其经厥阴与少阳血者（䀮，音荒）。

肝脉自足走胸，行于两胁，病则风木郁陷，故胁下痛引少腹。生气不遂，故善怒。肝窍于目，故虚则目无所见。肝与胆同气，肝木陷则胆木逆，胆脉循耳后下行，胆木上逆，浊气冲塞，故耳无所闻。肾主恐，胆木拔根，相火升泄，肾水沉寒，故善恐惧。气逆者，胆木上逆也。少阳胆脉，自头走足，循颊车，下

---

[1] 䀮䀮（huāng 荒）两目昏花、视物不清的样子。

颈，胆脉上逆，故头痛颊肿，耳聋不聪。取厥阴少阳血者，实则泻之，虚则补之也。

心病者，胸中痛，胁支满，胁下痛，膺背肩甲间痛，两臂内痛。虚则胸腹大，胁下与腰相引而痛。取其经少阴太阳、舌下血者。其变病，刺郄中血者（郄与隙同）。

心脉自胸走手，下膈上肺，循臂内后廉下行，病则君火上逆，故胸胁满痛，两臂内后廉痛。君火刑肺，肺气逆冲，故膺背肩甲间痛（小肠脉绕肩甲，交肩上，此肺与小肠交病也）。心在膈上，小肠在腹中，虚则心与小肠皆郁，故胸腹大。肝位在胁，肾位在腰，肾水凌火，火衰木陷，故胁下与腰相引而痛。心窍于舌，故取少阴太阳之经，与舌下之血者。其变异殊常之病，则刺郄中之血。郄中，手少阴之郄，即阴郄穴也。

脾病者，身重善饥，肉痿，足不收，行善瘈，脚下痛。虚则腹满肠鸣，飧泄，食不化。取其经太阴阳明，少阴血者。

脾主肌肉，其经自足走胸，病则湿盛脾郁，经脉下陷，故身重肉痿，足软不收。湿伤筋脉，软短拘缩，故行则善瘈，脚下作痛（足心）。虚则不能消磨水谷，故腹满肠鸣，飧泄，饮食不化。取太阴阳明之经，兼取少阴之血者，水泛则土湿，泻肾水以泻土湿也。

肺病者，喘咳逆气汗出，肩背痛，尻①阴股膝髀腨②胻足皆痛。虚则少气不能报息，耳聋嗌干。取其经太阴阳明、足太阳之外、厥阴之内血者（尻，音考。髀，音皮。腨，音篆。胻，音杭）。

肺主气，其性降敛，病则降敛失政，故喘咳逆气汗出。前行无路，逆冲肩背，故肩背痛。尻阴股膝髀腨胻足皆痛者，肝经之病也。厥阴肝脉，起足大指，循足跗，上腘内，循股阴，过阴器，木被金刑，经脉郁陷，是以痛生。虚则肺气微弱，不能布

---

① 尻：脊骨的末端。
② 腨：腿肚子。

息。甲木刑之，是以耳聋（甲木化气相火，脉循耳后下行）。乙木侮之，是以嗌干（乙木胎生君火，风火皆旺，故病嗌干。《灵枢·经脉》：肝足厥阴之脉，甚则嗌干）。足太阳经行于髁外，足厥阴经行于髁内，取太阴阳明之经，兼取太阳之外、厥阴之内血者，实则肺金刑木，故补壬水以生肝气，虚则肝木侮金，故泻寒水以弱风木也。

肾病者，胫肿腹大身重，喘咳，寝汗出，憎风。虚则胸中痛，大腹小腹痛，清厥，意不乐。取其经少阴太阳血者。

肾脉自足走胸，循腨内，入少腹，络膀胱，贯胸膈，入肺中，病则水旺土湿，故胫肿腹大身重。水泛胸膈，肺气格阻，故生喘咳。肾水主藏，藏气失政，故寝睡汗出。表泄阳虚，是以憎风。虚则肾气衰弱，阳根升泄，甲木下拔，逆冲胸膈，故胸中痛。湿土下陷，风木抑遏，怒而贼脾，故大腹小腹皆痛。湿旺脾郁，四肢失秉，故手足厥冷。阳根既败，君火失归，故意不欢乐（心主喜，君火失根，则惊怯恐惧，是以不乐）。取少阴太阳经血，实泻而虚补之也。

肝色青，宜食辛，黄黍鸡肉桃葱皆辛。心色赤，宜食咸，大豆豕肉栗藿皆咸。脾色黄，宜食甘，粳米牛肉枣葵皆甘。肺色白，宜食酸，小豆犬肉李韭皆酸。肾色黑，宜食苦，麦羊肉杏薤皆苦。

五脏各有所发之色，各有所宜之味。

辛散、酸收、甘缓、苦坚、咸软，毒药攻邪，五谷为养，五畜为益，五果为助，五菜为充，气味合而服之，以补精益气。此五者，辛酸甘苦咸，各有所利，或散或收，或缓或急，或坚或软，四时五脏，病随五脏所宜也。

顺四时，按五脏，以随五味所宜，五味之用得矣。

阴之所生，本在五味，阴之五宫，伤在五味。是故味过于酸，肝气以津，脾气乃绝；味过于苦，脾气不濡，胃气乃厚；味过于甘，心气喘满，色黑，肾气不衡；味过于辛，筋脉沮弛，精神乃央；味过于咸，大骨气劳，短肌，心气抑。谨和五味，骨正筋柔，气血以流，凑理以密，如是则骨气以精，谨道如法，长有天命（沮与阻同。凑与腠同）。

气为阳，味为阴，人身阴之所生，本在五味，而一味过偏，则一官受伤，阴之五官，亦伤在五味。是故味过于酸，肝气敛缩，津液郁生，生气不遂，怒而贼土，脾气乃绝。味过于苦，燥其脾精，脾土失滋，中脘不运，胃气乃厚（厚，郁满也）。味过于甘，甲焦壅滞，心气莫降，因生喘满，肾气莫升，因而不衡（衡，平也。肾气下陷，故不平）。色黑者，水郁之所发也。味过于辛，肝气发散，津液消耗，筋脉沮弛，精神乃央（肝主筋，心主脉，肝者肾之子，心之母。肾藏精，心藏神，精神之交，路由筋脉，筋脉沮弛，则精神交济之路格矣，故精神乃央。央者，尽也）。味过于咸，肾水伐泻，大骨气劳（大骨无力），肌肉短缩（即卷肉缩筋意）。阳根既败，心气遂抑（咸寒泄水中阳气，君火绝根，故心气抑郁）。调和五味，使之不偏，则筋骨血气皆得其养，不至偏伤矣（此段旧误在《生气通天论》）。

宣明五气十

五味所入，酸入肝，苦入心，甘入脾，辛入肺，咸入肾，是谓五入。

五味各有所入之脏。

五味所禁，酸走筋，筋病无多食酸，咸走血，血病无多食咸，甘走肉，肉病无多食甘，辛走气，气病无多食辛，苦走骨，骨病无多食苦，是谓五禁，无令多食。

五脏各有所禁之味。

五脏所主，肝主筋，心主脉，脾主肉，肺主皮，肾主骨，是谓五主。

五脏各有所主之形。

五脏所藏，肝藏魂，心藏神，脾藏意，肺藏魄，肾藏精，是谓五脏所藏。

五脏各有所藏之神。

五脏化液，肝为泪，心为汗，脾为涎，肺为涕，肾为唾，是谓五液。

五脏各有所化之液。

五脏所恶，肝恶风，心恶热，脾恶湿，肺恶燥，肾恶寒，是谓五恶。

五脏各有所恶之气（本气无制，则反自伤，是以恶之）。

五脉应象，肝脉弦，心脉钩，脾脉代，肺脉毛，肾脉石，是谓五脏之脉。

五脉各有所应之象。

五邪所见，春得秋脉，夏得冬脉，长夏得春脉，秋得夏脉，冬得长夏脉，是谓五邪。

五脉各有所见之邪（贼邪刑克）。

五邪所乱，邪入于阳则狂，邪入于阴则痹，抟阳则为巅疾，抟阴则为喑，阳入之阴则静，阴出之阳则怒，是谓五乱。

五邪各有所乱之部，邪入于阳分则狂，扰其神也。邪入于阴分则痹，阻其血也。邪抟阳经则为巅疾，手足六阳皆会于头也。邪抟阴经则为喑哑，手足六阴皆连于舌也。阳邪入之阴经则静，脏气得政也。阴邪出之阳经则怒，长气不遂也。是谓五邪所乱。

五精所并，精气并于肝则怒，并于心则喜，并于脾则忧，并于肺则悲，并于肾则恐，是谓五并，虚而相并者也。

五精各有所并之脏，乘其虚而相并者也。

五气所病，肝为语，心为噫，脾为吞，肺为咳为嚏，肾为欠为恐，胆为怒，胃为气逆为哕，大肠小肠为泄，下焦溢为水，膀胱不利为癃，不约为遗溺，是谓五病。

五气各有所见之病。

五病所发，阴病发于骨，阳病发于血，阴病发于肉，阳病发于冬，阴病发于夏，是谓五发。

五病各有所发之处，所发之时。

五劳所伤，久行伤筋，久视伤血，久坐伤肉，久卧伤气，久立伤骨，是谓五劳所伤。

五劳各有所伤之体。

脉 法

经脉别论十一

黄帝问曰：余闻气合而有形，因变以正名，天地之运，阴阳之化，其于万物，孰少孰多，可得闻乎？岐伯对曰：悉乎哉问也！天至广，不可度，地至大，不可量，大神灵问，请陈其方。

百族之生，二气相合，而有其形，因彼万变，以正其名。天地之气运，阴阳之化生，其于万物之中，何者最少？何者最多？此亦当有自然之数也。天至广，不可度，地至大，不可量者，言天地广大，生物无穷，难可以数目计也。请陈其方者，请言其概举之法也。

草生五色，五色之变，不可胜视，草生五味，五味之美，不可胜极。天食人以五气，地食人以五味。嗜欲不同，各有所通。

万物虽繁，五色五味概之。气为阳，本之天，味为阴，本之地，天食人以五气，地食人以五味。人之嗜好不同，而于五气五味各有所通，是人人之所不外者也。

五气入鼻，藏于心肺，上使五色修明，声音能彰，故心肺有病，而鼻为之不利也。五味入口，藏于肠胃，味有所藏，以养五气，气和而生，津液相成，神乃自生。

五脏阴也，而上化清阳，气通于天，通天气者为鼻，故五气入鼻，藏于心肺。心主五色（《五脏生成论》：心合脉，其荣色），肺主五声（《难经》语），故上使五色鲜明，声音响振。心肺有病，则火金上逆，胸膈郁塞，故鼻窍不利（心肺有病二语，旧误在《五脏别论》中）。六腑阳也，而下化浊阴，气通于地，通地气者为口，故五味入口，藏于肠胃。味有所藏，以养五脏之气，脏气冲和，则生津液，津液相成，神乃自生。盖水谷入胃，化气生津，津者，五脏之精也。精气之清灵者，发而为神，所谓神者，水谷之精气也（《灵枢·平人绝谷》语）。心藏脉，脉舍神（《灵枢·本神》语），神旺则脉气流通，传于气口，以成尺寸，盈虚消长之机，悉现于此。《灵枢·营卫生会》：血者，神气也，以其行于脉中，而得心神之运化故也（以上三段，旧误在《六节脏象论》）。

帝曰：气口何以独为五脏主？岐伯曰：胃者，水谷之海，六腑之大源也。五味入口，藏于胃，以养五脏气。气口亦太阴也，是以五脏六腑之气味，皆出于胃，变现于气口。

气口者（即寸口），脉之大会，手太阴之动脉也（《难经》语）。水谷入胃，传输六腑，是胃者，水谷之海，六腑之大源也。五味入口，藏于胃腑，充灌四维，以养五脏之气。而其消磨水谷，化生精气，分输脏腑，散布经络之权，全在于脾，脾以太阴，而含阳气，左旋而善动故也。肺为手太阴，气口者，肺经动脉，亦太阴也，是与足太阴同气。故五脏六腑之气味，皆出于胃，自胃而输脾，自脾而输肺，自肺而注本经，变见于气口。气口为脏腑诸气所朝宗，故独为五脏之主也（此段旧误在《五脏别论》中）。

食气入胃，散精于肝，淫气于筋。食气入胃，浊气归心，淫精于脉。脉气流经，经气归于肺，肺朝百脉，输精于皮毛。毛脉合精，行气于腑，腑精神明，留于四脏，气归于权衡。权衡以平，气口成寸，以决死生。

食谷入胃，脾土消磨，化生精气，上归肺金，肺气宣布，传诸皮毛脏腑，必由筋脉而行，故食气入胃，散精于肝，淫气于筋，筋者，脉之辅也。次则浊气归心，淫精于脉，脉者，血之府也（《脉要精微论》语）。脉气流于十二经中，而十二经气，总归于肺，以气统于肺，十二经之气，皆肺气也。肺朝百脉（如天子朝会诸侯然），输精于皮毛，以肺主皮毛也。皮毛与经脉合精，行气于腑，腑精通乎神明，留于肺肝心肾四脏（脾为四脏中气，故不言也），传输均匀，则气归于权衡（权衡，所以称物者）。权衡以平，四脏无偏，注于经脉，归诸气口，气口成寸，以决死生。此气口尺寸之原委也。

饮入于胃，游溢精气，上输于脾，脾气散精，上归于肺，通调水道，下输膀胱，水精四布，五经并行，合于四时五脏阴阳，揆度以为常也。

饮入于胃，化为精气，游溢升腾，上输于脾，脾气散此水精，上归于肺，肺气降洒，化为雨露，通调水道，下输膀胱，以成小便，此水滓之下传者。至其水精，则周流宣布，并行于五经之中（五脏之经），合于四时五脏之气，阴阳调适，揆度均平，以为常也，是气口尺寸之由来也。

三部九候论十二

黄帝问曰：余闻九针于夫子，众多博大，不可胜数。余愿闻要道，以属子孙，传之后世，著之骨髓，藏之肝肺，歃血而受，不敢妄泄，令合天道，必有终始，上应天光星辰历纪，下副四时五行，贵贱更互，冬阴夏阳，以人应之奈何？愿闻其方。

四时五行，贵贱更互，当令为贵，退度为贱。五行更代于四时，互为贵贱也。

岐伯对曰：妙乎哉问也！此天地之至数。帝曰：愿闻天地之至数，合于人形血气，通决死生，为之奈何？岐伯曰：天地之至数，始于一，终于九焉。一者天，二者地，三者人，因而三之，三三者九，以应九野。故人有三部，部有三候，以决死生，以处百病，以调虚实，而除邪疾。

九野，八方与中央也。

帝曰：何谓三部？岐伯曰：有下部，有中部，有上部。部各有三候，三候者，有天、有地、有人也。必指而导之，乃以为真。

指而导之，指其处而开导之也。

上部天，两额之动脉，上部地，两颊之动脉，上部人，耳前之动脉。中部天，手太阴也，中部地，手阳明也，中部人，手少阴也。下部天，足厥阴也，下部地，足少阴也，下部人，足太阴也。

两额之动脉，足少阳之颔厌也。两颊之动脉，足阳明之地仓、大迎也。耳前之动脉，手少阳之和髎也。手太阴，太阴之鱼际、太渊、经渠也（即寸口脉）。手阳明，阳明之合谷也（在手大指次指歧骨间）。手少阴，少阴之神门也（在掌后高骨内）。足厥阴，厥阴之五里也（在气冲下三寸）。足少阴，少阴之太溪也（在内踝后）。足太阴，太阴之箕门也（在冲门下。胃气则候足跗上，阳明之冲阳）。

故下部之天以候肝，地以候肾，人以候脾胃之气。帝曰：中部之候奈何？岐伯曰：亦有天，亦有地，亦有人。天以候肺，地以候胸中之气，人以候心。帝曰：上部以何候之？岐伯曰：亦有天，亦有地，亦有人。天以候头角之气，地以候口齿之气，人以候耳目之气。

手阳明大肠与手太阴肺为表里，肺位在胸，手阳明经自手走头，入缺盆，络肺，下膈而属大肠，亦自胸膈下行，故阳明之合谷，可以候胸中之气。

三部者，各有天，各有地，各有人。三而成天，三而成地，三而成人。三而三之，合则为九，九分为九野，九野为九脏，故神脏五，形脏四，合为九脏。

地之九分，则为九野，人应九野，则为九脏，故神脏五，肝、心、脾、肺、肾（肝藏魂、心藏神、脾藏意、肺藏魄、肾藏精）形脏四，脑髓、骨、脉、胆（义详《五脏别论》）合为九脏

（三而成天至合为九脏十句，与《六节脏象论》同）。

帝曰：何以知病之所在？岐伯曰：察九候，独小者病，独大者病，独疾者病，独迟者病，独热者病，独寒者病，独陷下者病。必审问其所始病，与今之所方病，而后各切循其脉，视其经络浮沉，以上下逆从循之。其脉疾者病，其脉迟者病，其脉代而钩者病在络脉，脉不往来者死，皮肤着者死。

独小、独大、独疾、独迟、独热、独寒、独陷下，所谓七诊也。九候之中，有一候独异，如七诊之条者，则病在此经矣。必审问其往日之所始病，与今日之所方病，而后于九候之中，各切循其脉，视其经络浮沉，以上下逆顺而循之。其脉或疾或迟者，病在经脉（仲景脉法：数为在腑，迟为在脏。疾者，六腑之经，迟者，五脏之经），其脉代而钩者，病在络脉（钩为夏脉，络脉属阳，应乎夏气。代，止也），是病脉也。其脉不往来者，经绝而死，皮肤枯着者，卫败而死，是死脉也。按其所候，以分部次，则病之所在无逃矣。

帝曰：决死生奈何？岐伯曰：九候之相应也，上下若一，不得相失。一候后则病，二候后则病甚，三候后则病危。所谓后者，应不俱也。察其脏腑，以知死生之期。必先知经脉，然后知病脉。

应不俱者，后动不能俱应也。察其脏腑，以知死生之期者，腑脉浮数，脏脉沉迟，浮数昼死，沉迟夜死也（《难经》：浮大昼死，沉细夜死）。先知经脉，然后知病脉者，经脉相应，病脉不相应，知经脉则知病脉，知病脉则知死脉矣。

帝曰：以候奈何？岐伯曰：以左手足上，去踝五寸按之，右手当踝而弹之，其应过五寸以上，蠕蠕然者不病，其应疾，中手浑浑然者病，其应迟，中手徐徐然者病，其应上不能至五寸，弹之不应者死（蠕，音渊）。

以候者，候经脉、病脉，以决死生也。以左手足上，去踝五

43

寸按之，按手足少阴动脉之旁，相去五寸之远，右手当踝而弹之，以观神门、太溪二脉之动。其脉应过五寸以上，蠕蠕然如虫动者不病（蠕蠕，虫动貌），是经脉也。其应疾，中手浑浑然大动者病（太过）其应迟，中手徐徐然微动者病（不及）是病脉也。其应上不能至五寸，弹之不应者死，是死脉也。此三部九候之总法，一候可以概九候也。盖心藏神，肾藏精，人以精神为本，故独取心肾之脉于左手足者，探其本也。肺气右行，若取手太阴，则应于右手候之矣。

三部九候皆相失者死。上下左右之脉相应，如参舂者病甚。上下左右相失，不可数者死。中部乍疏乍数者死。中部之候相减者死。中部之候虽独调，与众脏相失者死。参伍不调者病。形气相得者生。形盛脉细，少气不足以息者危。形瘦脉大，胸中多气者死。脱肉身不去者死。目内陷者死。形肉已脱，九候虽调，犹死。

九候相应，上下如一，不得相失，一候后则病，二候后则病甚，三候后则病危，三部九候皆相失，则九候皆后，是以死也。上下左右之脉相应，如参舂者，如数人并舂，杵声参举，参差不齐，九候杂乱，是以病甚，亦即相失之渐也。上下左右相失，不可数者死，是相失之极者也。中部乍疏乍数者死，神气俱败，迟疾无准也（中部手太阴肺，肺主藏气，手少阴心，心主藏神也）。中部之候相减者死，神气之亏败也。中部之候虽独调，与众脏相失者死，神气无依，亦难久驻也。参伍不调者病，未至相失之剧也。形气相得者生，脾肺无亏也（脾主肉，肺主气）。形盛脉细，少气不足以息者危，形充而气败也。形瘦脉大，胸中多气者死，气充而形败也。脱肉身不去者死，肉脱而身体不能动移，形气俱败也。目内陷者死，阳败而神脱也。形肉已脱，九候虽调，犹死，形败而气无所附，亦将散亡也。

七诊虽见，九候皆从者不死。所言不死者，风气之病，及经月之病，似七诊之病而非也，故言不死。若有七诊之病，其脉候亦败者死矣，必发哕噫。

七诊虽见，九候皆从顺者不死。所言不死者，是外感风气之病，及女子经月之病，脉络闭涩，故相应不一，脏腑未尝亏损，虽似七诊之病，而实非也。若果有七诊之病，兼之其脉候亦败者，则人死矣。土败胃逆，必发哕噫也。

真脏脉见者，胜死。肝见庚辛死，心见壬癸死，脾见甲乙死，肺见丙丁死，肾见戊己死，是谓真脏见皆死。

所谓脉候亦败者，真脏脉也，真脏脉见者，至其胜己之时则死。肝见庚辛，金克木也。心见壬癸，水克火也。脾见甲乙，木克土也。肺见丙丁，火克金也。肾见戊己，土克水也（肝见庚辛六句，旧误在《平人气象论》中）。

帝曰：冬阴夏阳奈何？岐伯曰：九候之脉，皆沉细悬绝者为阴，主冬，故以夜半死，躁盛喘数者为阳，主夏，故以日中死。是故寒热病者，以平旦死。热中及热病者，以日中死。病风者，以日夕死。病水者，以夜半死。其脉乍疏乍数乍迟乍疾者，日乘四季死。

寒热病者，肝胆二木之郁，平旦属木，故以平旦死。热中、热病，君相二火之亢，日中属火，故以日中死。病风者，风旺木枯，日夕属金，肝木被克，故以日夕死。病水者，夜半水旺，故以夜半死。其脉乍疏乍数乍迟乍疾，土败失其和平，四季属土，故日乘四季死。是皆冬阴夏阳之分析者也。

帝曰：其可治者奈何？岐伯曰：经病者，治其经。孙络病者，治其孙络。血病身有痛者，治其经络。其病在奇邪，奇邪之脉，则缪刺之。留瘦不移，节而刺之。上实下虚，切而从之，索其结络脉，刺出其血，以通其气，必先去其血脉，而后调之。度其形之肥瘦，以调其气之虚实，实则泻之，虚则补之。无问其病，以平为期。

留瘦不移者，病气淹留，形容瘦损，而证无改移也。节而刺之者，樽节而刺之也。

平人气象论十三

黄帝问曰：平人何如？岐伯对曰：人一呼脉再动，一吸脉亦再动，呼吸定息脉五动，闰以太息，命曰平人。平人者，不病也。常以不病调病人，医不病，故为病人平息以调之为法。

平人之脉，一呼再动，一吸再动，呼吸定息五动，闰以太息六动（太息，众息中一息极长者）。一息六动，是谓平人。一动脉行一寸，六动六寸。每刻一百三十五息，脉行八丈一尺。两刻二百七十息，脉行十六丈二尺。左右二十四经，以及任、督、两跷，二十八脉，一周于身。一日百刻，经脉五十周。此平人管卫运行之大数也（义详《灵枢》）。

人一呼脉一动，一吸脉一动，曰少气。人一呼脉三动，一吸脉三动而躁，尺热曰病温，尺不热脉滑曰病风，脉涩曰痹。

一呼一动，一吸一动，曰少气，是阳虚而脉迟者。一呼三动，一吸三动而躁，尺肤热曰病温，尺肤不热而脉滑曰风，脉涩曰痹，是阴虚而脉数者。迟数不平，所谓病人之脉也。

人一呼脉四动以上曰死，脉绝不至曰死，乍疏乍数曰死。平人之常气禀于胃，胃者平人之常气也，人无胃气曰逆，逆者死。

一呼四动以上，是数之极者，绝不至，是迟之极者，乍疏乍数，是非迟非数，营卫散乱而无准，故皆主死。其所以死者，无胃气也。

春胃微弦曰平，弦多胃少曰肝病，但弦无胃曰死，弦而有毛曰秋病，毛甚曰今病。脏真散于肝，肝藏筋膜之气也。

春脉弦，春脉微弦曰平者，春有胃气，而微见弦象，曰平也。下仿此。弦而有毛，金克木也。肝旺于春，故脏真俱散于肝。肝藏筋膜之气者，肝主筋也。

夏胃微钩曰平，钩多胃少曰心病，但钩无胃曰死，钩而有石曰冬病，石甚曰今病。脏真通于心，心藏血脉之气也。

夏脉钩，钩而有石，水克火也。心旺于夏，故脏真俱通于心。心藏血脉之气者，心主脉也。

长夏胃微软弱曰平，弱多胃少曰脾病，但代无胃曰死，软弱有石曰冬病，石甚曰今病。脏真濡于脾，脾藏肌肉之气也。

长夏脉软弱代者，土不主时，随四时代更，虽具四时之脉，而软弱犹存，软弱即胃气也。但代无胃者，更换四时之脉，而无软弱也（此统四季之月言）。软弱有石，水侮土也。脾旺于长夏，故脏真濡于脾。脾藏肌肉之气者，脾主肌肉也。

秋胃微毛曰平，毛多胃少曰肺病，但毛无胃曰死，毛而有弦曰春病，弦甚曰今病。脏真高于肺，以行营卫阴阳也。

秋脉毛，毛而有弦，木侮金也。肺旺于秋，故脏真俱高于肺（肺居五脏之上）。以行营卫阴阳者，肺主卫也。

冬胃微石曰平，石多胃少曰肾病。但石无胃曰死，石而有钩曰夏病，钩甚曰今病。脏真下于肾，肾藏骨髓之气也。

冬脉石，石而有钩，火侮水也。肾旺于冬，故脏真俱下于肾（肾居五脏之下）。肾藏骨髓之气者，肾主骨髓也。

夫平心脉来，累累如连珠，如循琅玕，曰心平，夏以胃气为本。病心脉来，喘喘连属，其中微曲，曰心病。死心脉来，前曲后居，如操带钩，曰心死。

琅玕，珠类。

平肺脉来，厌厌聂聂，如落榆荚，曰肺平，秋以胃气为本。病肺脉来，不上不下，如循鸡羽，曰肺病。死肺脉来，如物之浮，如风吹毛，曰肺死。

不上不下，不升不降也。

平肝脉来，软弱招招，如揭长竿末梢，曰肝平，春以胃气为本。病肝脉来，盈实而滑，如循长竿，曰肝病。死肝脉来，急益劲，如新张弓弦，曰肝死。

如揭长竿末梢者，软弱之象也。如循长竿者，劲而多节也。

平脾脉来，和柔相离，如鸡践地，曰脾平，长夏以胃气为本。病脾脉来，实而盈数，如鸡举足，曰脾病。死脾脉来，锐坚如乌之喙，如鸟之距，如屋之漏，如水之流，曰脾死。

如鸡举足，举而下迟也。乌喙、鸟距、锐而坚也。屋漏者，滴而不联也。水流者，往而不反也。

平肾脉来，喘喘累累如钩，按之而坚，曰肾平，冬以胃气为本。病肾脉来，如引葛，按之益坚，曰肾病。死肾脉来，发如夺索，辟辟如弹石，曰肾死。

如引葛，言其硬也。发如夺索，言其紧也。

凡治病，察其形气色泽，脉之盛衰，病之新故，乃治之，无后其时。形气相得，谓之可治，色泽以浮，谓之易已，脉从四时，谓之可治，脉弱以滑，是有胃气，命曰易治，取之以时。形气相失，谓之难治，色夭不泽，谓之难已，脉实以坚，谓之益甚，脉逆四时，为不可治。必察四难，而明告之。

脉实以坚，无胃气也。

所谓逆四时者，春得肺脉，夏得肾脉，秋得心脉，冬得脾脉，其至皆悬绝沉涩者，命曰逆四时。未有脏形，于春夏而脉沉涩，秋冬而脉浮大，名曰逆四时也。

未有脏形，未有真脏之形也（二段旧误在《玉机真脏论》）。

脉从阴阳，病易已，脉逆阴阳，病难已。脉得四时之顺，曰病无他，脉反四时及不间脏，曰难已。

间脏，隔脏相传也。《难经》：七传者死，间脏者生。

反四时者，有余为精，不足为消。应太过，不足为精，应不足，有余为消。阴阳不相应，病名曰关格。

有余为精，正气旺也。不足为消，正气衰也。应太过而不足为精，邪不胜正也。应不及而有余为消，正不胜邪也。阴阳不相应，失其常度也。关格，义详下文（此段旧误在《脉要精微论》）。

人迎一盛，病在少阳，二盛病在太阳，三盛病在阳明，四盛以上为格阳。寸口一盛，病在厥阴，二盛病在少阴，三盛病在太阴，四盛以上为关阴。人迎与寸口俱盛四倍以上为关格。关格之脉赢，不能极于天地之精气，则死矣（此段旧误在《六节脏象论》）。

人迎，足阳明之脉动，在喉旁，阳明行气于三阳，故人迎盛则病在三阳。寸口，手太阴之脉动，在掌后，太阴行气于三阴，故寸口盛则病在三阴。格阳者，阴盛而不交于阳，故阳为阴格而盛于人迎。关阴者，阳盛而不交于阴，故阴为阳关而盛于寸口。人迎与寸口俱盛四倍以上，为关格（义详《灵枢》终始、禁服二篇）。关格之脉，阴阳皆赢（赢，有余也）。此赢则彼绌，不能极于天地之精气，则死矣，不能尽其所受于天地精气之数也。极，尽也。

病热而脉静，泄而脉大，脱血而脉实，病在中，脉实坚，病在外，脉不实坚者，皆难治（此段旧误在《玉机真脏论》）。

病热而脉静，火泄而阳败也。泄而脉大，血脱而脉实，木陷而土败也（土湿木陷，疏泄失藏）。病在中，脉实坚，邪盛于里也。病在外，脉不实坚，正虚于表也。

帝曰：有故病五脏发动，因伤脉色，各何以知其久暴至之病乎？岐伯曰：悉乎哉问也！脉滑浮而疾者，谓之新病，脉小弱以涩，谓之久病。征其脉小，色不夺者，新病也，征其脉不夺，其色夺者，此久病也。征其脉与五色俱不夺者，新病也，征其脉与五色俱夺者，此久病也（此段旧误在《脉要精微论》）。

有故病五脏发动，因伤脉色，有故病埋根数经，五脏发动，因以伤其色脉也（此因病之新故一语，而问及之）。

脉要精微论十四

黄帝问曰：诊法何如？岐伯对曰：诊法常以平旦，阴气未

动，阳气未散，饮食未进，经脉未盛，络脉调匀，气血未乱，故
乃可诊有过之脉。

平旦经络调匀，气血安静，故可诊有过之脉。

切脉动静，而视精明，察五色，观五脏有余不足，六腑强
弱，形之盛衰，以此参伍，决死生之分。

视精明，察五色，观目中五色也。余义详下文。

夫脉者，血之府也，长则气治①，短则气病，代则气衰，细则
气少，上盛则气高，下盛则气胀，数则烦心，涩则心痛，大则病进。
浑浑革革，至如涌泉，病进而危。弊弊绵绵，其去如弦绝者死。

长者，气舒畅也。短者，气迫促也。代者，动而中止也。细
者，虚而不充也。上盛则气高，肺胃之逆。下盛则气胀，肝脾之
下陷也。数则心烦，君火之升炎也。涩则心痛，寒水之上犯也。
大则病进，正虚而邪旺也。浑浑，盛也。革革，硬也。浑浑革
革，至如涌泉，病进而危，大则病进也。弊弊，虚浮也。绵绵，
软弱也。弊弊绵绵去如弦绝者，气不续也。此明切脉动静之义。

夫精明五色者，气之华也。赤欲如白裹朱，不欲如赭。白欲
如鹅羽，不欲如盐。青欲如苍璧之泽，不欲如蓝。黄欲如罗裹雄
黄，不欲如黄土。黑欲如重漆色，不欲如地苍。五色精微象见
矣，其寿不久也。

精明者，气之华也，言目乃五气之光华也（精华发越，而生光
明，故曰精明）。其中五色欲鲜明，不欲晦黯。若五色微见晦黯之象
（精微，微也），则光华外减，神气乃败，其寿不得久也。

夫精明者，所以视万物，别黑白，审短长，以长为短，以白
为黑，如是则精衰矣。

目所以辨白黑短长，若长短黑白淆乱，则精华已衰，所以年

---

① 长则气治：脉为长脉，则气机顺畅。长，指长脉，其脉显现部位长，超过本位。
气治，指气血平和无病。

寿不永也。此明视精明，察五色之义。

五脏者，中之守也。中盛脏满，气胜伤恐者，声如从窖中言，是中气之湿也。言而微，终日乃复言者，此夺气也。衣被不敛，言语善恶不避亲疏者，此神明之乱也。仓廪不藏者，是门户不要也。水泉不止者，是膀胱不藏也。得守者生，失守者死。

五脏者，中之守也，言五脏主藏精气，中之守护也。中气壅满，语音不彻，声如从土窖中言，是脾土之湿也。言而微弱，终日乃复言者，此肺气之夺。衣被不掩，言语善恶不避亲疏者，此心神之乱也。水谷泄利，苍廪不藏者，是门户失约也。小便遗失，水泉不止者，是膀胱不藏也。如此则失其守矣。得守者生，失守者死。此明观五脏有余不足之义。

六腑者，身之强也。头者精明之府，头倾视深，精神将夺矣。背者胸中之府，背曲肩随，腑将坏矣。腰者肾之府，转摇不能，肾将惫矣。膝者筋之府，屈伸不能，行则偻俯，筋将惫矣。骨者髓之府，不能久立，行则振掉，骨将惫矣。得强则生，失强则死。

身之强也，言身之所以为强壮也。头倾视下（深，下也），阳气陷也。背曲肩垂（随，垂也），宗气衰也。头背腰膝骨髓皆见颓败，如此则失其强矣。得强则生，失强则死。此明六腑强弱，形之盛衰之义。

帝曰：脉其四时动奈何？知病之所在奈何？知病乍在内奈何？知病乍在外奈何？知病之所变奈何？请问此五者，可得闻乎？

义详下文。

岐伯曰：请言其与天运转大也。万物之外，六合之内，天地之变，阴阳之应。彼春之暖，为夏之暑，彼秋之忿，为冬之怒。四变之动，脉与之上下，以春应中规，夏应中矩，秋应中衡，冬应中权。

与天运转大，言与天运转移，同其广大也。凡万物之外，六合之内，一切天地之变，莫非阴阳之应。彼春之暖，化而为夏之暑，彼秋之忿，化而为冬之怒。四变之动，见于天时，脉亦与之上下。以春应中规之圆，夏应中矩之方，秋应中衡之浮，冬应中权之沉，天人合气也。

持脉有道，虚静为保。春日浮，如鱼之游在波，夏日在肤，泛泛乎万物有余，秋日下肤，蛰虫将去，冬日在骨，蛰虫周密，君子居室。

持脉有道，以清虚宁静为保（保与宝同）。春日浮，如鱼之游在水波之下，半沉半浮也。夏日在肤，泛泛乎（盛也），如万物之有余，则全浮矣。秋日下肤，如蛰虫之将去，半浮半沉也。冬日在骨，如蛰虫之周密，君子之居室，则全沉矣。

是故冬至四十五日，阳气微上，阴气微下，夏至四十五日，阴气微上，阳气微下。阴阳有时，与脉为期，期而相失，知脉所分，分之有期，故知死时。

水藏于冬，阳在下而阴在上，及冬至四十五日，则阳气微上，阴气微下。火长于夏，阴在下而阳在上，及夏至四十五日，则阴气微上，阳气微下。阴阳之上下有时，悉皆与脉为期，期而相失，是何部不应，则知何脉所分，分之有其日期，故知人死之时节也。

微妙在脉，不可不察，察之有纪，从阴阳始，始之有经，从五行生，生之有度，四时为宜。补泻无失，与天地如一，得一之情，以知死生。是故声合五音，色合五行，脉合阴阳。

阴阳者，脉之纲纪，故察之有纪，从阴阳始。阴阳分而为五行，故始之有经，从五行生。五行运而为四时，故生之有度，四时为宜。法阴阳五行四时，以治百病，则补泻无失，与天地如一。得此一之情，以知死生。是故听五声合乎五音，察五色合乎五行，诊脉合乎阴阳，神圣工巧之妙尽矣。此答帝问脉其四时动之义。

心脉搏坚而长，当病舌卷不能言，其软而散者，当消环自已。

心窍于舌，其脉搏坚而长，是心火之上炎也，当病舌卷不能言。其软而散者，则心火退矣，当消环自已。消，尽也，尽一经之环周，其病自已也。

肺脉搏坚而长，当病唾血，其软而散者，当病灌汗①，至令不复散发也。

肺脉搏坚而长，是肺气之上逆也，当病唾血。其软而散者，则肺气发达，泄于皮毛，当病灌汗（汗如浇灌），至令不复发散而愈也。

肝脉搏坚而长，色不青，当病坠若搏，因血在胁下，令人喘逆，其软而散，色泽者，当病溢饮。溢饮者，渴暴多饮，而溢入肌皮肠胃之外也。

肝脉搏坚而长，是肝气之郁陷也，色青者，为肝脏内伤，色不青，当病损坠与搏击，因而瘀血在胁下，阻甲木下行之路，逆冲胸膈，令人喘逆。其软而散，色光泽者，是水气之泛溢，当病溢饮。溢饮者，渴而卒暴多饮，水未及消，而溢入于皮肤肠胃之外也（皮肤之内，肠胃之外）。

脾脉搏坚而长，其色黄，当病少气，其软而散，色不泽者，当病足胻肿，若水状也。

脾脉搏坚而长，是脾气之郁，其色黄者，湿盛阳虚，脾土困乏，当病少气。其软而散，色不泽者，则湿不上侵，而下流膝踝，当病足胻肿，若水状也。

胃脉搏坚而长，其色赤，当病折髀，其软而散者，当病食痹。

胃脉搏坚而长，是胃气之郁，色不赤，为胃腑内伤，色赤者，当病折髀。胃脉从气冲下髀，抵伏兔，经血瘀阻，故髀骨如折而色赤也。其软而散者，则胃气虚弱，当病食痹。食痹者，食

① 灌汗：汗出淋漓，身如灌洗。

53

下而气滞如塞也。

肾脉搏坚而长，其色黄而赤者，当病折腰，其软而散者，当病少血，至令不复也。

肾脉搏坚而长，是肾气之郁，其色黄而赤者，土邪克水，湿蒸为热，当病折腰（肾位于腰）。其软而散者，肾气微弱，当病少血，至令不能复旧也。

肝与肾脉并至，其色苍赤，当病毁伤。不见血，已见血，湿若中水也。

肝主筋，其脉弦，肾主骨，其脉沉，肝与肾脉并至，而其色苍赤，苍为肝色，赤为心色，心主脉，脉舍血（《灵枢·本神》语），脉色如此，是筋骨血脉皆病，当病形体毁伤。无论不见血与已见血，其身应湿，若中水也。中水者，水入于经，其身必湿。寒水侮土，脾湿内动，外溢经络，故湿如中水（中水与中风、中湿之中同义）。

帝曰：诊得心脉而急，此为何病？病形何如？岐伯曰：病名心疝，少腹当有形也。帝曰：何以言之？岐伯曰：心为牡脏，小肠为之使，故曰少腹当有形也。

心与小肠为表里，故小肠为心之使道，凡心内瘀浊，必传小肠。心脉紧急，病名心疝，小肠受之，是以少腹当有形也。

帝曰：诊得胃脉，病形何如？岐伯曰：胃脉实则胀，虚则泄。

胃主受盛，实则藏而不泄，故胀，虚则泄而不藏，故泄也（此皆甲木刑胃之证，非但胃土自病）。

欲知寸口太过与不及，寸口之脉中手短者，曰头痛，寸口脉中手长者，曰足胫痛，寸口脉中手促上击者，曰肩背痛，寸口脉沉而横，曰胁下有积，腹中有横积痛，寸口脉沉而喘，曰寒热，寸口脉沉而弱，曰寒热及疝瘕少腹痛。脉急者，曰疝瘕少腹痛。

中手，动应于手也。寸口脉中手而短者，足三阳之不降也，其病在上，曰头痛（足三阳自头走足，经气不降则寸浮，故脉短）。中手而长者，足三阴之不升也，其病在下，曰足胫痛（足三阴自足走胸，经气不升则尺浮，故脉长）。中手短促而上击者，手三阳之不升也，病在升路之半，曰肩背痛（手三阳自手走头，皆由肩升。脉沉而横者，足厥阴之不升也，病在升路之半，曰胁下有积，腹中有横积痛（足厥阴由小腹上行胁肋）。脉沉而喘动应手者，曰寒热，少阳胆经外闭于风寒也（足少阳化气相火，风寒外束则生寒，相火内郁则生热也）。脉沉而软弱不达者，曰寒热及疝瘕少腹痛，厥阴肝经外闭于风寒也（厥阴，阴极阳生，阴极则生寒，阳复则发热）。木弱由于水寒，水寒木郁，结而不行，则生疝瘕，冲击不宁，则少腹疼痛。脉紧急者，曰疝瘕少腹痛，以其水寒之深，而木郁之极也。

脉滑曰风。脉涩曰痹。缓而滑曰热中。盛而紧曰胀。尺脉缓涩，谓之解㑊。安卧脉盛，谓之脱血。尺涩脉滑，谓之多汗。尺寒脉细，谓之后泄。尺粗长热者，谓之热中（解与懈同，㑊与迹同）。

风病脉滑，卫气闭敛而营血郁动也。痹病脉涩，营血凝瘀而卫气阻滞也。缓而滑曰热中，热气之外达也。盛而紧曰胀，寒气之外束也。尺脉缓涩，谓之解㑊，邪热消烁，阴精耗损而形迹懈怠也。安卧脉盛，谓之脱血，身未动摇而脉不宁静，是血亡而气不守也。尺肤涩而脉滑，谓之多汗，是营血化汗而外泄也（血亡则皮涩，脏气不行则脉滑）。尺肤寒而脉细，谓之后泄，是水寒木陷而下冲也。尺肤粗而常热，谓之热中，是邪热烁阴而皮肤失其润泽也（此上二段，旧误在平人气象中）。

粗大者，阴不足，阳有余，为热中也。来疾去徐，上实下虚，为厥巅疾，来徐去疾，上虚下实，为恶风也，故中恶风者，阳气受也。

皮粗而脉大者（统尺寸言），阴不足，阳有余，此为热中也

（承上尺粗常热者，谓之热中，而申明之）。来疾而去徐，是上实而下虚，上实者，此为厥巅之疾（三阳不降，其病在头）。来徐去疾，是上虚而下实，上虚者，此为恶风也（仲景脉法：风则浮虚。恶风，邪风也）。故中恶风者，阳气受之，阳气在上，是以上虚也。

有脉俱沉细数者，少阴厥也。沉细数散者，寒热也。浮而散者，为眴仆。诸浮不躁者，皆在阳，则为热，其有躁者，在手。诸细而沉者，皆在阴，则为骨痛，其有静者，在足。数动一代者，病在阳之脉也，泄及便脓也。

有脉俱沉细数者，此少阴之厥也。足少阴自足走胸，上行为顺，下行为逆，肾气虚寒，不能上化木火，故脉沉细数者，乙木沉陷而郁动于水中也。此缘少阴逆行，肝木失生，故脉象如是。沉细数散者，此为寒热也，沉细则水旺而生寒，数散则木郁而生热。沉细者，少阴之阴胜而阳败也；数散者，厥阴之阴极而阳复也。浮而散者，此为眴仆，浮则相火上逆，散则甲木拔根，甲木失根，阳气浮散，旋转不宁，故头目眴运而昏迷颠仆也。诸浮而不躁者，皆在阳经，则为热，其有躁者，则在手三阳。手三阳者，阳中之阳也。诸细而沉者，皆在阴经，则为骨痛，其有静者，则在足三阴，足三阴者，阴中之阴也（阳性浮，故浮则皆在阳经，浮而躁，则阳盛极矣，是以在手。阴性沉，故沉则皆在阴经，沉而静，则阴盛极矣，是以在足也）。数动而一代者，此病在阳之脉也，主大便泄利及便脓血。盖阳明胃腑，主受盛水谷，胃土上逆，壅碍少阳下行之路，甲木不舒，侵逼胃腑，水谷莫容，故生泄利。少阳相火，传于胃腑，自胃腑而传大肠，瘀蒸腐烂，故便脓血，其数动而一止者，少阳阳明之经郁塞而不通畅也。

诸过者，切之涩者，阳气有余也，滑者，阴气有余也。阳气有余，为身热无汗，阴气有余，为多汗身寒，阴阳有余，则无汗而寒。

卫性收敛，敛则脉涩，营性疏泄，泄则脉滑，诸脉有过者，切之涩者，是阳气有余也，滑者，是阴气有余也。阳气有余，为身热无汗，清气之外敛也，阴气有余，为多汗身寒，温气之外泄也，阴阳俱有余，则无汗而寒，营卫皆闭，表寒而里热也。

臂多青脉曰脱血。颈脉动喘疾咳曰水。目裹微肿，如卧蚕起之状曰水。溺黄赤，安卧者，黄疸。目黄者，曰黄疸。已食如饥者，胃疸。面肿曰风。足胫肿曰水。妇人手少阴脉动甚者，妊子也。

肝藏血，其色青，臂多青脉者，风木疏泄而肝血脱亡也。颈脉者，足阳明之大迎（结喉旁之动脉），颈脉动喘疾咳者，水邪上逆而肺胃之气阻也。目裹者，足阳明之承泣（穴名），目裹微肿，如卧蚕起状者，水邪侮土，直犯阳位也。溺黄赤者，脾土湿陷，肝木抑遏，郁生下热，传于膀胱，膀胱湿热，故溺黄赤。水道梗涩，风木不能疏泄，湿热淫蒸，传于周身，则为黄疸。脾气困乏，故安卧不欲动转。目黄者，亦曰黄疸，湿气浸淫于头目也。已食如饥者，胃疸，胃腑湿热，水谷消化之速也（疸与瘅同，热也）。面肿曰风，风动则面浮也。足胫肿曰水，水旺土湿，阳气不能下达也。妇人手少阴脉动甚者，妊子也，手少阴脉动神门（在掌后下廉高骨内），胎生土位，碍水火交济之路，君火上炎，故神门动甚。其于气口，则应在左寸也（此段旧误在平人气象中）。此答黄帝问知病所在之义。

寸口脉沉而坚者，曰病在中，寸口脉浮而盛者，曰病在外。脉盛滑坚者，曰病在外，脉小实而坚者，病在内。

沉坚为中，浮盛为外，盛滑为外，小实为内，此表阳里阴之形体也（此段旧误在平人气象中）。

尺内两傍，则季胁也，尺外以候肾，尺里以候腹。中附上，左外以候肝，内以候膈，右外以候胃，内以候脾。上附上，右外以候肺，内以候胸中，左外以候心，内以候膻中。前以候前，后以候后，上竟上者，胸喉中事也，下竟下者，少腹腰股膝胫足中事也。

尺内两傍，则季胁以下之部也，尺之外侧以候肾，尺之内侧以候腹，此诊下焦之法也。中附上，两关脉也，左之外以候肝，内以候膈，右之外以候胃，内以候脾，此诊中焦之法也。上附上，两寸部也，右之外以候肺，内以候胸中，左之外以候心，内以候膻中（手心主也），此诊上焦之法也。前部之脉以候前半，后部之脉以候后半。上竟上者（竟，尽也），胸膈咽喉中事也，下竟下者，少腹腰股膝胫足中事也。

推而外之，内而不外，有心腹积也。推而内之，外而不内，身有热也。推而上之，上而不下，腰足清也。推而下之，下而不上，头项痛也。按之至骨，脉气少者，腰脊痛而身有痹也。故曰：知内者，按而纪之，知外者，终而始之。此六者，持脉之大法。

知内者，按其处而经纪之，言不差也。知外者，终其事而如始之，言不乱也。此六者，持脉之大法，谓两寸、两关、两尺诊法之大要也。此答帝问知病乍在内、知病乍在外之义。

帝曰：病成而变何谓？岐伯曰：风成为寒热，久风为飧泄，脉风成为疠，瘅成为消中，厥成为巅疾。病之变化，不可胜数。

病成而变者，病成而变生诸证也。此因上文知病之所变，而重问之，风成为寒热者，风闭皮毛，则生寒热。久风为飧泄者，风木郁陷，则生飧泄。脉风成为疠者，风伤卫气，卫闭而遏营血，血热不得透发，经脉腐败，则生痂癞也。瘅成为消中者，胃腑湿热，故善食而善消也。厥成为巅疾者，足之三阳，厥逆不降，故生巅顶之疾也。此皆病成之所变化，诸如此类，不可胜数也。

帝曰：诸痈肿筋挛骨痛，此皆安生？岐伯曰：此寒气之肿，八风之变也。帝曰：治之奈何？岐伯曰：此四时之病，以其所胜治之，则愈也。

痈疽肿硬，筋挛骨痛，此因风寒闭其经脉，营卫阻梗而成，乃八风感袭之所变化也。按其四时之病，以其所胜治之则愈，如以寒治热，以风治湿之类。

帝曰：人之居处动静勇怯，脉亦为之变乎？岐伯曰：凡人之惊恐恚劳动静，皆为变也。是以夜行则喘出于心，淫气病肺，有所惊恐，喘出于肺，淫气伤肝，有所坠恐，喘出于肝，淫气害脾，度水跌仆，喘出于肾与骨，淫气伤心。当是之时，勇者气行则已，怯者则着而为病也。故曰：诊病之道，观人勇怯骨肉皮肤，能知其情，以为诊法也。

夜行劳力汗出，君火失藏（汗为心液），则喘出于心。心火淫泆，而刑肺全，是以病肺。有所惊恐，胆火升炎（胆主惊），肺金受伤，则喘出于肺。肝木被刑，是以伤肝。有所堕恐，风木下陷，则喘出于肝（堕坠亦生惊恐。肝胆皆主惊，胆病则上逆，肝病则下陷，故堕坠惊恐，肝偏受之）。脾土被刑，是以害脾。度水跌仆，而生恐惧，肾水受病（肾属水而主恐）。心火被刑，是以伤心。勇者气盛，故流行而不病，怯者气虚，故留着而为病也。

夫饮食饱甚，汗出于胃；惊而夺精，汗出于心；持重远行，汗出于肾；疾走恐惧，汗出于肝；摇体劳苦，汗出于脾。故春秋冬夏，四时阴阳，生病起于过用，此为常也。

汗出则气泄而阳亡，是以病生。故春秋冬夏，四时之中，或阴或阳（春夏为阳，秋冬为阴），其一切生病，皆起于过用其精气而得，此为常事也（二段旧误在《经脉别论》）。

素问悬解卷二终　武进刘康来校字

素问悬解卷三

脉 法

玉机真脏论十五

黄帝问曰：春脉如弦，何如而弦？岐伯对曰：春脉者，肝也，东方木也，万物之所以始生也，故其气来软弱轻虚而滑，端直以长，故曰弦。反此者病。帝曰：何如而反？岐伯曰：其气来实而强，此谓太过，病在外，其气来不实而微，此谓不及，病在中。帝曰：春脉太过与不及，其病皆何如？岐伯曰：太过则令人善怒，忽忽眩冒而巅疾，其不及则令人胸痛引背，下则两胁胠满。

眩冒巅疾，足少阳之上逆也。胸痛引背，胆火之刑肺也。两胁胠满，足厥阴之下陷也。

帝曰：善。夏脉如钩，何如而钩？岐伯曰：夏脉者，心也，南方火也，万物之所以盛长也，故其气来盛去衰，故曰钩。反此者病。帝曰：何如而反？岐伯曰：其气来盛去亦盛，此谓太过，病在外，其气来不盛去反盛，此谓不及，病在中。帝曰：夏脉太过与不及，其病皆何如？岐伯曰：太过则令人身热而肤痛，为浸淫，其不及则令人烦心，上见咳唾，下为气泄。

身热肤痛，君火之上炎也。肺主皮肤，君火刑肺，是以痛生。浸淫者，皮肉生疮，黄水流溢，到处湿烂，浸淫不已也。烦心咳唾，火逆而克肺金也。下为气泄，小肠陷也。

帝曰：善。秋脉如浮，何如而浮？岐伯曰：秋脉者，肺也，西方金也，万物之所以收成也，故其气来轻虚以浮，来急去散，故曰浮。反此者病。帝曰：何如而反？岐伯曰：其气来毛而中央坚，两傍虚，此谓太过，病在外，其气来毛而微，此谓不及，病在中。帝曰：秋脉太过与不及，其病皆何如？岐伯曰：太过则令人逆气而背痛，愠愠然，其不及则令人喘，呼吸少气而咳，上气见血，下闻病音。

逆气而背痛，肺气之上逆也。愠愠，不快也。上气见血，下闻病音者，气道壅阻，上行则血见，下行则呻吟也。

帝曰：善。冬脉如营，何如而营？岐伯曰：冬脉者，肾也，北方水也，万物之所以合藏也，故其气来沉以搏，故曰营。反此者病。帝曰：何如而反？岐伯曰：其气来如弹石者，此谓太过，病在外，其去如数者，此谓不及，病在中。帝曰：冬脉太过与不及，其病皆何如？岐伯曰：太过则令人解㑊，脊脉痛而少气不欲言，其不及则令人心悬如病饥，胁中清，脊中痛，少腹满，小便变。

如弹石者，水旺而坚凝也。如数者，火旺而阴消也。解㑊者，水旺火亏，形迹懈怠也。脊脉痛者，水寒而筋急也。少气不欲言者，阳虚而神惫也。心悬如病饥者，君火失根，心内虚馁也。胁中清者，季胁以下寒也。少腹满，小便变，水寒土湿，木郁不能疏泄也。

帝曰：善。四时之序，逆从之变异也。然脾脉独何主？岐伯曰：脾脉者，土也，孤脏以灌四傍者也。帝曰：然则脾善恶可得见之乎？岐伯曰：善者不可得见，恶者可见。帝曰：恶者何如可见？岐伯曰：其来如水之流者，此谓太过，病在外，如鸟之喙者，此谓不及，病在中。帝曰：夫子言脾为孤脏，中央土以灌四傍，其太过与不及，其病皆何如？岐伯曰：太过则令人四肢不举，其不及则令人九窍不通，名曰重强。

帝问四时之序，心肾肝肺四脏应之，从则气和，逆则变生。逆从之变，相异如此，皆四脏之所主者，而脾脉独何主也？如水之流者，土胜水也。如鸟之喙者，木克土也。四肢不举者，中气不得四达也。九窍不通者，胃逆则七窍上塞，脾陷则二窍下闭也。

胃之大络，名曰虚里，贯膈络肺，出于左乳下，脉宗气也。乳之下，其动应衣，宗气泄也。盛喘数绝者，则病在中，结而横，有积矣。绝不至曰死。

胃之大络，名曰虚里（穴名），贯胸膈，络肺脏，出于左乳下，乃诸脉之宗气也（诸脉皆禀气于胃）。乳之下，其动应衣，是宗气之外泄也。盖胃以下行为顺，下行则浊气全降，虚里不甚跳动。阳衰湿旺，胃土上逆，浊气不降，蓄积莫容，故其动应衣。此宗气升泄，不能下蛰也。虚劳惊悸之家，多有此证。若盛喘数绝者（数绝，数之极也），缘甲木克贼戊土，二气壅迫之故，则病在中，若气结而横阻，是少阳之经痞塞不开，应有积矣，此太过者也。若经脉不至，则胃败而曰死，此不及者也（此因脾脉而及胃脉）。

人以水谷为本，故人绝水谷则死，脉无胃气亦死。所谓无胃气者，但得真脏脉，不得胃气也。所谓脉不得胃气者，肝不弦、肾不石也（以上二段，旧误在平人气象中）。

胃气即水谷之气也，故人绝水谷则死，脉无胃气亦死。无胃气者，但得真脏脉，不得胃气也。不得胃气者，太过则肝脉但弦，肾脉但石，不及则肝并不弦，肾并不石，第见胜己之邪，而本气全无也。

真肝脉至，中外急，如循刀刃责责然，如按琴瑟弦，色青白不泽，毛折，乃死。真心脉至，坚而搏，如循薏苡子累累然，色赤黑不泽，毛折，乃死。真脾脉至，弱而乍数乍疏，色黄青不泽，毛折，乃死。真肺脉至，大而虚，如以毛羽中人肤，色白赤不泽，毛折，乃死。真肾脉至，搏而绝，如指弹石辟辟然，色黑黄不泽，毛折，乃死。诸真脏脉见者，皆死不治也。五脏已败，其色必夭，夭必死矣。

青白，金克木也。赤黑，水克火也。黄青，木克土也。白赤，火克金也。黑黄，土克水也。肺主皮毛，毛折，肺气败也。色夭，即不泽也（五脏已败三句，旧误在三部九候论中）。

大骨枯槁，大肉陷下，肩髓内消，动作并衰，真脏未见，期一岁死，见其真脏，乃与之期日。

真脏见，计其胜克，乃与之期日。

大骨枯槁，大肉陷下，胸中气满，喘息不便，其气动形，期六月死，真脏脉见，乃与之期日。

其气动形，喘息而身动也。

大骨枯槁，大肉陷下，胸中气满，喘息不便，内痛引肩项，期一月死，真脏见，乃与之期日。

内痛，胸腹胁肋诸处痛也。

大骨枯槁，大肉陷下，胸中气满，喘息不便，内痛引肩项，身热，脱肉破䐃，真脏见，十日之内死。

身热，阳根外脱也。脱肉破䐃，脾败也。

大骨枯槁，大肉陷下，胸中气满，心中不便，腹内痛引肩项，身热，破䐃脱肉，目匡陷，真脏见，目不见人，立死，其见人者，至其所不胜之时则死。

目不见人，神败也。不胜之时，遇克贼也。

急虚，身中卒至，五脏绝闭，脉道不通，气不往来，譬于堕溺，不可为期。其脉绝不来，若人一呼五六至，其形肉不脱，真脏虽不见，犹死也。

急虚，极虚。身中卒至，邪中于身，卒然而至也。五脏绝闭，五脏内闭之甚也。脉道不通，经脉外塞也。内外皆阻，故气不往来。如此则譬于陨堕重渊之内，倾刻死亡，不可为期。如其脉绝不来，与人一呼五六至，则其形肉不脱，真脏虽不见，犹必死也。

帝曰：见真脏曰死，何也？岐伯曰：五脏者，皆禀气于胃，胃者，五脏之本也。脏气者，不能自致于手太阴，必因于胃气，乃致于手太阴也，故五脏各以其时，自胃而致于手太阴。邪气胜者，精气衰也，病甚者，胃气不能与之俱致于手太阴，故真脏之气独见。独见者，病胜脏也，故曰死。

五脏各以其时，自胃而至于手太阴者，故春弦、夏钩、秋毛、冬石之中，皆有胃气也。精气，正气也，病胜脏者，邪胜正也。

帝瞿然而起，再拜而稽首曰：善。吾得脉之大要，天下至数，五色脉变，揆度奇恒，道在于一，神转不回，回则不转，乃失其机，至数之要，迫近以微，著之玉版，藏之脏腑，每旦读之，名曰玉机。

天下至数至名曰玉机，与《玉版论要》相重。

通评虚实论十六

黄帝问曰：何谓虚实？岐伯对曰：邪气盛则实，精气夺则虚。帝曰：虚实何如？岐伯曰：气实者，热也，气虚者，寒也。气虚者，肺虚也。气逆者，足寒也。非其时则生，当其时则死。余脏皆如此（气实者热二语，旧误在《刺志论》中）。

邪气盛满则实，精气劫夺则虚。气实者，阳郁而生热，气虚者，阴郁而生寒。所谓气虚则寒者，肺主气，气虚者，肺虚也。肺气虚则上逆，气逆者，阳不归根，肾气虚，是以足寒也。非其司令之时则生，当其司令之时则死。余脏皆如此也（当其时则死，令气败故也）。

帝曰：何谓重实？岐伯曰：所谓重实者，言热病，气热脉满，是谓重实。

热病阳气实矣，益以气热而脉满，是重实也。

帝曰：何谓重虚？岐伯曰：脉气上虚尺虚，是谓重虚。帝曰：重虚何如？岐伯曰：所谓气虚者，言无常也。尺虚者，行步恇然。脉虚者，不象阴也。如此者，滑则生，涩则死也。

上，寸也，脉气寸虚，是上虚也，益以尺虚，则下亦虚，是重虚也。所谓脉气上虚者，言无平人之常气也（《平人气象论》：胃者，平人之常气也）。尺虚者，足膝无力，行步恇然（恇，虚怯也）。脉之上下俱虚者，不象太阴之候也（《难经》：寸口者，脉之大会，手太阴之动脉也）。如此者，滑则生，滑为阳也，涩则死，涩为阴也（仲景脉法）。

帝曰：络气不足，经气有余，何如？岐伯曰：络气不足，经气有余者，脉口热而尺寒也。秋冬为逆，春夏为从。

络为阳，经为阴，络气不足，经气有余者，阳升火泄，脉口热而尺中寒也。秋冬阳气收藏则为逆，春夏阳气生长则为从也。

帝曰：经虚络满何如？岐伯曰：经虚络满者，尺热滑，脉口寒涩也，此春夏死，秋冬生也。帝曰：治此者奈何？岐伯曰：络满经虚，灸阴刺阳，经满络虚，刺阴灸阳。

经虚络满，则阳乘阴位，阴乘阳位，尺肤热滑，而脉口寒涩也。春夏阳不生长，故死，秋冬阳气收藏，故生。络满经虚，灸以补阴，刺以泻阳，经满络虚，刺以泻阴，灸以补阳也。

帝曰：经络俱实何如？何以治之？岐伯曰：经络皆实，是寸脉急而尺缓也，皆当治之。滑则从，涩则逆。夫虚实者，皆从其物类始，故五脏骨肉滑利，可以长久也。

络实则寸急，经实则尺缓，皆当泻之（治，泻也）。滑则为从，涩则为逆。夫虚实之象，各从其物类始，物生则滑利，死则枯涩，其大凡也，故五脏骨肉之滑利者，可以长久也。

帝曰：寒气暴上，脉满而实何如？岐伯曰：实而滑则生，实而涩则死。帝曰：脉实满，手足寒，头热，何如？岐伯曰：春秋则生，冬夏则死。帝曰：其形尽满何如？岐伯曰：脉急大坚，尺涩而不应也。如是者，从则生，逆则死。帝曰：何谓从则生，逆则死？岐伯曰：所谓从者，手足温也，所谓逆者，手足寒也。

寒气自下焦暴上，阳为阴格，则脉满而实。实而滑者，生气犹存，则生，实而涩者，阳根已断，则死（肝脉滑，肺脉涩，实而滑者，肝木之生气未亡也，实而涩者，肺金之收气绝根也。阳不归根，则脉实满，中气不能四达，则手足寒，阳气升则头热，此水火不交，阳盛于上而阴盛于下者。左右者，阴阳之道路也。阳升于左则为春，升于上则为夏，春阳半升，未至极盛，故生，夏则阳盛之极，故死。其死者，上焦阳亢，而无阴也。阴降于右则为秋，降于下则为冬，秋阴半降，未至极盛，故生，冬则阴盛之极，故死。其死者，下焦阴孤，而无阳也。其形尽满者，阴内而阳外，阳盛于经而不行也。阳郁于表，则脉急大坚，阴凝于里，则尺涩而不应也。四肢禀气于脾胃，手足温者，中气未败，是谓从，从则生，手足寒者，里阳绝根，是谓逆，逆则死也。

帝曰：乳子而病热，脉悬小者何如？岐伯曰：手足温则生，寒则死。帝曰：乳子中风热，喘鸣肩息者，脉何如？岐伯曰：喘鸣肩息者，脉实大也。缓则生，急则死。

病热而脉悬小，阳虚而外浮也。病脉相反，此非婴儿所宜，手足温者，中气未绝，则生，寒则土败而死也。中风发热，喘鸣肩息者，脉必实大，表闭而阳郁也。缓则经气松和，故生；急则经气束迫，表阳内陷，故死也。

帝曰：肠澼便血何如？岐伯曰：身热则死，寒则生。帝曰：肠澼下白沫何如？岐伯曰：脉沉则生，脉浮则死。脉浮而涩，而身有热者死。帝曰：肠澼下脓血何如？岐伯曰：脉悬绝则死，滑大则生。帝曰：肠澼之属，身不热，脉不悬绝何如？岐伯曰：滑大者曰生，悬涩者曰死，以脏期之。

肠澼便血者，泄利之后，继以下血，血藏于肝，是风木下陷，疏泄而不藏也。身热者，温气陷亡，阳根已断，浮散而无归也，故死，寒则阳根未断，故生。肠澼下白沫者，大肠下陷，而不收也，白为金也，庚金失敛，故下白沫，脉沉者，中气未败，阳随土蛰，故生，脉浮者，中气败竭，微阳散越，故死。脉浮而涩，涩而身有热者，微阳外郁，升越无归，必死无疑也。肠澼下脓血者，肝肠俱陷，脂血凝滞，湿气瘀蒸，故成腐败。脉悬绝者，金木逼迫，胃气全无，故死，滑大者，阳气未亡，结滞将开，故生。肠澼之属，身不热，脉不悬绝者，滑大则阳气未亏，故生，悬涩则阳气欲绝，故死。其将死也，以脏期之，肝见庚辛，心见壬癸，脾见甲乙，肺见丙丁，肾见戊己，则不可活矣。

帝曰：癫疾何如？岐伯曰：脉搏大滑，久自已，脉小坚急，死不治。帝曰：癫疾之脉，虚实何如？岐伯曰：虚则可治，实则死。帝曰：消瘅虚实何如？岐伯曰：脉实大，病久可治，脉悬小坚，病久不可治。

阴盛则癫，癫者，有悲恐而无喜怒，肺肾旺而心肝衰也。脉搏大滑者，阳气未败，故久而自已，脉小坚急者，纯阴无阳，故死不可治。脉虚者，正气不足，故可治，实则邪旺正亏，是以死也。消瘅者，风木疏泄，相火升炎，脉实大则阳根下盛，故病久可治，脉悬小坚则孤阴下旺，微阳失居，故病久不可治也。

帝曰：余闻虚实以决死生，愿闻其情。岐伯曰：五实死，五虚死。帝曰：愿闻五实五虚。岐伯曰：脉盛、皮热、腹胀、前后不通、闷瞀，此谓五实，脉细、皮寒、气少、泄利前后、饮食不入，此谓五虚。帝曰：其时有生者何也？岐伯曰：浆粥入胃，泄注止，则虚者活，身汗，得后利，则实者活，此其候也（此段旧误在《玉机真脏论》）。

五实者，所谓邪气盛则实者也，五虚者，所谓精气夺则虚者也。实而不虚，虚而不实则死，粥入泄止，是虚不终虚，汗出利下，是实不终实，故生也。

帝曰：愿闻虚实之要。岐伯曰：气实形实，气虚形虚，此其常也，反此者病。脉实血实，脉虚血虚，此其常也，反此者病。

谷盛气盛，谷虚气虚，此其常也，反此者病。帝曰：如何而反？岐伯曰：气盛身寒，此谓反也。气虚身热，此谓反也。脉盛血少，此谓反也。脉小血多，此谓反也。谷入多而气少，此谓反也。谷不入而气多，此谓反也。

虚实之要，虚实之大要也。

气盛身寒，得之伤寒。气虚身热，得之伤暑。脉小血多者，饮中热也。脉大血少者，脉有风气，水浆不入也。谷入多而气少者，得之有所脱血，湿居下也。谷入少而气多者，邪在胃，及于肺也。夫实者，气入也，虚者，气出也。入实者，右手开针空也，入虚者，左手闭针空也。

气盛身寒，得之伤寒，寒束而气闭也。气虚身热，得之伤暑，热烁而气泄也。脉小血多，饮中热也，酒入经络而血沸也。脉大血少，脉有风气，水浆不入也，风动血耗，水浆不能入经脉，而润其枯燥也。谷入多而气少，得之有所脱血，湿居下也，血脱亡其温气，阴旺湿生，谷入虽多，温气难复，故气少也。谷入少而气多，邪在胃，及于肺也，肺胃上逆，浊气不降，下愈虚而上愈盛也。夫实者，气入而内闭也，虚者，气出而外泄也。入实者，右手开其针空，以泄内闭也，入虚者，左手闭其针空，以防外泄也（右手出针，故左手闭针空）。虚实之大要如此（二段旧误作《刺志论》，今移正之）。

诊要经终论十七

黄帝问曰：诊要何如？岐伯对曰：诊病之始，五决为纪。欲知其始，先建其母。所谓五决者，五脉也。

诊病之始，以决断五气之盛衰为纲纪。欲知此气盛衰之所始，先建其母，知其母气之虚实，则知子气盛衰之所始矣。所谓五决者，决断五脉也。

夫脉之大小滑涩浮沉，可以指别。五脏之象，可以类推。五

脏之音，可以意识。五色微诊，可以目察。能合脉色，可以
万全。

脉之大小滑涩浮沉，可以指下别之，寸脉大，尺脉小，肝脉
滑，肺脉涩，心脉浮，肾脉沉也。五脏之象，可以其类推之，肝
脉弦，心脉钩，脾脉代，肺脉毛，肾脉石也。五脏之音，可以意
识，肝音呼，心音笑，脾音歌，肺音哭，肾音呻也。五色微诊，
可以目察，肝色青，心色赤，脾色黄，肺色白，肾色黑也。

赤脉之至也，喘而坚，诊曰有积气在膈中，时害于食，名曰
心痹。得之外积，思虑而心虚，故邪从之。

心属火，其色赤，赤脉之至，喘而坚（《平人气象论》：病
心脉来，喘喘连属，其中微曲，曰心病。死心脉来，前曲后居，
如操带钩，曰心死），是心气之结滞也。诊曰有积气在膈中，堵
塞胃脘，时害于食，名曰心痹。得之思虑劳神，而心气虚馁，故
邪气从而客之。

白脉之至也，喘而浮，有积气在胸中，下虚上实，喘而虚，
惊，寒热，名曰肺痹。得之醉而使内也。

肺属金，其色白，白脉之至，喘而浮，是肺气之结滞也。诊
曰有积气在胸中，下虚而上实（肺气不降，痞塞胸中故也），喘
促而虚乏，心胆惊怯（肺病不能收敛君相二火故也），皮毛寒热
（肺主皮毛，皮毛失敛，感冒风寒，故生寒热），名曰肺痹。得
之醉后入房，纵欲伤精，肺气不得归宿也（肺金生水，而水中之
气，秉之于肺。是为母隐子胎。纵欲伤精，亡泄水中阳气，肺气
无根，故逆而上结）。

青脉之至也，长而左右弹，有积气在心下，支胠，头痛腰痛
足清，名曰肝痹。得之寒湿。与疝同法。

肝属木，其色青，青脉之至，长而左右弹（弹，动摇也），
此肝气之结滞也。诊曰有积气在心下，偏支左胠，头痛腰痛足清
（甲木上逆则头痛，乙木下陷则腰痛，火根于水，火泄水寒，则

足清冷），名曰肝痹。得之寒湿伤其脾肾，乙木不能生长也（肾水寒则肝木不生，脾土湿则肝木不长）。此与疝气同法。

黄脉之至也，大而虚，有积气在腹中，有厥气，名曰厥疝。得之疾使四肢，汗出当风。女子同法。

脾属土，其色黄，黄脉之至，大而虚，此脾气之结滞也，诊曰有积气在腹中，有厥逆之气，名曰厥疝（土病则木克之，厥疝者，肝气之寒湿凝结者也）。得之疾使四肢，汗出当风，风闭皮毛，中气不得四达也（脾主四肢，疾使四肢，劳伤中气，汗出当风，又加外感，中气更病也）。女子亦同此法。

黑脉之至也，上坚而大，有积气在小腹与阴，名曰肾痹，得之沐浴清水而卧。

肾属水，其色黑，黑脉之至，上坚而大，此肾气之结滞也。诊曰有积气在小腹与阴器，名曰肾痹。得之沐浴清水而卧，寒气入于孔窍，随卫气而内沉（人卧则卫气内沉），伤及肾脏也。

是以头痛巅疾，下虚上实，过在足少阴巨阳，甚则入肾。

足太阳经上额交巅，下项，行身之后，自头走足，头痛巅疾，下虚上实，太阳不降，浊气上逆也。太阳与少阴为表里，故过在足少阴巨阳。甚则自少阴之经，而入肾脏也。

徇蒙招尤，目瞑耳聋，下实上虚，过在足少阳厥阴，甚则入肝。

徇蒙招尤，昏蒙扰乱之意。招尤，掉摇也（尤与繇同音，繇与摇相似，因作尤，古文多如此）。足少阳经起目锐眦，循耳后，下项，行身之侧，自头走足，徇蒙招尤，目瞑耳聋者，少阳不降，相火上逆也。相火拔根，升浮摇荡，故神气飞扬，耳目眩晕，此上虚也。少阳与厥阴为表里，少阳上逆，则厥阴下陷，二窍堵塞（二阴），疏泄不行，此下实也。甚则自厥阴之经，而入肝脏也。

腹满䐜胀，支膈胠胁，下厥上冒，过在足太阴阳明，甚则入脾。

足阳明经下膈抵脐，行身之前，自头走足，腹满䐜胀，支膈胠胁者，阳明不降，浊气上逆也。戊土上逆，碍甲木降路，故胸膈胠胁偏支痞塞。甲木升摇，则神气昏晕，此上冒也。阳明与太阴为表里，阳明上逆，则太阴下陷，清气不升，故骸足厥冷，此下厥也。甚则自太阴之经，而入脾脏也（甚则入脾句，补。下二段亦同）。

咳逆上气，厥在胸中，过在手阳明太阴，甚则入肺。

手太阴经上膈属肺，自胸走手，咳逆上气，厥在胸中（厥，气逆也），此太阴不降，浊气上逆也。太阴与阳明为表里，手阳明经自手走头，下缺盆，络肺，亦当俱病，故过在两经，甚则自太阴之经，而入肺脏也。

心烦头痛，病在膈中，过在手巨阳少阴，甚则入心。

手少阴经起于心中，上系目系，自胸走手，心烦头痛，病在膈中，此少阴不降，君火上逆也。少阴与巨阳为表里，手太阳经自手走头，入缺盆络心，循颈上颊，至目锐眦，亦当俱病，故过在两经。甚则自少阴之经，而入心脏也（以上十二段，旧误在《五脏生成论》中）。

帝曰：愿闻十二经脉之终奈何？岐伯曰：太阳之脉，其终也，戴眼①反折，瘛疭，其色白，绝汗乃出，出则死矣。

足太阳经起目内眦，上头下项，行身之背，经气绝则筋脉短缩，故戴眼反折。戴眼者，黑珠全上，但见白睛也。瘛，筋急。疭，筋缓也。色白者，肺气败也（肺金为寒水之母，其色白）。寒水主藏，绝汗出者，寒水不藏也（《难经》六阳气俱绝，即腠理泄，绝汗乃出，大如贯珠，转出不流）。

足太阳气绝者，其足不可屈伸，死必戴眼。瞳子高者，太阳不足，戴眼者，太阳已绝，此决死生之要，不可不察也（此段旧误在《三部九候论》）。

---

① 戴眼：眼睛上翻不动。

太阳之经，自头走足，其足不可屈伸者，筋脉之瘈疭也。急则不可伸，缓则不可屈。瞳子高者，戴眼之渐也。

少阳终者，耳聋，百节皆纵，目睘绝系①，绝系一日半死。其死也，色先青白，乃死矣。

足少阳经起目锐眦，循耳后，下项，经气绝则少阳上逆，浊气填塞，故耳聋。肝胆主筋（《灵枢·本脏》：肝合胆，胆者筋其应），诸筋者皆会于节，筋败不能联属关节，故百节皆纵。目环绝系，环，惊视也（义见《说文》），胆木拔根，目系又绝，故瞻视惊惶，眴转不定。木色青，金色白，青白者，金克木也。

阳明终者，口目动作，善惊妄言，色黄，其上下之经盛而不行则终矣。

足阳明经起于目下，环口入齿，经气绝则戊土上逆，甲木失根，升浮摇荡，故口目动作，善惊妄言。妄言者，君相皆逆，神明惑乱也。色黄者，土败也。上下之经盛而不行者，经气之郁满也。

少阴终者，面黑齿长而垢，腹胀闭，上下不通而终矣。

少阴肾水，其色黑，肾主骨，齿者，骨之余也，经气绝则面黑齿长而垢，水败而骨枯也。寒水侮土，土陷木郁，故腹胀气闭，上下不通，所谓肾气实则胀也（少阴终者，肾气之败，非肾水之枯也）。

太阴终者，腹胀闭，不得息，善噫善呕，呕则逆，逆则面赤，不逆则上下不通，不通则面黑，皮毛焦而终矣。

太阴湿土，其位在腹，经气绝则湿土郁满，故腹胀气闭。胃逆肺壅，不得喘息。浊气填塞，胃脘莫容，故善噫善呕。呕则气愈冲逆，逆则收敛失政，二火上炎，故面赤。不逆则中气胀满，上下不通，不通则水侮金败，面黑者，水侮土也，皮毛焦者，肺气败也。

厥阴终者，中热嗌干，善溺，心烦，甚则舌卷卵上缩而终

---

① 目睘（qióng 穷）绝系：双目惊恐地直视前方，目系之气已经衰绝。

矣。此十二经之所败也。

厥阴风木，胎君火而主疏泄，经气绝则火胎升泄，中热心烦，风木疏泄，则小便频数，而实梗涩不利。风动津耗，故咽嗌干燥，而实不能饮。肝主筋，其脉下过阴器，上入颃颡，舌卷卵缩者，筋脉短急也。两经同气，故言一经以概两经，此六者，皆十二经之所败也。

凡相五色之奇脉，面黄目青，面黄目赤，面黄目白，面黄目黑者，皆不死也。

黄为土色，是有胃气，故皆不死。

面青目赤，面赤目白，面青目黑，面黑目白，面赤目青，皆死也（二段，旧误在《五脏生成论》）。

无黄色则胃气绝，故皆死。

玉版论要十八

黄帝问曰：余欲临病人，观死生，决嫌疑，欲知其要，如日月光，可得闻乎？愿闻要道。岐伯对曰：治之要极，无失色脉，用之不惑，治之大则。色脉者，上帝之所贵也，先师之所传也。

色脉无失，是治病之极要者。先师，僦贷季也。

上古使僦贷季理色脉而通神明，合之金木水火土、四时、八风、六合，不离其常，变化相移，以观其妙，以知其要。欲知其要，则色脉是矣。

上古天帝，使僦贷季传色脉之法，而通神明之德，合之五行、四时、八风、六合，不离其平常一定之理，而于其变化移异之中，以观其综错之妙，以知其诊候之要。欲知其要，则所谓色脉是矣（答欲知其要语）。

色以应日，脉以应月，常求其要，则其要也。夫色之变化，以应四时之脉，此上帝之所贵，以合于神明也，所以远死而近生。生道以常，命曰圣王。

色以应日光之显晦，脉以应月魄之亏盈，常求其诊候之要，则此乃其要也。色之变化，以应四时之脉象，此上帝之所以贵重（上帝，天帝），以合于神明也，此所以远死而近生。生道以之增长，命曰圣王。

帝曰：余欲闻其要于夫子矣，夫子言不离色脉，此余之所知也。岐伯曰：治之极于一。帝曰：何谓一？岐伯曰：一者，因得之。帝曰：奈何？岐伯曰：凡治病必察其上下，适其脉候，观其志意，与其病能也。闭户塞牖，系之病者，数问其情，以从其意，得神者昌，失神者亡。

一者，病之主宰，必有因而后得之。闭户塞牖，系之病者，数问其情，以顺其意。察其志意之间，得神者昌，失神者亡，此得一之因也（以上四段，旧误在《移精变气论》。凡治病四语，旧误在《五脏别论》）。

帝曰：善。余闻揆度奇恒，所指不同，用之奈何？岐伯曰：揆度者，度病之浅深也，奇恒者，言奇病也。请言道之至数，五色脉变，揆度奇恒，道在于一，神转不回，回则不转，乃失其机。至数之要，迫近以微，著之玉版，命曰玉机。

恒，常也，揆度奇恒者，于色脉之中，揆度奇病之异于寻常者也。五色脉变者，五色五脉之变化也。道在于一者，道之至数，原不繁乱也。得其一者，察脉望色，全以神运，神明运转，无所回挠也。倘有回惑之意，则神不运转，失其玄机矣。至数之要，迫近而不远，微渺而不著，著之玉版，命曰玉机，甚为玄妙也。

至道在微，变化无穷，孰知其原！窘乎哉，消者瞿瞿，孰知其要！闵闵之当，孰者为良！恍惚之数，生于毫厘，毫厘之数，起于度量，千之万之，可以益大，推之大之，其形乃制。

窘，难也，言至道难知也。瞿瞿，勤勤也。檀弓：瞿瞿如有求而弗得也。闵闵，深远也，谓至道深微。往者瞿瞿求之，孰知其要！（消者，前人之既往者），来者闵闵求之，孰者为良（当者，后人之现在者。闵，依《尔雅》作亹、勉训，亦通）！由忧惚而生毫厘，由毫厘而起度量，以至千之万之，可以益大，推而大之，至于无外，其义乃备，所谓变化无穷也（此段旧误在《十二脏相使论》中）。

容色见上下左右，各在其要。上为逆，下为从，女子右为逆，左为从，男子左为逆，右为从。其色见浅者，汤液主治，十日已。其见深者，必齐主治，二十一日已。其见大深者，醪酒主治，百日已。色夭面脱，不治，百日尽已。

容色，面部之色，色见上下左右，各在其要地。自下而上为逆，阴加阳也，自上而下为从，阳加阴也。女子有余于血，不足于气，右属气分为逆，左属血分为从。男子有余于气，不足于血，左属血分为逆，右属气分为从。其色见浅者，汤液主治，十日已。其见深者，必药剂主治，二十一日已。其见大深者，醪酒主治，百日已，已者，愈也。色夭面脱者，不治，百日尽已，已者，死也（此及下文，皆言色脉变化）。

阴阳反作，易，重阳死，重阴死。脉短气绝死。病温虚甚死。搏脉痹躄，寒热之交。脉孤为消气，虚泄为夺血，孤为逆，虚为从。

阴阳反作，互易其位，以阳加阳，重阳则死，以阴加阴，重阴则死。脉短气绝者，卫阳亡脱则死。病温虚甚者，壮火食气则死。鼓搏不宁之脉，经脉闭塞，营卫不通也，其病在骸足痹躄，皮毛寒热之交。脉孤为消气，正气消败，而邪气独见也。虚泄为夺血，营血被夺，而经络虚脱也。孤者邪旺，为逆，虚者正衰，为从。

治在权衡相夺，奇恒事也，揆度事也。行奇恒之法，以太阴始。行所不胜曰逆，逆则死，行所胜曰从，从则活。八风四时之胜，终而复始，逆行一过，不复可数。论要毕矣。

治法在权衡轻重，以相商夺，权衡相夺，即揆度奇恒是也。奇恒，人事也，揆度，己事也。行奇恒之法，以手太阴寸口为始。太阴之脉，行所不胜曰逆，逆则死，如火克金是也，行所胜曰从，从则活，如金克木是也（手太阴肺为辛金）。八风四时之气，迭相胜克，终而复始，逆行一过，则灾变丛生，不复可数。此皆色脉之要，不可不知，论要毕于此矣。

阴阳别论十九

黄帝问曰：人有四经十二从，何谓？岐伯对曰：四经应四时，十二从应十二月，十二月应十二脉。

四经应四时，肝心肺肾之经，分应四时，肝木应春，心火应夏，肺金应秋，肾水应冬。从，顺也。十二脉，手足十二经也。

脉有阴阳，知阳者知阴，知阴者知阳。三阳在头，三阴在手，所谓一也。

脉有阴阳，知阳脉之体象者，而后知阴，知阴脉之体象者，而后知阳。阳明行气于三阳，其脉在头，足阳明之人迎动于结喉之旁，是三阳之长也，故曰三阳在头。太阴行气于三阴，其脉在手，手太阴之气口动于鱼际之下，是三阴之长也，故曰三阴在手（太阴行气于三阴，是脾脉，非肺脉，而脾肺同经，故《经脉别论》：气口亦太阴也）。阴阳虽自异位，然而彼此相通，所谓一也。

所谓阴阳者，去者为阴，至者为阳，静者为阴，动者为阳，迟者为阴，数者为阳。鼓一阳曰钩，鼓一阴曰毛，鼓阳盛极曰弦，鼓阳至而绝曰石，阴阳相过曰溜。

鼓一阳曰钩，心脉也。鼓一阴曰毛，肺脉也。鼓阳盛极曰弦，肝脉也。鼓阳至而绝曰石，肾脉也。阴阳相过曰溜，脾脉也。《玉机真脏论》：其来如水之流者，此谓太过，病在外，是阴阳相过曰溜之义也（鼓，有力也。一阳，阳之微也，一阴，阴之微也。鼓阳盛极，直而长也。鼓阳至而绝，沉以搏也）。

凡阳有五，五五二十五阳。所谓阳者，胃脘之阳也。所谓阴者，真脏也，见则为败，败必死矣。

阳者，阳明胃气也，五脏之中，皆有胃气，故凡阳有五。而一脏之中，遇五脏相乘，则兼见五脉，故有五五二十五阳。凡此所谓阳者，即胃脘之阳也。所谓阴者，真脏脉也，见之则为胃阳之败，败必死矣。

凡持真脏之脉者，肝至悬绝急，十八日死，肺至悬绝，十二日死，心至悬绝，九日死，肾至悬绝，七日死，脾至悬绝，四日死。

悬绝者，无胃气也。脏气五日一周，肝至悬绝急，十八日死，脏气三周，遇肺而死也。肺至悬绝，十二日死，脏气二周，遇心而死也。心至悬绝，九日死，脏气不及二周，遇肾而死也。肾至悬绝，七日死，脏气一周，遇脾而死也。脾至悬绝，四日死，脏气不及一周，遇肝而死也。

死阴之属，不过三日而死，生阳之属，不过四日而死。所谓生阳死阴者，肝之心，谓之生阳，心之肺，谓之死阴。肺之肾，谓之重阴，肾之脾，谓之辟阴，死不治。

死阴之属，不过三日而死，遇其所克也。生阳之属，不过四日而死，遇其所生也。所谓生阳死阴者，肝之心，传其所生，谓之生阳（自肺之肾、之肝、之心，四日遇胜己之脏，故四日而死），心之肺，传其所克，谓之死阴（自心之脾、之肺，三日遇胜己之脏，故三日而死）。肝心为阳，肺脾肾为阴，肺之肾，以金传水，谓之重阴，肾之脾，以水值土，谓之辟阴（辟，偏也），皆死不治也。

谨熟阴阳，无与众谋。别于阳者，知病处也，别于阴者，知死生之期。善诊者，察色按脉，先别阴阳，审清浊，而知部分，视喘息，听音声，而知所苦，观权衡规矩，而知病所主，按尺寸，观浮沉滑涩，而知病所生。以治无过，以诊则不失矣（善诊者至末，旧误在《阴阳应象论》中）。

别于阳者，知病处也，熟于二十五阳，故知病处。别于阴者，知死生之期，熟于真脏之脉，故知死生之期。善诊者，察色按脉，先别阴阳，审颜色之清浊，而知部分，视喘息，听音声，而知所苦，观脉之权衡规矩，而知病之所主，按尺寸，观浮沉滑涩，而知病之所生。以治则无过，以诊则不失矣。

曰：三阳为病，发寒热，下为痈肿，及为痿厥腨㾓，其传为索泽，其传为颓疝（㾓，音渊）。

三阳，太阳也，太阳为病，发寒热（《伤寒》：太阳病，发热恶寒是也），下则寒水泛滥，而为痈肿，及为痿厥腨㾓。痿厥者，足膝不健，腨㾓者，骸肚作疼也。水寒木枯，其传为索泽（木主五色，木枯则无光泽。索，尽也）。水寒筋缩，其传为癞疝（癞，囊肿而偏坠也）。

曰：二阳之病发心脾，有不得隐曲，女子不月，其传为风消，其传为息贲者，死不治。

二阳，阳明也，阳明以燥金主令，胃土从燥金化气。二阳之病，阳旺土燥，子母相传，则发于心，表里相传，则发于脾。脾藏营，是为生血之原，心藏脉，是为血行之路，心脾枯槁，前后失荣，则不得隐曲（隐曲，不利），经脉闭涩，则女子不月（月事不行）。其下传肝木而为风消（仲景《伤寒》《金匮》：厥阴之为病，消渴。肝为厥阴风木，故曰风消），其上传肺金而为息贲者（息贲，喘息奔冲，义与奔通），金木枯焦，死不治也。

曰：一阳发病，少气善咳，善泄，其传为心掣，其传为膈。

一阳，少阳也，少阳以相火主令，甲木从相火化气，一阳发病，相火上炎，肺金受刑，则少气善咳，胃土被逼，水谷莫容，则善泄。君相同气，则其传为心掣（胆火冲心，则胁肋牵心而痛。掣，引也）。胆胃俱逆，则其传为膈（胆胃俱逆，上脘填塞，饮食不下，则为噎膈）。

二阳一阴发病，主惊骇背痛，善噫善欠，名曰风厥。

一阴，厥阴也，阳明厥阴发病，厥阴则主惊骇，肝主惊也，阳明则主背痛，背者胸之腑也。胃土上逆，肺金不降，则后冲脊背，而生疼痛。噫者，胃土上逆，而浊气不下行也。欠者，阴阳之相引也。日暮阳衰，阴引而下，阳引而上，则为欠，肺气欲降而未降也（开口呵气为欠，义详《灵枢·口问》）。肺气降敛，随阳明而下行，故属之阳明。名曰风厥，厥阴风木之气逆也。

二阴一阳发病，善胀，心满善气。

二阴，少阴也，少阴少阳发病，少阴水泛而土湿，少阳木郁而土困，则善作䐜胀。甲木上冲，土败胃逆，而水胜火负，心君莫降，故心满而善气也（浊气上填）。

三阳三阴发病，为偏枯痿易，四肢不举。

三阴，太阴也，太阳太阴发病，水旺土湿，则为偏枯痿易，四肢不举。土湿胃逆，肺金不布，则右半偏枯，土湿脾陷，肝木不达，则左半偏枯。痿易者，湿旺而筋弛，不能联属关节也。四肢禀气脾胃，脾胃寒湿，四肢失禀，故手足不举也。

三阳结，谓之膈，二阳结，谓之消。三阴结，谓之水。一阴一阳结，谓之喉痹。结阳者，肿四肢。结阴者，便血一升，再结二升，三结三升。阴阳结斜，多阴少阳，曰石水，少腹肿。

三阳结，谓之膈，小肠手太阳结则大便干，膀胱足太阳结则小便涩。下窍不能出，则上窍不能入。缘阳衰土湿，中脘不运，肝脾下陷，则二便堵塞，粪溺不利，肺胃上逆，则胸膈壅阻，饮食莫下也。二阳结，谓之消，大肠手阳明结则燥金司令，胃足阳明结则戊土化燥，传于厥阴，血燥风生，则为消渴也。三阴结，谓之水，足太阴结则湿土司令，手太阴结则辛金化湿，土湿不能克水，癸水泛滥，则为水胀也，一阴一阳结，谓之喉痹，足厥阴结则乙木下陷，足少阳结则甲木上逆，清道堵塞，则为喉痹也。

结阳者，肿四肢，四肢禀气于胃，阳明为三阳之长，阳明郁结，中气不达，则四肢臃肿也。结阴者，便血一升，再结二升，三结三升，太阴为三阴之长，太阴滞结，土湿木陷，则血从便下，愈结则愈脱也。阴阳结斜，多阴少阳，曰石水，少腹肿，阳结于上，阴结于下，阴盛阳衰，则为石水，少腹肿胀。石水者，水邪坚凝而不散也。

阳加于阴，谓之汗。阴虚阳搏，谓之崩。阴搏阳别，谓之有子。阴阳虚，肠澼死。三阴俱搏，二十日夜半死。二阴俱搏，十三日夕时死。一阴俱搏，十日平旦死。三阳俱搏且鼓，三日死。二阳俱搏，其病温，死不治，不过十日死。三阴三阳俱搏，心腹满，发尽，不得隐曲，五日死。

阳加于阴，谓之汗，阳气郁发于阴中，则表开而汗泄也。阴虚阳搏，谓之崩，太阴脾虚，风木下陷，温气抑遏，不能升达，则鼓搏弗宁，血海冲决，而为崩证也。阴搏阳别，谓之有子，胎妊凝结，中气壅阻，阴搏于下而不升，阳别于上而不降，阴阳不交，而人则无病，谓之有子也。阴阳虚，肠澼死，阴阳俱虚，而肠澼不敛，阳气脱泄，则人死也。三阴俱搏，二十日夜半死，手足太阴俱搏，脾肺阴旺，脏气四周，死于夜半阴旺之时也。二阴俱搏，十三日夕时死，手足少阴俱搏，水胜火负，脏气不及三周，夕时火衰而死也。一阴俱搏，十日平旦死，手足厥阴俱搏，脏气二周，平旦木旺而死也（木贼土败故）。三阳俱搏且鼓，三日死，手足太阳俱搏且鼓，不及一周，三日而死。二阳俱搏，其病温，死不治，不过十日死，手足阳明俱搏，其病温热，金土枯燥，死不可治，不过脏气二周，十日而死也。三阴三阳俱搏，心腹满，发尽，不得隐曲，五日死，太阴太阳俱搏，水寒土湿，心腹满胀，发作既尽，不得隐曲，脏气一周，五日而死也（不得隐曲，下部不得屈伸，胀满之极故也）。

大奇论二十

肝满肾满肺满皆实，即为肿。肺壅，喘而两胠满。肝壅，两胠满，卧则惊，不得小便。肾雍，胠下至少腹满，胫有大小，髀䯒大，跛易偏枯（雍与壅通。胠，音区）。

满，胀满也，肝满肾满肺满皆实，即为肿胀。实者，脏气郁塞而不通也。肿者，经气阻梗而不行也。肺壅则喘而两胠满，肺位于右而脉行两胁也。肝壅则两胠满，肝位于左而脉行两胁也。卧则肝气愈壅，胆气不得下降，是以惊生。风木不升，疏泄莫遂，故不得小便。肾壅，胠下至少腹满，肾位于腰，壅则肝木失生而下陷也（肝脉自少腹行两胠）。肾脉出然谷，循内踝，上腨内，出腘中，上股内后廉，贯脊属肾，经脉郁塞。故胫有大小，髀䯒肿大，跛易偏枯也。易，变也，变轻捷而为跛塞，故曰跛易。《阴阳别论》：三阳三阴发病，为偏枯痿易，亦此义也。三脏之满，皆由壅塞而至，壅者，满之原也。

心脉满大，痫瘛筋挛。肝脉小急，痫瘛筋挛。肝脉骛暴，有所惊骇，脉不至，若喑，不治自已。

心脉满大，君火不降也，主痫瘛筋挛（痫，惊也。瘛，筋急也）。肝脉小急，风木不升也，主痫瘛筋挛。缘肝藏魂，其主筋，心藏神，其主脉，木火之升降失政，则神魂不安而病惊痫，筋脉失荣而挛瘛也。肝脉驰骛暴急，则风木疏泄而胆火弗藏，主有所惊骇。肝脉不至，若其喑痖失声，此缘经络之结塞，气通则愈，不治自已（肝脉循喉咙，入颃颡，故脉不至有喑痖者）。

肾脉小急，肝脉小急，心脉小急，不鼓皆为瘕。肾脉大急沉，肝脉大急沉，皆为疝。心脉搏滑急为心疝。肺脉沉搏为肺疝。三阳急为瘕，三阴急为疝。二阴急为痫厥，二阳急为惊。

肾肝心脉小急而不鼓，皆为瘕聚，阳衰而阴凝也。肾脉大急沉，肝脉大急沉，皆为寒疝，水寒木郁，欲发而不能也。心脉搏滑急为心疝，肺脉沉搏为肺疝，火冷而金寒也。三阳急为瘕，三阴急为疝，寒水凝冱而瘕生，湿土郁陷而疝作也（三阳，太阳。三阴，太阴）。水寒土湿，肾肝凝瘀，阴气搏结，故生瘕疝。二阴急为痫厥，二阳急为惊，癸水寒而戊土湿，胃气逆而胆火升也（二阴，少阴。二阳，阳明）。水寒土湿，阳明不降，胆木拔根，故生惊痫。惊者，阳神升泄而不根于阴，是以惶骇不安。痫者，阴精沉陷而内无微阳，是以怯惧莫宁。厥者，升降巅倒而气逆也。

肾肝并沉为石水，并浮为风水，并小弦欲惊，并虚为死。

肾肝并沉为石水，水凝于下而不散也。并浮为风水，水瘀于表而莫泄也（风闭皮毛，水凝于经）。并小弦欲惊，乙木不达而甲木失根也。并虚为死，阳根断绝而生气败亡也。

脾脉外鼓沉为肠澼，久自已。肝脉小缓为肠澼，易治。肾脉小搏沉为肠澼下血，血温身热者死。心肝澼，亦下血，其脉小沉涩为肠澼，二脏同病者可治，其身热者死，热见七日死。脉至而搏，血衄身热者死。

脾脉外鼓沉，是脾土湿陷，欲升而不能也（陷而欲升，故外鼓。欲升不能，故内沉）。陷遏肝气，风木下冲，则为肠澼。久而湿去脾升，其病自已。肝脉小缓，是乙木软弱而不升也。肝气下冲，亦为肠澼。而脉见小缓，则肝邪非旺，其病易治。肾脉小搏沉，是癸水寒冱而不能升也。水寒木郁，陷冲下窍，亦为肠澼。肝藏血，肝木失生（水寒则木不生），风气疏泄（木郁不达则风生），肠澼不已，必病下血。血温而身热者，温气下亡而相火上泄，阳根败竭，则人死也。心肝合邪而肠澼者，亦主下血，以肝藏血，心藏脉，脉者，血之所由行也，木陷风生，则脉不藏血而下流谷道，故病下血。若其小沉涩者，则但为肠澼而已，以涩则气梗，沉则木陷，小则沉陷未极，故第主肠澼。其心肝二脏同病者可治，以肝病则陷，心病则逆，君火上逆，风木不能全泄，阳根于下窍，是以可治。若其身热者亦死，温气下脱而君火上亡，微阳绝根，是以死也。热见七日，火之成数既满，则不可活矣。《通评虚实论》：肠澼下白沫，脉浮而涩，涩而身有热者死，正此义也。若脉至而鼓搏有力，血衄而身热者亦死，温气上脱而阳根外亡也。

胃脉沉鼓涩，胃外鼓大，心脉小坚急，皆膈偏枯。男子发左，女子发右，不喑舌转可治，三十日起。其从者喑，三岁起。年不满二十者，三岁死。

胃脉沉鼓涩（沉取鼓涩），阳明之阳虚而气滞也。胃外鼓大（浮取鼓大），阳明之湿旺而气逆也。心脉小坚急，阳明不降，君火升泄而失根也。此皆中脘阻隔（膈与隔通），窒其金木升降之路，必病偏枯。肝藏血而位于左，肺藏气而位于右，男子有余于气，不足于血，病则左为逆，右为从，女子有余于血，不足于气，病则右为逆，左为从。偏枯之病，男子发左，女子发右，是逆也，若不喑而舌转者，则邪在经络而未入脏腑（仲景《金匮》：邪入于脏，舌即难言），逆而病轻，则犹可治，三十日起。其男子发右，女子发左，是为从者，若声音喑痖，则从而病重，亦当三岁乃起。若年不满二十者，以少壮而得衰老之病，则三岁死，不能起也。盖水火相交，是为既济，水交于火，则金清而右降，火交于水，则木温而左升。而金木升降之机，全在脾胃，脾土不升，则水木下陷而生寒，胃土不降，则火金上逆而生热，水木陷则左病，火金逆则右病，此偏枯之由来也。胃脉沉鼓涩，胃外鼓大，心脉小坚急，是胃逆而火升也，举此则脾陷而水沉之义，不言可知矣。

脉来悬钩浮，为常脉。脉至如喘，名曰暴厥，暴厥者，不知与人言。脉至如数，使人暴惊，三四日自已。

脉来悬钩浮，是为常脉，以阴主降，阳主升，悬钩浮者，阳气之升也。《关尹子》升阳为贵，降阴为贱，阳气能升，平人之常，未为病也。若脉至而如喘，则阳升之过，而冲逆无根，名曰暴厥。暴厥者，神迷志乱，不知与人言也。人之经气，升降回环，则迟数平均，若脉至如数非数，浮宕无归，此缘君相二火升泄失藏，法当使人暴惊。三四日后，君相下蛰，则病自已，所以然者，脉非真数。阳根未拔也。

脉至浮合，浮合如数，一息十至以上，是经气予不足也，微见九十日死。

脉至浮合，浮合者，浮而常合，不分散也，此与数脉无异。若一息十至以上，是经气予不足也，以其浮数而不沉数，故但责经气之虚。微见此象者，法主九十日死，九十日者，一岁四分之一，经气虚败，不过三月而死也。

脉至如涌泉，浮鼓肌中，是太阳气予不足也，少气，韭英而死。

脉至如涌泉，浮鼓肌肉之中，但有出而无入，是太阳寒水之气不足，无以封藏阳气也。法主少气，冬末春初，韭英始发，寒水方衰，则人死矣。

脉至如悬雍，悬雍者，浮揣切之益大，是十二俞之予不足也，水凝而死。

悬雍，喉间垂肉。《灵枢·忧恚无言》：悬雍者，声音之关也。脉至如喉间之悬雍，悬雍者，浮揣切之而益大，是十二俞之不足，脏腑之气输泄无余也，法主水凝而死。六脏六腑之俞，皆在背上，太阳寒水之经，是为十二俞。太阳经衰，不能蛰藏阳气，脏腑之气泄于背俞，是为十二俞之不足。俟至寒旺水凝，而阳气升泄，全失蛰藏之政，是以死也。

脉至如颓土之状，按之不得，是肌气予不足也，五色先见黑，白垒发死。

脉至如颓土之状，虚大无力，按之不得，是肌肉之气不足。

五色之中，先见黑色，法主白垒发死。脾主肌肉，土败而水侮之，故先见黑色。垒与藟同，即蓬藟也，白垒发于春中，木胜土败，是以死也。

脉至如交漆，交漆者，左右傍至，是脾气予不足也，微见三十日死。

脉至如交漆，交漆者，中流已断，而左右旁至，点滴不属，非久欲绝，是脾气之不足。中气颓败，微见三十日，晦朔一更而死矣。《平人气象论》：如屋之漏，如水之流，曰脾死。水流为太过（《玉机真脏论》：其来如水之流者，此谓太过，病在外），屋漏为不及（滴漏不连也）。屋漏，即交漆左右旁至之象也。

脉至如火薪之燃，是心精之予夺也，草干而死。

脉至如火薪之然（燃，灼也），但见其上炎而不见其下交，是心精之被夺也（心之精液被夺）。秋暮草干，寒水方交，微阳愈败，则死矣。如薪火之燃者，心火虚浮而失根也。

脉至如散叶，是肝气予虚也，木叶落而死。

脉至如树叶之散，是肝气之虚。金旺秋深，木叶脱落，则人死矣，肝木被贼故也。

脉至如省客，省客者，脉塞而鼓，是肾气予不足也，悬去枣花而死。

脉至如省客，省客者，脉象闭塞而中有鼓动之意，其至无常，譬如省客，去来莫定，是肾气之不足。水寒木陷，悬去枣花，而人死矣。悬，远也，枣花开于夏初，至远不过去枣花之时，木终火代，肾气绝根，则人死矣。

脉至如偃刀，偃刀者，浮之小急，按之坚大急，五脏郁热寒热，独并于肾也，如此其人不得坐，立春而死。

脉至如偃刀，偃刀者，浮之而小急，按之而坚大急，此缘五脏郁热，而发为寒热。阳郁则先寒，阳发则后热，热剧阴亡，病势独并于肾。如此阳气郁蒸，其人不得安坐，俟至立春，水枯木发，则人死矣。

脉至如丸泥，是胃精予不足也，榆荚落而死。

脉至如丸泥，不能充灌四旁，是胃精之不足，中脘虚败而四维失养也。榆荚一落，木旺土奔，则人死矣。

脉至如横格，是胆气予不足也，禾熟而死。

脉至如横木之格阻，是胆气之不足，甲木上逆。秋深禾熟，金胜木败，则人死矣。胆脉自胃口而行两胁，胆气逆升，横塞心下，痞硬不通，故曰横格。

脉至如弦缕，是胞精予不足也，病善言，下霜而死，不言可治。

脉至如弦缕，紧急微细，是胞精之不足，寒水失藏而微阳欲败也。病善言，则君火绝根，霜落阴凝而人死，不可言治。如弦，急也。如缕，细也。胞，膀胱也。心主言，善言者，君火绝根而失藏也。火泄神败，故死于霜落之时。《易》初六履霜，阴始凝也。

脉至如丸滑，不直手，不直手者，按之不可得也，是大肠气予不足也，枣叶生而死。

脉至如丸滑，不直手（直，当也），不直手者，按之则去，不可得也，是大肠之气不足。庚金失敛，初夏枣叶方生，火令甫交，金气伤败，而人死矣。

脉至如华者，令人善恐，行立常听，不欲坐卧，是小肠气予不足也，季秋而死。

脉至如草木之华者，虚浮软弱，令人善恐，行立常听，不欲坐卧，癫病初发，多如此，是小肠气之不足。丁火衰而癸水旺，是以恐生（肾主恐）。季秋金谢水交，则人死矣。

所谓深之细者，摩之切之，其中手如针也。坚者，聚也，搏者，大也。

　　凡脉所谓深之而愈细者，摩之切之，其中手如针芒也，此解上文沉小之义。坚者，气聚而不散，搏者，脉大而不收也，此解上文坚搏之义（此段旧误在《病能论》）。

素问悬解卷之三终　　阳湖钱增祺校字

素问悬解卷四

经　络

阴阳离合论二十一

黄帝问曰：余闻天为阳，地为阴，日为阳，月为阴，大小月三百六十日成一岁，人亦应之。今三阴三阳不应阴阳，其故何也？岐伯对曰：阴阳者，数之可十，推之可百，数之可千，推之可万，万之大，不可胜数，然其要一也。

三阴三阳，手三阴、足三阴、手三阳、足三阳也。阴阳之数，数之则少，推之则多，至于十百千万，万之大，不可胜数矣，然其要归则一也。

天覆地载，万物方生，未出地者，命曰阴中之阴，则出地者，命曰阴中之阳。阳予之正，阴为之主，故生因春，长因夏，收因秋，藏因冬，失常则天地四塞。阴阳之变，其在人者，亦数之可数。

天覆地载，万物方生，地下曰阴，地上曰阳。未出地者，命曰阴中之阴，则出地者，命曰阴中之阳。天以阳予之正（天以生为正。正与政同），地以阴为之主（地以成为主），故生因于春，长因于夏，收因于秋，藏因于冬。此天地之常也，失常则天地四塞。天地不失其常，则天地之阴阳可数，人禀天地之气，阴阳之变，其在人者，亦有数之可数也。

帝曰：愿闻三阴三阳之离合也。岐伯曰：圣人南面而立，前曰广明，后曰太冲。太冲之地，名曰少阴。少阴之上，名曰太阳。太阳根起于至阴，名曰阴中之阳。

圣人南面而立，前向南面，后背北方，前曰广明（广大、光明），后为太冲。太冲之地，名曰少阴（《水热穴论》：踝上各一行，行六者，此肾脉之下行也，名曰太冲），少阴之上，名曰太冲阳（少阴自足上行，太阳自头下行），太阳根起于至阴（穴名，在足小指），名曰阴中之阳。

中身而上，名曰广明。广明之下，名曰太阴。太阴之前，名曰阳明。阳明根起于厉兑，名曰阴中之阳。

中身而上，名曰广明（阳在上）。广明之下，名曰太阴（阴在下）。太阴之前，名曰阳明（前即上也，太阴自足上行，阳明自头下行）。阳明根起于厉兑（穴名，在足大指之次指），名曰阴中之阳。

厥阴之表，名曰少阳。少阳根起于窍阴，名曰阴中之少阳。

厥阴与少阳表里，故少阳为厥阴之表。少阳根起于窍阴（穴名，在足小指之次指），名曰阴中之少阳。

是故三阳之离合也，太阳为开，阳明为阖，少阳为枢。三经者，不得相失也。搏而勿浮，命曰一阳。

太阳，阳之将衰，故为开。阳明，阳之极盛，故为阖。少阳，阳之未盛亦未衰，故为枢。三经者，不得参差相失也。阳性浮，搏而勿浮（鼓搏而不至太浮），命曰一阳，一阳者，三阳不失而合为一也。

帝曰：愿闻三阴。岐伯曰：外者为阳，内者为阴，然则中为阴，其冲在下，名曰太阴。太阴根起于隐白，名曰阴中之阴。

阳在外，阴在内，是中为阴也。其冲在下，名曰太阴，毛际两旁，足太阴之冲门也（冲者，经气之街衢也）。太阴根起于隐白（穴名，在足大指），名曰阴中之阴。

太阴之后，名曰少阴。少阴根起于涌泉，名曰阴中之少阴。

太阴在前，少阴在后。少阴根起于涌泉（穴名，在足心），名曰阴中之少阴。

少阴之前，名曰厥阴。厥阴根起于大敦，阴之绝阳，名曰阴中之绝阴。

厥阴行身之侧，亦在少阴之前。厥阴根起于大敦（穴名，在足大指），阴之极，阴而绝阳，名曰阴中之绝阴（纯阴也）。

是故三阴之离合也，太阴为开，厥阴为阖，少阴为枢。三经者，不得相失也。搏而勿沉，名曰一阴。阴阳冲冲，积传为一周，气里形表而为相成也。

太阴，阴之将衰，为开。厥阴，阴之极盛，为阖。少阴，阴之未盛亦未衰，故为枢。三经者，不得参差相失也。阴性沉，搏而勿沉（鼓搏而不至极沉），命曰一阴，一阴者，三阴不失而合为一也。阴阳运行，冲冲流注，积至传遍六经而为一周。一日一夜，周身五十，气布于里，形固于表，而为相成也。

血气形志二十二

夫人之常数，太阳常多血少气，少阳常少血多气，阳明常多气多血，少阴常少血多气，厥阴常多血少气，太阴常多气少血，此天之常数。

六经气血多少，常数如此。

刺太阳出血恶气，刺少阳出气恶血，刺阳明出血气，刺少阴出气恶血，刺厥阴出血恶气，刺太阴出气恶血也。

六经气血多少既殊，故刺法不同。

足太阳与少阴为表里，少阳与厥阴为表里，阳明与太阴为表里，是为足之阴阳也。手太阳与少阴为表里，少阳与心主为表里，阳明与太阴为表里，是为手之阴阳也。凡治病必先去其血，今知手足阴阳所苦，乃去其所苦，伺之所欲，然后泻有余，补不足。

手足阴阳有所苦欲，刺者宜顺其所苦欲而补泻之。

形乐志苦，病生于脉，治之以灸刺。形乐志乐，病生于肉，治之以针石。形苦志乐，病生于筋，治之以熨引。形苦志苦，病生于咽嗌，治之以甘药。形数惊恐，经络不通，病生于不仁，治之以按摩醪药。是谓五形志也。

形志苦乐有五等，故有五治。

太阴阳明论二十三

黄帝问曰：太阴阳明为表里，脾胃脉也，生病而异者何也？岐伯对曰：阴阳异位，更虚更实，更逆更从，或从内，或从外，所从不同，故病异名也。

帝问：太阴阳明相为表里，此脾胃之脉也，生病而异者何也？盖脾胃虽皆属土，而阴阳既异其位，则阳实而阴必虚，阳虚而阴必实，阳从而阴必逆，阳逆而阴必从，更实更虚，更逆更从，是其常也。阳主外，阴主内，其脏腑之虚实逆从，原无一定，则病邪之从外从内，实有不同，所从不同，故病异名也。

帝曰：愿闻其异状也。岐伯曰：阳者，天气也，主外，阴者，地气也，主内。阳道实，阴道虚，故犯贼风虚邪者，阳受之，饮食不节，起居不时者，阴受之。阳受之则入六腑，阴受之则入五脏，入六腑则身热不时卧，上为喘呼，入五脏则䐜满闭塞，下为飧泄，久为肠澼。

愿闻其异状者，愿闻其所以异之状也。阳为天气，主外，阴为地气，主内。阳道实，故能格拒风寒，阴道虚，故能容纳水谷。贼风虚邪，外伤其表，故阳受之，饮食起居，内伤其里，故阴受之。阳受之则入六腑，六腑阳也，阴受之则入五脏，五脏阴也。入六腑则胃土上逆，心肺不降，身热不能时卧，上为喘呼，入五脏则脾土下陷，肝木抑遏，少腹䐜满闭塞，风木后冲，下为飧泄，久为肠澼不敛也。

喉主天气，咽主地气，故阳受风气，阴受湿气。伤于风者，上先受之，伤于湿者，下先受之。阴气从足上行至头，而下行循臂至指端，阳气从手上行至头，而下行至足。故曰，阳病者，上行极而下，阴病者，下行极而上。

　　喉主天气而通于五脏，咽主地气而通于六腑，六气通于喉而伤在六腑，五味通于咽而伤在五脏者，阴阳各从其类也，故阳受天之风气，阴受地之湿气。伤于风者，上先受之，伤于湿者，下先受之，同气相感也。人之阴气，从足上行至头，而下行循臂至指端，足之三阴，自足走胸（足太阴上膈挟咽，连舌本。足少阴上膈循喉咙，挟舌本，足厥阴上膈循喉咙，连目系，与督脉会于巅，足三阴皆上行至头）；手之三阴，自胸走手也。阳气从手上行至头，而下行至足，手之三阳，自手走头，足之三阳，自头走足也。阳病者，上行极而下，阳经升于手而降于足也，阴病者，下行极而上，阴经降于手而升于足也。

　　帝曰：脾不主时何也？岐伯曰：脾者土也，治中央，常以四时长四脏，各十八日寄治，不得独主于时也。脾脏者，常着于胃土之精也，土者，生万物而法天地，故上下至头足，不得主时也。

　　脾土主治中央，常以四时之季，长于四脏，各十八日，寄治于四维，不得独主于时也。脾胃相为表里，脾脏者，常附着于胃，是土之精也。土者，生万物而法天地，头象天，足象地，故上下至头足（胃土自头至足，脾土自足至头），不得主时也。

　　帝曰：脾病而四肢不用何也？岐伯曰：四肢皆秉气于胃，而不得至经，必因于脾，乃得禀也。今脾病不能为胃行其津液，四肢不得禀水谷气，气日以衰，脉道不利，筋骨肌肉皆无气以生，故不用焉。

　　土无专官，寄旺于四维，四肢者，脾土之四维也，故脾主四肢。脾病而四肢不用者，以四肢所禀，水谷之气，胃者水谷之海，是四肢皆禀气于胃也。而水谷消化，权在脾土，故水谷入胃，脾土消之，化生精气，注于四肢，然后至手足之经。胃腑但主受盛，不主消化，水谷不消，则泄利而下，不能化生精气，至于手足经络，必因脾土之消磨，四肢乃得禀水谷之气也。今脾病不能消磨水谷，为胃腑行其津液，四肢不得禀水谷之气，气日以衰，则脉道不利，筋骨肌肉皆无气以生之，故手足不用也。

帝曰：脾与胃以膜相连耳，而能为之行其津液，何也？岐伯曰：足太阴者，三阴也，其脉贯胃属脾络嗌，故太阴为之行气于三阴。阳明者，表也，五脏六腑之海也，亦为之行气于三阳。脏腑各因其经而受气于阳明，故为胃行其津液也。

足太阴为三阴，其脉贯胃属脾络嗌，是手足三阴之长也，故太阴为之行气于三阴（行气于手足三阴）。阳明者，太阴之表，五脏六腑之海也，水谷入胃，得脾土之消磨，化生精气，传于阳明之经，亦为之行气于三阳（行气于手足三阳）。脏腑各因其经络而受气于阳明，实即太阴之力，故为胃行其津液者，以其善消也。

脉解二十四

太阳所谓肿腰脽痛者，正月寅，寅太阳也，正月阳气出在上，而阴气盛，阳未得自次也，故肿腰脽痛也。所谓病偏虚为跛者，正月阳气冻解，地气而出，冬寒颇有不足者，故偏虚为跛也。所谓强上引背者，阳气大上而争，故强上也。所谓甚则狂癫疾者，阳尽在上，而阴气从下，下虚上实，故狂癫疾也。所谓耳鸣者，阳气盛上而跃，故耳鸣也。所谓浮为聋者，皆在气也。所谓入中为瘖者，阳盛已衰，故为瘖也。内夺而厥，则为瘖痱。少阴不至者，厥也（脽，音谁）。

此篇解《灵枢·经脉》之义。《灵枢·经脉》：膀胱足太阳之脉，是动则病脊痛，腰似折，项背腰尻腘腨脚皆痛，是所谓肿、腰脽痛也（肿字讹，按《经脉》当作脊、作背。脽，尻骨。《汉书·东方朔传》：连脽尻。师古曰：臀也）。以正月属寅，寅为太阳，正月阳气自地下出在地上，而阴气犹盛，阳未得遽然自次于地上也。木气郁冲，故肿腰脽痛也。《经脉》：髀不可以曲，腘如结，踹如裂，是谓踝厥，是所谓病偏虚为跛也。正月阳气冻解，地气而出，而冬寒未尽，闭蛰初开，阳气颇有生发不足之处，有所不足之处，故偏虚为跛也。《经脉》：病冲头痛，项背腰尻皆痛，是所谓强上引背也。以阳气大上而相争，故强上引背也。《经脉》：痔虐狂癫疾，是所谓甚则狂癫疾也。以阳尽在上，而阴气从下，下虚上实，故狂癫疾也。《经脉》：小肠手太阳之脉，耳聋目黄颊肿，是所谓耳鸣，所谓浮为聋也。耳聋即耳鸣之重者，以阳气盛上而跃动，冲于听宫之内，郁勃鼓荡，故耳鸣也，甚则孔窍闭塞，遂成聋病，皆在乎阳气之上浮也。所谓入中为喑者（《经脉》阙此条），以声为阳气所发，太阳入中而交少阴，则阳盛已衰，少阴之脉贯膈入肺，循喉咙，挟舌本，阴气充塞，故为喑痱也。肾气内夺而厥逆，下陷则为喑痱而骹足痿痱，此肾气之虚也（肾气，水中之气）。厥者，阳根微弱，少阴之动气（肾间动气），不能上升而下陷也（至者，肾气上升也）。

少阳所谓心胁痛者，言少阳盛也，盛者心之所表也，九月阳气尽而阴气盛，故心胁痛也。所谓不可反侧者，阴气藏物也，物藏则不动，故不可反侧也。所谓甚则跃者，九月万物尽衰，草木毕落而堕，则气去阳而之阴，气盛而阳之下长，故为跃。

《经脉》：胆足少阳之脉，是动则病心胁痛，是所谓心胁痛也，此以少阳之逆行而上盛也。足少阳以甲木而化相火，与少阴君火相为表里，故盛者心之所表也。九月阳衰阴旺，相火不蛰，甲木逆冲，故痛生心胁。缘少阳之脉，自心下而行两胁，胁痛者，甲木之自伤，心痛者，相火之累君火，君相同气也（心下，胃之上口，胆木刑胃，上口作痛，心君被逼故也）。《经脉》：不能转侧，是所谓不可反侧也。心胁痛甚，不可反侧，以阴主蛰藏，物藏则不动，故不可反侧也。《经脉》：手少阳三焦之脉，是动则病耳聋，浑浑焞焞，是所谓甚则跃也。以阳气盛上而踊跃，冲动听宫，则耳窍喧鸣，聋即浊气上逆而闭塞者。缘九月万物皆衰，草木堕落，则二火蛰藏，去阳之阴（之，往也）是其常也。今甲木逆行，气盛而上，自下长生，跃动不已，收藏失政，故为跃也。

阳明所谓洒洒振寒者，阳明者，午也，五月盛阳之阴也，阳盛而阴气加之，故洒洒振寒也。所谓胫肿而股不收者，是五月盛阳之阴也，阳者衰于五月，而一阴气上，与阳始争，故胫肿而股不收也。所谓上喘而为水者，阴气下而复上，上则邪客于脏腑间，故为水也。所谓胸痛少气者，水气在脏腑也，水者，阴气也，阴气在中，故胸痛少气也。所谓甚则厥，恶人与火，闻木音则惕然而惊者，阳气与阴气相搏，水火相恶，故惕然而惊也。所谓欲独闭户牖而处者，阴阳相搏也，阳尽而阴盛，故欲独闭户牖而居也。所谓病至则欲乘高而歌，弃衣而走者，阴阳相争，而外并于阳，故使之弃衣而走也。所谓客孙脉则头痛鼻衄腹肿者，阳明并于上，上者，则其孙络太阴也，故头痛鼻衄腹肿也。

《经脉》：胃足阳明之脉，是动则病洒洒振寒，是所谓洒洒振寒也。以阳明者，午也，午半阴生，是五月阳盛之极，而渐之于阴也（之，往也）。一阴既生，阳盛而阴气加之，阳郁不达，故洒洒振寒也。《经脉》：大腹水肿，膝膑肿痛，循膺乳气街股伏兔皆痛，是所谓胫肿而股不收也。以五月阳盛而生一阴，阳气衰于五月，而一阴气上，与阳始争，卫气阻格，郁为肿胀，故胫肿而股不收敛也（不收，谓肿胀也）。《经脉》：大腹水肿，是所谓上喘而为水也。以阳明阳体而含阴精，有阴则降，阴降则戊土化燥而不湿，阴气下降而复上，上则阴邪客居于肺胃之间，故为水也。水阻气道，是以上喘也。《经脉》：膺乳气街皆痛，气不足则身以前皆寒，是所谓胸痛少气也。以水在肺胃之间，水者，阴气也，阴气在中，阳气阻碍，不得下行，故胸痛少气也。《经脉》：病至则恶人与火，闻木音则惕然而惊，贲响腹胀，是谓骭厥，是所谓甚则厥，恶人与火，闻木音则惕然而惊也。以一阴逆上，与阳气相搏，水火相恶，而君火居其败地，故惕然而惊也。《经脉》：心欲动，独闭户牖而处，是所谓欲独闭户牖而处也。以阴阳相搏，阳败而阴盛，君相皆怯，故欲独闭户牖而居也。甚则欲上高而歌，弃衣而走，是所谓病至则欲乘高而歌，弃衣而走也。以阴阳相搏，始而阳败阴胜，则惊惕而安静，继而阳复，再与阴争，而一阴外并于二阳，则狂歌而奔走，故使之弃衣而走也。《经脉》：汗出鼽衄，大腹水肿，是所谓客孙脉则头痛鼻鼽腹肿也。以阳明之气为太阴所并，浊阴上填，上者，太阴之孙络也，太阴之脉，上膈挟咽，行于头上，阴气冲塞，故头痛鼻鼽，脾郁湿动，故腹肿也（余义见《阳明脉解》中）。

太阴所谓病胀者，太阴子也，十一月万物气皆藏于中，故病胀也。所谓上走心为噫者，阳明络属心，故曰上走心为噫也。所谓食则呕者，物盛满而上溢，故呕也。所谓得后与气则快然如衰者，十一月阴气下衰而阳气且出，故曰得后与气则快然如衰也。

《经脉》：脾足太阴之脉，是动则病腹胀，是所谓病胀也。以太阴子也，十一月三阳蛰闭，万物之气皆藏于中，藏而不泻，故病胀也。《经脉》：腹胀善噫，是所谓上走心为噫也。以阳明之络属心，太阴之湿传之阳明，湿旺胃逆，浊气不降，郁塞心宫，则噫而出之，故上走心为噫也。《经脉》：舌本强，食则呕，是所谓食则呕也。以湿盛胃逆，水谷不下，胃口盛满莫容，因而上溢，故呕也。《经脉》：腹胀善噫，得后与气则快然如衰，是所谓得后与气则快然如衰也。以湿旺脾郁，中气不运，得后泄失气，则满胀消减。缘十一月子半阳生，阴气下衰，而阳气且出，阳出则滞气运转，泄于魄门，故曰得后与气则快然如衰也。

少阴所谓腰痛者，少阴者，肾也，十月万物阳气皆伤，故腰痛也。所谓呕咳上气喘者，阴气在下，阳气在上，诸阳气浮，无所依从，故呕咳上气喘也。所谓邑邑不能久立久坐，起则目䀮䀮无所见者，万物阴阳不定，未有主也。秋气始至，微霜始下，而方杀万物。阴阳内夺，故目䀮䀮无所见也。所谓少气善怒者，阳气不治，阳气不治则阳气不得出，肝气当治而未得，故善怒。善怒者，名曰煎厥。所谓恐，如人将捕之者，秋气万物未有毕去，阴气少，阳气入，阴阳相搏，故恐也。所谓恶闻食臭者，胃无气，故恶闻食臭也。所谓面黑如地色者，秋气内夺，故变于色也。所谓咳则有血者，阳脉伤也，阳气未盛于上而脉满，满则咳，故血见于鼻也。

《经脉》：肾足少阴之脉，是动则病脊股内后廉痛，是所谓腰痛也。以少阴者，肾也，十月万物之阳气皆伤，木枯不能上发，下陷水中，肾水之位在腰，故腰痛也。《经脉》：咳唾则有血，喝喝而喘，咽肿上气，是所谓呕咳上气喘也。以水主蛰藏，阳气升泄，蛰藏失政，阴气在下，阳气在上，诸阳气浮，不得归根，逆行而上，无所依然，故呕咳上气喘也。《经脉》：喝喝而喘，坐而欲起，目䀮䀮如无所见，是所谓邑邑不能久立久坐，起则目䀮䀮无所见也。以万物当阴长阳藏之时，而阴阳不定，未有主也。盖秋气始至，微霜始下，而方杀万物，阳降阴升，是其常也。而阴阳内夺，升降反作，阳气升浮，飘荡无根，故目䀮䀮无所见也。《经脉》：心如悬，若饥状，烦心心痛，是所谓少气善怒也。以少阴水胜火负，阳气不治，所以不治者，阳气虚浮，蛰藏失位也。水中之气，是谓阳根，阳失蛰藏之位，则阳根寒陷，不能温生乙木，肝气当代子布治，而生气亏虚，发达不遂，是以善怒。善怒者，木郁生热，陷而不升，名曰煎厥。《经脉》：气不足则善恐，心惕惕如人将捕之，是所谓恐，如人将捕之也。以秋气方终，万物未能遽谢，阴气犹少，而阳气已入，陷于重渊之下，阴阳相搏，故恐也。《经脉》：饥不欲食，是所谓恶闻食臭也。以寒水侮土，湿盛胃逆，上脘痞塞，胃无容纳之权，故恶闻食臭也。《经脉》：面如漆柴，是所谓面黑如地色也。以木主五色，入肾为黑，秋气内夺，水寒木枯，故黑变于色也。《经脉》：咳唾则有血，是所谓咳则有血也。以水旺阳蛰之日，而阳泄不藏，则阳脉伤矣。阳气未应上盛，而蛰藏失政，阳脉郁满，满则气逆咳生，故血见于鼻也。

厥阴所谓癫疝，妇人少腹肿者，厥阴者，辰也，三月阳中之阴，邪在中，故曰癫疝少腹肿也。所谓腰脊痛，不可以俯仰者，三月一振，荣华万物，一俯而不仰也。所谓癫癃疝肤胀者，曰阴亦盛而脉胀不通，故曰癫癃疝也。所谓甚则嗌干热中者，阴阳相搏而热，故嗌干也。

《经脉》：肝足厥阴之脉，是动则病丈夫癫疝，妇人少腹肿，是所谓癫疝，妇人少腹肿也。以厥阴者，辰也，三月三阳方升，三阴方降，是为阳中之阴，阴邪在中，木郁不达，故曰丈夫癫疝，妇人少腹肿也。《经脉》：腰痛不可以俯仰，是所谓腰脊痛，不可以俯仰也。以三月阳气一振，万物荣华，乃风木发达之日，而生气不足，木陷水中，肾水位在腰脊，仰则痛甚，故一俯而不能仰也。《经脉》：胸满呕逆飧泄，狐疝遗溺闭癃，是所谓癫癃疝肤胀也。以阴盛阳微，木气失荣，疏泄弗遂，脉胀不通，故肾囊癫肿，小便闭癃，而瘕疝凝结也。《经脉》：甚则嗌干，是所谓甚则嗌干热中也。以厥阴处水火之中，阴阳相搏，彼此交争，阴胜则寒，阳复则热，阳复热多，故嗌干也。

阳明脉解二十五

黄帝问曰：足阳明之脉病，恶人与火，闻木音则惕然而惊，钟鼓不为动，闻木音而惊，何也？愿闻其故。岐伯对曰：阳明者，胃脉也，胃者土也，故闻木音而惊者，土恶木也。

此篇解《灵枢·经脉》足阳明脉一段（《经脉》原文，详引于《脉解》中）。

帝曰：善。其恶火何也？岐伯曰：阳明主肉，其脉血气盛，邪客之则热，热甚则恶火。帝曰：其恶人何也？岐伯曰：阳明厥则喘而悗，悗则恶人。帝曰：或喘而死者，或喘而生者，何也？岐伯曰：厥逆连脏则死，连经则生。

三阳以阳明为长，其血气最盛，风寒客之，闭其皮毛，则阳郁而发热，热甚则恶火，以其助热也。阳明以下行为顺，阳明厥逆，胃口填塞，肺气壅阻，则喘促烦乱，是以恶人，以其助烦也（悗，懊憹烦乱也）。厥逆连脏，则气闭而死，连经则经闭而脏通，是以生也。

帝曰：善。病甚则弃衣而走，登高而歌，或至不食数日，逾垣上屋，所上之处，皆非其素所能也，病反能者，何也？岐伯曰：四肢者，诸阳之本也，阳盛则四肢实，实则能登高也。帝曰：其弃衣而走者何也？岐伯曰：热盛于身，故弃衣欲走也。

阳升于手而降于足，故四肢为诸阳之本。

帝曰：其妄言骂詈不避亲疏而歌者何也？岐伯曰：阳盛则使人妄言骂詈不避亲疏而不欲食，不欲食，故妄走也。

少阳胆木，随阳明胃土下行，阳明不降，则少阳不得下行，阳明与少阳皆逆，则阳盛于上，相火上炎，君火不清，烦怒时作，故使人妄言骂詈不避亲疏。甲木逆冲，胃口填塞，故不欲食。君主烦憹，神宇不宁，是以妄走也。

皮部论二十六

黄帝问曰：余闻皮有分部，脉有经纪，筋有结络，骨有度量，其所生病各异。别其分部，左右上下，阴阳所在，病之终始，愿闻其道。岐伯对曰：欲知皮部，以经脉为纪，诸经皆然。

分，分地；部，部位。经，大经；纪，小纪。结，抟结；络，联络。度，尺度；量，寸量。

皮脉筋骨，处所不同，其所生病各异，总于皮部别之。别其皮之分部，定上下左右之位，以辨阴阳所在，而详病之终始，所以考究一身之分野，而知百病之起止也。欲知皮部，必以经脉为纪，诸经皆有经纪之方，按经脉分之，则皮部明矣。

阳明之阳，名曰害蜚，上下同法，视其部中有浮络者，皆阳明之络也。络盛则入客于经。阳主外，阴主内。

阳明之阳络，名曰害蜚。上谓手阳明，下谓足阳明。同法，主病之法皆同也。视其部中有浮络者，是皆阳明之络也。络脉盛满，则入客于经。阳络主外，阴络主内。

少阳之阳，名曰枢持，上下同法，视其部中有浮络者，皆少阳之络也。络盛则入客于经。故在阳者主外，在阴者主出，以渗于内。诸经皆然。

义如上文。在阳络者主外，在阴经者出于经络而渗于内，亦主内之变文也。诸经皆同。

太阳之阳，名曰关枢，上下同法，视其部中有浮络者，皆太阳之络也。络盛则入客于经。

义如上文。

少阴之阴，名曰枢儒，上下同法，视其部中有浮络者，皆少阴之络也。络盛则入客于经。其入经也，从阳部入于经，其出者，从阴内注于骨。

少阴之阴络，名曰枢儒，义如上文。络盛则入客于经。其入经也，从阳络之部注于经。在阴经者主出，以渗于内，故从阴经内注于骨也。

心主之阴，名曰害肩，上下同法，视其部中有浮络者，皆心主之络也。络盛则入客于经。

心主，手厥阴。上谓手厥阴，下谓足厥阴。义如上文。

太阴之阴，名曰关蛰，上下同法，视其部中有浮络者，皆太阴之络也。络盛则入客于经。

义如上文。

凡十二经络脉者，皮之部也。邪客于皮则腠理开，开则邪入客于络脉，络脉满则注于经脉，经脉满则入舍于腑脏也。故皮有分部，不与而生大病也（与与预同）。

经脉附骨，络脉附皮，凡十二经之络脉，是为皮之部也。邪自皮而入络脉，自络脉而入经脉，自经脉而入腑脏，则大病成矣。而其先则自皮始，故皮有分部，不知预为防护，此大病所由生也。

是故百病之始生也，必先于皮毛，邪中之则腠理开，开则入客于络脉，留而不去，传入于经，留而不去，传入于腑，禀于肠胃。

此言百病始生，由浅入深之原。

帝曰：夫子言皮之十二部，其生病皆何如？岐伯曰：皮者，脉之部也，邪之始入于皮也，溯然起毫毛，开腠理。其入于络也，则络脉盛，色变。其色多青则痛，多黑则痹，黄赤则热，多白则寒，五色皆见，则寒热也。其入客于经也，则感虚，乃陷下。其留于筋骨之间，寒多则筋挛骨痛，热多则筋弛骨消，肉烁䐃破，毛直而败。

皮之十二部者，十二络脉之部也。皮者脉之部，即络脉之部也。邪之始入于皮也，溯然（犹洒然意）起毫毛，开腠理，而入于络脉。其入于络也，隧路梗阻，卫气不行，则络脉盛满，色因邪变。多青则痛，多黑则痹，黄赤则热。多白则寒，五色皆见，则阴阳交争，寒热互作也。其入客于经也，则乘虚内入，脉乃陷下。其留于筋骨之间，寒多则筋挛骨痛，热多则筋弛骨消，肉烁䐃破，毛直而败。其所生病虽异，其始不过此条，其终乃淫溢传变耳。

帝曰：善。夫络脉之见也，其五色各异，青黄赤白黑不同，其故何也？岐伯对曰：经有常色，而络无常变也。帝曰：经之常色何如？岐伯曰：心赤、肺白、肝青、脾黄、肾黑，皆亦应其经脉之色也，此皆常色，谓之无病。帝曰：络之阴阳，亦应其经乎？岐伯曰：阴络之色应其经，阳络之色变无常，随四时而行也。寒多则凝泣，凝泣则青黑，热多则淖泽，淖泽则黄赤，五色具见者，谓之寒热。帝曰：善。

随四时而行者，秋冬寒盛，则营血凝涩（泣与涩通），其色青黑，春夏热盛，则营血淖泽，其色黄赤也（此段王冰分之为经络论，今正之）。

经络论二十七

督脉者，起于少腹以下骨中央，女子入系挺孔，其孔，溺孔之端也。其络循阴器，合篡间，其男子循茎，下至篡，与女子等，绕篡后，别绕臀，至少阴与巨阳中络者，合少阴，上股内后廉，贯脊属肾。

督脉者，起于少腹以下横骨之中央，女子则入系于挺孔，其孔当溺孔之端也。其络循阴器，合于篡间（督脉自尾骶以上，在脊背者，方是经脉，此乃其络脉也。前后二阴之间，即任脉之会阴也），其男子则循茎，下至篡间，与女子等，绕篡后，别绕臀，至足少阴经与足巨阳之中络者，合少阴经，上股内后廉，贯脊属肾（足太阳经挟脊贯臀，入腘中。曰中络者，是其挟脊之里行，非外行也。足少阴经上股内后廉，贯脊属肾，合于太阳少阴，二经并行，自尾骶以上，方是督脉之经），此督脉之下行，前通于任脉者（横骨中央，任脉之分也。篡间，会阴，督任冲三脉之所起也）。

其少腹直上者，贯脐中央，上贯心，入喉上颐环唇，上系两目之下中央。与太阳起于目内眦，上额，交巅上，入络脑，还出别下项，循肩髆内，挟脊抵腰中，入循膂，络肾（此段旧误在《骨空论》）。

督脉起于少腹以下骨中央，绕篡后而后行。其少腹直上者，贯脐中央，上贯于心，入喉上颐还唇，上系两目之中央，是任脉也。任督本一脉，以前后而异名耳。自两目中央交于督脉，与足太阳经起于目内眦，上额颅，交巅上，入络于脑，还出脑外，别行下项，循肩髆之内，挟脊骨，抵腰中，入循背脊，络于肾，此督脉之自头项而下行者也。

督脉为病，脊强反折，督脉生病治督脉。

督脉行于身后，其为病，脊强而反折。督脉生病治督脉，治其本经二十八穴（法详气府论）。

任脉者，起于中极之下，以上毛际，循腹里，上关元，至咽喉，上颐循面入目。

任脉者，起于中极之下。中极，任脉穴名，在脐下四寸。中极之下，谓会阴也（在前后二阴间）。自会阴以上毛际，循腹里，上关元（任脉穴名，在中极上），至咽喉，上颐循面入目，此任脉之经中行而上者也（即上文之少腹直上者）。

脉满起，斜出尻脉，络胸胁，支心贯膈，上肩，加天突，斜下肩，交十椎下。背胸邪系阴阳左右如此（此段旧误在《气穴论》）。

任脉之经满溢而浮起者，是任脉之络也。斜出尻脉（即督脉）前行而上，旁络胸胁，支心（心旁偏支），贯膈，上肩，加于天突（任脉穴，在缺盆骨中），斜下肩后，行脊背，交于十椎之下，督脉之中枢也。督为诸阳之纲，行于背后，任为诸阴之长，行于胸前，而任脉之络，左右上行而络胸胁，自肩斜下而交脊背，其背胸邪系阴阳左右如此，不但经脉中行，自腹上头而已。此任脉之络，旁行而上者也。

任脉为病，男子内结七疝，女子带下瘕聚。此生病，从少腹上冲心而痛，不得前后，为冲疝。其女子不孕，癃痔遗溺嗌干。其病前后痛涩，胸胁痛而不得息，不得卧，上气短气满痛（其病前后痛涩至末，旧误在《气穴论》中）。

任为诸阴之长，阴凝气滞，肝肾寒郁，其为病，男子内结七疝，女子带下瘕聚。肾主蛰藏，肝主疏泄，寒水旺则结为疝瘕，风木旺则流为带下，无二理也。此脉生病，从少腹而上，冲心而痛，不得前后便溺，名曰冲疝。其女子则不孕（女子胎妊，以任脉能孕也），瘭痔遗溺嗌干，木郁莫泄则为瘭，木郁后陷则为痔，风木陷泄则为遗溺，风木升扬则为嗌干，总缘任脉之阴盛，水寒而木郁也。若男若女，其病前后痛涩，胸胁疼痛而不得喘息，不得睡卧，上气短气胸满而痛也。

治在骨上，甚者在脐下营。其上气有音者，治其喉中央。在缺盆中者，背与心相控而痛，所治天突与十椎及上纪。上纪者，胃脘也，下纪者，关元也。

治在骨上，谓毛际中间，任脉之曲骨穴也。甚者在脐下营，脐下之阴交穴也（任脉穴）。其上气有音者，治其喉中央，在缺盆骨中者，天突穴也（任脉穴）。背与心相控（牵也）而痛，所治天突与十椎及上纪，十椎，督脉之筋束也（以其脉斜下肩，交十椎下）。上纪者，胃脘也，任脉之中脘也，下纪者，任脉之关元也（背与心相控至末，旧误在《气穴论》）。

冲脉者，起于气街，并少阴之经，挟脐上行，至胸中而散。

冲脉者，起于气街，足阳明之动脉也（在毛际旁），并足少阴之经，挟脐两旁上行，至胸中而散。

冲脉为病，逆气里急。其病上冲喉者，治其渐，渐者，上挟颐也。

冲脉为病，经气上冲，逆气而里急。其病气逆之极，上冲咽喉者，则治其渐。渐者，上挟颐也，足阳明之大迎也（旧本经络论是皮部论后文，王冰分为两篇，此篇误在《骨空论》中。详皮部论论十二正经，此篇论奇经三脉，征之气府论，亦前论十二正经，后论奇经三脉，则此是经络论无疑，取此篇以补之）。

孔　穴

气穴论二十八

黄帝问曰：余闻上古圣人，论理人形，列别脏腑，端络经脉，会通六合，各从其经。气穴所发，各有处名，溪谷属骨，皆有所起，分部逆从，各有条理，四时阴阳，尽有经纪，内外之应，皆有表里，其信然乎？气穴三百六十五，以应一岁，未知其所，愿卒闻之（其信然乎以上，旧误在《阴阳应象论》）。

六合，十二经脉之合，太阴阳明为一合，少阴太阳为一合，厥阴少阳为一合，手足十二经表里相合，是谓六合。气穴，脉气之孔穴。属骨，骨节之连属。分部，分野之部位。外内之应，皆有表里，阳外阴内，表里相应也。

岐伯稽首再拜对曰：窘乎哉问也！其非圣帝，孰能穷其道焉，因请溢意尽言其处。帝捧手逡巡而却曰：夫子之开余道也，目未见其处，耳未闻其数，而目以明，耳以聪矣。岐伯曰：此所谓圣人易语，良马易御也。帝曰：余非圣人之易语也，世言真数开人意，今余所访问者真数，发蒙解惑，未足以论也。然余愿夫子溢志尽言其处，令解其意，请藏之金匮，不敢复出。

真数，至数也。

岐伯再拜而起曰：臣请言之，脏俞五十穴，腑俞七十二穴，水俞五十七穴，热俞五十九穴（俞与腧同）。

脏腧五十穴，五脏之脉，各有井荥输经合五穴，五五二十五，左右合五十穴，腑腧七十二穴，六腑之脉，各有井荥输原经合六穴，六六三十六，左右共七十二穴，详见《灵枢·本输》。水腧五十七穴，热腧五十九穴，详见《水热穴论》。

项中央一穴，喑门一穴，耳中多所闻二穴，天窗二穴，肩贞二穴，眉本二穴，天柱二穴，大椎上两傍各一，凡二穴，背俞二穴，中�两傍各五，凡十穴，委阳二穴。

项中央——风府，一穴，喑门，即痦门，一穴，皆督脉穴也。耳中多所闻，即听宫，左右二穴，天窗左右二穴，肩贞左右二穴，皆手太阳经穴也。眉本——攒竹，左右二穴，天柱左右二穴，大椎上两傍各一，凡二穴（王冰注：《甲乙经》《孔穴图经》并不载，未详何俞。林亿新校正：大椎上傍无穴，大椎下傍穴名大杼），背俞（王冰注：即大杼），左右二穴，中膂两旁各五，肺俞、心俞、肝俞、脾俞、肾俞，左右凡十穴，委阳左右二穴，皆足太阳经穴也。

天突一穴，脐一穴，关元一穴，扶突二穴，下关二穴，曲牙二穴，大迎二穴，犊鼻二穴，巨虚上下廉四穴。

天突一穴，脐中——神阙一穴，关元一穴，皆任脉穴也。扶突左右二穴，手阳明经穴也。下关左右二穴，曲牙，即颊车，左右二穴，大迎左右二穴，犊鼻左右二穴，巨虚上下廉——上巨虚、下巨虚，左右四穴，皆足阳明经穴也。

天牖二穴，上关二穴，目瞳子、浮白二穴，枕骨二穴，完骨二穴，肩解二穴，两髀厌分中二穴，分肉二穴。

天牖，左右二穴，手少阳经穴也。上关，即客主人，左右二穴，目瞳子髎、浮白，左右四穴，枕骨——上窍阴，左右二穴，完骨左右二穴，肩解，即肩井，左右二穴，两髀厌分中（髀枢，骨分缝中），——环跳，左右二穴，分肉（新校正：按，《甲乙经》无分肉穴详处，所疑是阳辅，在足外踝上），左右二穴，背足少阳经穴也。

天府二穴，膺腧十二穴，胸腧十二穴，踝上横二穴，阴阳跷四穴。

天府，左右二穴，手太阴经穴也。膺腧十二穴，云门、中府，左右四穴，手太阴经穴也，周荣、胸乡、天溪、食窦，左右八穴，足太阴经穴也。胸腧十二穴，俞府、彧中、神藏、灵墟、神封、步廊，左右十二穴，足少阴经穴也。踝上横二穴，内踝上——交信，左右二穴，足少阴经穴也。外踝上——跗阳，左右二穴，足太阳经穴也。阴阳跷四穴，阴跷，即照海，左右二穴，足少阴经穴也。阳跷，即申脉，左右二穴，足太阳经穴也。

水腧在诸分，热腧在气分，寒热腧在两骸厌中二穴，大禁二十五，在天府下五寸。凡三百六十五穴，针之所游行也。

水腧在诸阴络，聚水之分（《水热穴论》：凡五十七穴，皆脏之阴络，水之所容，外侧骨厌中）。阳关，左右二穴，足少阳经穴也。大禁二十五，在天府下五寸——五里，左右二穴，手阳明经穴也，大禁，谓禁刺之穴。《灵枢·玉版篇》：迎之五里，五往而脏之气尽矣，故五五二十五，而竭其腧矣。传之后世，以为刺禁，故曰大禁二十五。凡此三百六十五穴，皆针之所游行也（旧本：头上五行，行五，五五二十五穴，即热腧五十九内之穴，系《水热穴论》文，误衍于此。今删之。止得三百三十九穴。意者，大禁二十五，是五脏禁刺之穴各五，五五二十五穴，非但五里一穴也）。

帝曰：余已知气穴之处，游针之居，愿闻孙络溪谷，亦有所应乎？岐伯曰：孙络三百六十五穴会，亦以应一岁，以溢奇邪，以通营卫。营卫稽留，气竭血着，卫散营溢，外为发热，内为少气。疾泻无怠，以通营卫，见而泻之，无问所会。内解泻于中者十脉，孙络之脉别经，其血盛而当泻者，亦三百六十五脉。并注于络，传注十二络脉，非独十四络脉也。

孙络，络脉之支分者。孙络三百六十五穴会（穴与别经会通，故曰穴会。经深络浅，悉共此穴，非经穴之外又有络穴也），亦以应一岁，与三百六十五穴之应岁相同，以游溢外感之奇邪（奇邪自此游溢传衍），以通达本经之营卫。若奇邪外感，营卫稽留，气竭血着，卫散营溢（奇邪外客，营涩卫阻，卫气不通，则上下断竭，郁发而散越。营血不流，则经脉痹着，瘀蓄而满溢），血着营溢，则外为发热，气竭卫散，则内为少气。此宜疾泻无怠，以通营卫之阻。一见奇邪留着，而即泻之，无问其穴腧之所会在于何经。奇邪内解，泻于在中之大经者十脉（五脏之经，左右十脉）。而孙络之脉，别经而行，其血盛而当泻者，与穴数相同，亦三百六十五脉。孙络满则注于大络，传注十二络脉之中（十二经之大络）。络脉之多，以至三百六十五，非独奇经之十四络脉而已也（奇经八脉，经脉之络也，任、督、冲、带、各一，阳维、阴维、阳跷、阴跷左右各二，合为十四络脉也）。

帝曰：善。愿闻溪谷之会也。岐伯曰：溪谷三百六十五穴会，亦以应一岁。肉之大会为谷，肉之小会为溪，肉分之间，溪谷之会，以行营卫，以会大气。邪溢气壅，营卫不行，脉热肉败，必将为脓，内销骨髓，外破大腘。留于节腠，必将为败，积寒留舍，营卫不居，卷肉缩筋，肋肘不得伸，内为骨痹，外为不仁，命曰不足，大寒留于溪谷也。其小痹淫溢，循脉往来，微针所及，与法相同。

溪谷三百六十五穴会，亦以应一岁，与三百六十五络之应岁相同。肉之大会为谷（聚会），肉之小会为溪，肉分之间（肉腠分理）。溪谷之会，以行营卫，以会大气。奇邪淫溢，经气壅阻，以至营卫闭涩不行，蓄积郁蒸，脉热肉败，必将为脓，内销骨髓，外破大腘。若留于节腠之间，必将为废败之证，以积寒留舍弗去，则营卫格碍不居，久而肉卷筋缩，肋肘不得直伸，内为骨痹，外为不仁（肌肉麻痹），命曰正气不足，此以大寒留于溪谷也。其小痹淫溢，循脉往来，而不深入者，则微针所及，与大痹之法相同也。

人有大谷十二分，小溪三百五十四名，少十二俞，此皆卫气之所留止，邪气之所客也，针石缘而去之。

大谷十二分，四肢之十二节也（此肉之所大会。亦经脉之所大会，故曰大谷）。小溪三百五十四名，十二经之气穴也。少十二俞者，除十二经之俞穴也。除十二俞外，大谷十二，小溪三百五十四，是溪谷三百六十五穴会，以应一岁也（计三百六十六穴，中多一穴，王冰注：四当作三字之讹也）。此皆卫气之所留止，邪气之所客也。法用针石，因而去之，去其邪而复其正也（此段旧误在《五脏生成论》）。

气府论二十九

足太阳脉气所发者七十八穴，两眉头各一，入发至项三寸半，傍五，相去三寸，其浮气在皮中者凡五行，行五，五五二十五，项中大筋两傍各一，风府两旁各一，挟背以下至尻尾二十一节十五间各一，五脏之俞各五，六腑之俞各六，委中以下至足小指傍各六俞。

足太阳自头走足，行身之后，其脉气所发者七十八穴。两眉头——攒竹，左右各一，入发（曲差穴），至项三寸半（三乃五之讹，此其长不止三寸），两傍五行，相去三寸，其浮气在皮中者凡五行，每行五穴。其中行为督脉囟会、前顶、百会、后顶、强间五穴，次挟督脉傍行两行，足太阳经五处、承光、通天、络却、玉枕，左右各五穴，次挟太阳两傍二行，足少阳经临泣、目窗、正营、承灵、脑空，左右各五穴，五五共二十五（强间、玉枕、脑空穴在项上，新校正疑项为顶字之讹，非），项中大筋两傍——天柱，二穴，风府（督脉穴），两傍——风池二穴（足少阳经穴）。挟背以下，自大椎至尻尾二十一节，脊骨十五节间两傍各一，是太阳之外行也；附分、魄户、神堂、譩譆、膈关、魂门、阳纲、意舍、胃仓、盲门、志室、胞盲、秩边，十三穴，此《中诰》《孔穴图经》所载者，合大椎傍——大杼一穴，近代《铜人图》膏肓一穴，共十五穴，左右三十六。其太阳之里行，五脏之俞各五，肺俞、心俞、肝俞、脾俞、肾俞，左右十穴。六腑之俞各六，胆俞、胃俞、三焦俞、大肠俞、小肠俞、膀胱俞，左右十二穴。委中以下至足小指傍各六俞，委中、昆仑、京骨、束骨、通谷、至阴，左右十二穴。内除督脉五穴，足少阳十二穴，共计七十八穴。其兼督脉少阳之穴言者，以皆太阳之脉气所会通也。

足阳明脉气所发者六十八穴，额颅发际傍各三，面鼽骨空各一，大迎之骨空各一，人迎各一，缺盆外骨空各一，膺中骨间各一，挟鸠尾之外，当乳下三寸，挟胃脘各五，挟脐广三寸各三，下脐二寸挟之各三，气街动脉各一，伏兔上各一，三里以下分之，所在穴空，至中指各八腧（鼽，音求，与頄同）。

足阳明自头走足，行身之前，其脉气所发者六十八穴。额颅发际两傍各三，悬颅、阳白（足少阳经二穴）、头维，左右六穴。面鼽骨空各一，四白，左右二穴。大迎之骨空各一，左右二穴。人迎各一，左右二穴。缺盆外骨空各一，天髎，左右二穴（手少阳经穴）。膺中骨间各一，气户、库房、屋翳、膺窗、乳中、乳根，左右十二穴。挟鸠尾之外（蔽心骨），当乳下三寸，挟胃脘各五，不容、承满、梁门、关门、太乙，左右十穴。挟脐旁广三寸各三，滑肉门、天枢、外陵，左右六穴。下脐二寸两傍挟之各三，大巨、水道、归来，左右六穴。气街动脉各一，左右二穴。伏兔上各一，髀关，左右二穴。三里以下分之，所在穴空，至足中指各八腧，三里、解溪、冲阳、陷谷、内庭、厉兑，此井荣俞原经合六腧，合巨虚上廉、巨虚下廉，左右十六穴（三里以下分之，阳明正脉，自三里下足跗，入中指内间，其支者，自三里下廉三寸而别，入中指外间）。共六十八穴。

足少阳脉气所发者六十二穴，客主人各一，两角上各二，耳前角下各一，耳前角上各一，直目上发际内各五，锐发下各一，耳后陷中各一，下关各一，耳下牙车之后各一，缺盆各一，腋下三寸，胁下至胠八间各一，髀枢中傍各一，膝以下至足小指次指各六腧。

　　足少阳自头走足，行身之侧，其脉气所发者六十二穴。客主人各一，左右二穴。两角上各二，前角上——曲鬓，后角上——天冲，左右四穴。耳前角下各一，悬厘，左右二穴。耳前角上各一，颔厌，左右二穴，直目上发际内各五，临泣、目窗、正营、承灵，脑空，左右十穴。锐发下各一，和髎，左右二穴（手少阳经穴，手足少阳之会）。耳后陷中各一，翳风，左右二穴（手少阳经穴，手足少阳之会）。下关各一，左右二穴（足少阳经穴，足少阳阳明之会）。耳下牙车之后各一，颊车，左右二穴（足阳明经穴，足少阳阳明之会）。缺盆各一，左右二穴（足阳明经穴，手足六阳之会）。腋下三寸，胁下至胠八条肋骨之间各一，渊腋、辄筋、天池（三穴在腋下三寸。天池，手厥阴经穴）、日月、章门（章门，足厥阴经穴。天池、章门，皆足少阳厥阴之会）、带脉、五枢、维道、居髎（六穴在胁下至胠），左右共十八穴。髀枢中傍各一，环跳，左右二穴。膝以下至足小指次指各六腧，阳陵泉、阳辅、丘墟、临泣、侠溪、窍阴，左右十二穴。共六十二穴。

　　手太阳脉气所发者三十六穴，目内眦各一，目外各一，颧骨下各一，耳中各一，耳郭上各一，上天窗四寸各一，柱骨上陷者各一，巨骨穴各一，肩解各一，肩解下三寸各一，曲掖上骨穴各一，肘以下至手小指本各六腧。

　　手太阳自手走头，行于臂外之后，其脉气所发者三十六穴。目内眦各一，睛明，左右二穴（足太阳经穴，手太阳之会）。目外各一，瞳子髎，左右二穴（足少阳经穴，手太阳之会），颧骨下各一，颧髎，左右二穴。耳中各一，听宫，左右二穴。耳郭上各一，角孙，左右二穴（手少阳经穴，手太阳之会）。上天窗四寸各一，窍阴（足少阳经穴，在天窗上四寸）、天窗，左右四穴。柱骨上陷者各一，肩井，左右二穴（足少阳经穴）。巨骨穴各一，左右二穴（手阳明经穴）。肩解各一，秉风，左右二穴。

肩解下三寸各一，天宗，左右二穴。曲掖上骨穴各一，臑俞，左右二穴。肘以下至手小指本各六腧，小海、阳谷、腕骨、后溪、前谷、少泽，左右十二穴。共三十六穴。

手阳明脉气所发者二十二穴，大迎骨空各一，鼻孔外廉项上各二，柱骨之会各一，髃骨之会各一，肘以下至手大指次指本各六腧。

手阳明自手走头，行于臂外之前，其脉气所发者二十二穴。大迎骨空各一，左右二穴（足阳明经穴）。鼻孔外廉项上各二，迎香（在鼻孔外廉）、扶突（在项上），左右四穴。柱骨之会各一，天鼎，左右二穴。髃骨之会各一，肩髃，左右二穴。肘以下至手大指次指本各六腧，三里、阳溪、合谷、三间、二间、商阳，左右十二穴。共二十二穴。

手少阳脉气所发者三十二穴，鼽骨下各一，眉后各一，角上各一，项中足太阳之前各一，下完骨后各一，挟扶突各一，肩贞各一，肩贞下三寸分间各一，肘以下至手小指次指本各六腧。

手少阳自手走头，行于臂外之中，其脉气所发者三十二穴。鼽骨下各一，颧髎，左右二穴（手太阳经穴，手少阳之会）。眉后各一，丝竹空，左右二穴。角上各一，颔厌，左右二穴（足少阳经穴，手少阳之会）。项中足太阳之前各一，风池，左右二穴（足少阳经穴，手少阳之会）。下完骨后各一，天牖，左右二穴（完骨，足少阳经穴）。挟扶突各一，天窗，左右二穴（手太阳经穴）。肩贞各一，左右二穴（手太阳经穴）。肩贞下三寸分间各一，肩髎、臑会、消泺，左右六穴。肘以下至手小指次指本（小指之次指），各六腧，天井、支沟、阳池、中渚、液门、关冲，左右十二穴，共三十二穴。

督脉气所发者二十八穴，面中三，发际后八，项中央二，大椎以下凡二十一节，至尻尾及傍十五穴。脊脉法也。

督脉自头下脊，行身之后，其脉气所发者二十八穴。面中三穴，兑端、水沟、素髎。发际后中八穴，神庭、上星、囟会、前顶、百会、后顶、强间、脑户。项中央二穴，风府、哑门，大椎以下凡二十一节，至尻尾及两傍十五穴，陶道、身柱、神道、灵台、至阳、筋缩、中枢、脊中、悬枢、命门、阳关、腰俞、长强、会阳（会阳，足太阳经穴，在尻尾两旁，左右二穴，故云尻尾及旁）。共二十八穴。此脊脉之法也。

任脉气所发者二十八穴，目下各一，龈交一，下唇一，喉中央二，膺中骨陷中各一，鸠尾下三寸，胃脘五寸，胃脘以下至横骨六寸半一，下阴别一。腹脉法也。

任脉自腹上头，行身之前，其脉气所发者二十八穴。目下各一，承泣二穴（足阳明经穴，任脉之会）。龈交一，空穴（督脉穴，任脉之会），下唇一穴，承浆。喉中央二穴廉泉、天突。膺中骨陷中各一穴，璇玑、华盖、紫宫、玉堂、膻中、中庭，共六穴。鸠尾下三寸，胃脘五寸，胃脘以下至横骨六寸半，共长十四寸半，每寸各一穴，鸠尾（蔽心骨间）、巨阙、上脘、中脘、建里、下脘、水分、神阙、阴交、气海、石门、关元、中极、曲骨，共十四穴。下阴别一穴，会阴（督任冲三脉，皆起于此穴），共二十七穴，少一穴，此腹脉之法也。

冲脉气所发者三十二穴，手少阴各一，足少阴舌下各一，挟鸠尾外各半寸至脐寸一，挟脐下傍各五分至横骨寸一，厥阴毛中急脉各一，阴阳跷各一。腹脉法也。

冲脉挟腹直上，行身之前，其脉气所发者三十二穴。手少阴——阴郄，各一，左右二穴。足少阴舌下——廉泉，各一，左右二穴（廉泉，任脉穴，足少阴之会。冲脉并少阴上行，故廉泉属冲脉）。挟鸠尾外广各半寸至脐，每寸一穴，幽门、通谷、阴都、石关、商曲、肓俞，左右十二穴；挟脐下傍广各五分至横骨，每寸一穴，中注、四满、气穴、大赫、横骨，左右十穴，皆足少阴经穴也（冲脉并足少阴经上行）。厥阴毛中急脉各一，左右二穴。阴阳跷各一，阴跷，足少阴之交信，左右二穴，阳跷，足太阳之跗阳，左右二穴。共三十二穴（其中手少阴、足厥阴、阴阳跷诸穴，皆冲脉之所会也。此腹脉之法也）。

手足诸鱼际脉气所发者，凡三百六十五穴也。

鱼际，手太阴寸口穴名。手足掌根丰肉皆谓之鱼，此统言手足诸经也。

水热穴论三十

黄帝问曰：少阴何以主肾？肾何以主水？岐伯对曰：肾者至阴也，至阴者盛水也，肺者太阴也，少阴者冬脉也，故其本在肾，其末在肺，皆积水也。

肾为足少阴，于五行为癸水，少阴何以主肾？肾何以主水？盖火为阳，水为阴，肾者至阴也，阴旺则水盛，是以至阴者盛水也。肺者，手太阴秋脉也，肾者，足少阴冬脉也，冬水生于秋金，故其本在肾，其末在肺，皆积水也。缘肺金下降，而生肾水，肾脉贯胸膈，入肺中，肾水泛滥，则自其经脉而浸肺脏，皆为积水之区也。

帝曰：肾何以能聚水而生病？岐伯曰：肾者，胃之关也，关门不利，故聚水而从其类也。上下溢于皮肤，故为胕肿。胕肿者，聚水而生病也。

肾所以聚水而生病者，以肾者，胃之关也。盖水谷入胃，脾阳消磨，化为雾气，上归于肺（肺主气）。肺金清降，则化精水，精藏于肾，水渗于膀胱。膀胱通利，川渎注泄，则胃无积水，而土不伤湿。而水之所以下行者，肝气泄之也。肝为风木，其性疏泄，水满膀胱，泄以风木之力，故水道流畅而不癃。而风木之生，全由水中之阳，阳根左旋，温升而化乙木故也。是胃关之开阖，悉凭肾气。肾者，胃之关也，关门不利，故聚水而从其类，流于肺部，同气相投也。皮肤者，肺之所司，水自肾脏，以类相从，上下溢于皮肤，经络壅阻，则为胕肿。胕肿者，聚水泛滥而生病也。

帝曰：诸水皆生于肾乎？岐伯曰：肾者，牝脏也，地气上者属于肾，而生水液也，故曰至阴。勇而劳甚则肾汗出，肾汗出逢于风，内不得入于脏腑，外不得越于皮肤，客于玄府，行于皮里，传为胕肿，本之于肾，名曰风水。所谓玄府者，汗空也。

牝，阴也。肾为牝脏，位在土下。土之湿者，水气之浸润也，故地气之上腾而生水液者（如云升雨降之义），悉属于肾（《难经》：肾主五液，自入为唾，入肝为泪，入心为汗，入脾为涎，入肺为涕），故曰至阴。勇而劳甚则肾汗出，肾汗出而逢于风，闭其皮毛，内不得入于脏腑，外不得越于皮肤，于是客于玄府，行于皮里，浸淫经络，传为胕肿。其原本之于肾，因为风邪所闭，是以名曰风水。所谓玄府者，即汗空也。

故水病下为胕肿大腹，上为喘呼不得卧者，标本俱病。肺为喘呼气逆不得卧，肾为水肿，分为相输俱受者，水气之所留也。

肾水泛滥，则下为胕肿大腹，肺气冲逆，则上为喘呼不得偃卧，是标本俱病也。喘呼气逆不得卧者，肺之所为也，水肿者，肾之所为也，分为彼此相输而上下俱受者，总皆水气之所留蓄也。

帝曰：水腧五十七处者，是何主也？岐伯曰：肾腧五十七穴，积阴之所聚也，水所从出入也。尻上五行行五者，此肾腧也。伏兔上两行行五者，此肾之街也。左右各一行行五者，三阴之所交结于脚也。踝上各一行行六者，此肾脉之下行也，名曰太冲。凡五十七穴者，皆脏之阴络，水之所客也。

水腧五十七处者，是何所主也？肾主水，故水腧谓之肾腧。肾腧五十七穴，乃积阴之所聚，水之所从出入也。尻上（尾骶骨上）五行，每行五穴。中行督脉，长强、腰俞、命门、悬枢、脊中五穴。次挟督脉两旁，足太阳经之里行也，白环俞、中膂俞、膀胱俞、小肠俞、大肠俞五穴，左右同。又次挟里行两旁，足太阳经之外行也，秩边、胞肓、志室、肓门、胃俞五穴，左右同。此二十五穴者，皆肾气之所输泄也。伏兔，足阳明经穴。伏兔上两行，挟脐上行，足少阴经脉也，横骨、大赫、气穴、四满、中注五穴，左右同。此十穴者，肾气之街衢也。次外左右二行，足阳明经脉也，气冲、归来、水道、大巨、外陵五穴，左右同。此十穴者，三阴之所交会而结于脚者也。大钟、照海、复溜、交信、筑宾、阴谷六穴，左右同。此十二穴者，肾脉之下行者也，名曰太冲（以与冲脉同行，是冲脉之原，故曰太冲，非厥阴之太冲也）。凡此五十七穴者，皆脏脉之阴络所通，水之所客也。

帝曰：夫子言治热病五十九腧，余论其意，未能领别其处，愿闻其处，因闻其意。岐伯曰：头上五行行五者，以越诸阳之热逆也。大杼、膺俞、缺盆、背俞，此八者，以泻胸中之热也。气街、三里、巨虚上下廉，此八者，以泻胃中之热也。云门、髃骨、委中、髓空，此八者，以泻四肢之热也。五脏腧旁五，此十者，以泻五脏之热也。凡此五十九穴，皆热之左右也。

领别，领会而分别也。头上五行，每行五穴。中行督脉，上星、卤会、前顶、百会、后顶五穴。次扶督脉两旁，足太阳经脉也，五处、承光、通天、络却、玉枕五穴，左右同。次挟太阳两旁，足少阳经脉也，临泣、目窗、正营、承灵、脑空五穴，左右同。此二十五穴者，以散越诸阳热气之上逆也（足之三阳，自头走足，热病表闭经郁，则三阳上逆，头上发热）。大杼，足太阳经穴，膺俞，手太阴经穴（王冰注：名中府），缺盆，足阳明经穴，背俞，足太阳经穴（王冰注：即风门热府俞。《孔穴图经》虽不名之，既曰风门热府，即治热之背俞也。按，王冰刺疟及《气穴论》注，并以背俞为大杼，此云即风门热府，其说殊无定准），左右各一。此八穴者，以泻胸中之热也（八穴皆在胸背之间）。气街、三里、巨虚上下廉，皆足阳明经穴，左右各一。此八穴者，以泻胃中之热也。云门，手太阴经穴，髃骨，手阳明经穴（即肩髃），委中，足太阳经穴，髓空，督脉穴（即腰俞），左右各一。此八穴者，以泻四肢之热也（王冰注引《中诰孔穴图经》云：腰俞，一名髓空。按，腰俞是中行督脉内之一穴，不在左右，如此止有七穴，其说似未确也）。五脏腧旁五，足太阳经穴。脏腧在挟脊第一行，脏腧旁五穴在挟脊第二行，魄户、神堂、魂门、意舍、志室五穴，左右同。此十穴者，以泻五脏之热也。凡此五十九穴者，皆热病左右所输泄之处也（此谓热病五十九刺）。

所谓三里者，下膝三寸也。巨虚者，跷足胻独陷者。下廉者，陷下者也。所谓跗上者，举膝分易见也（此段旧误在《针解篇》）。

三里者，下膝三寸，是其穴也。三里之下，是谓巨虚，巨虚者，跷上（阳跷发于太阳之申脉，循外踝上行）足胻独陷者，胻外两筋之间也，此巨虚之上廉，是谓上巨虚。巨虚下廉，为下巨虚，下廉者，上巨虚之下为条口，条口之下陷下者也（以上皆足阳明经穴）。所谓跗上者（长刺节论：足阳明跗上动脉。灸之），举膝分以下，鼓动应手，甚易见也（即足阳明之冲阳穴）。

骨空论三十一

黄帝问曰：余闻风者百病之始也，以针治之奈何？岐伯对曰：风从外入，令人振寒，汗出头痛，身重恶寒，治在风府。调其阴阳，不足则补，有余则泻。

风性疏泄，皮毛不敛，是以汗出。汗出则表疏而恶寒也。

大风颈项痛，刺风府，风府在上椎。

风府，督脉穴，在项后大椎上，入发际一寸。上椎者，大椎上，项骨三节也。

大风汗出，灸譩譆，譩譆在背下挟脊傍三寸所，厌之令病者呼譩譆，譩譆应手（厌与压同）。

117

　　譩譆，足太阳经穴，挟脊傍横广三寸所，神堂之下。以手厌之，令病者自呼譩譆，则譩譆之穴应手而动也。

　　从风憎风，刺眉头。失枕在肩上横骨间，折使揄臂齐肘正，灸脊中。

　　从风憎风，病从风起，是以憎风。眉头，足太阳攒竹穴也。肩上横骨，足阳明缺盆穴也。横骨与颈骨相连，故刺缺盆，项骨与脊骨相连，又折使舒臂（折，折衷也。揄，舒也）。齐其肘所正，灸脊中，其处当十六椎下，督脉之阳关也。

　　胁络季胁引少腹而痛胀，刺譩譆。腰痛不可以转摇，急引阴卵，刺八髎与痛上。八髎在腰骨分间（胁，音秒）。

　　软肋骨下曰胁中（胁，末也，胁骨尽处也），肝脉循胁胁，络季胁，引少腹而痛胀，风木郁陷也。八髎，上髎、次髎、中髎、下髎，足太阳左右八穴，在腰下尻上，骨肉分际之间。肝木生于肾水，脉循阴器而入少腹，上行两胁，腰痛不可以转摇，急引阴卵者，木陷于水（肾主水，位在腰），筋急而囊缩也。刺八髎与痛上，泄寒水以达风木也。

　　鼠瘘寒热，还刺寒府，寒府在附膝外解营。取膝上外者使之拜，取足心者使之跪。

　　寒府，寒气聚会之所。膝解（见下文），骨节断解之处也。营，窟也，其地当足少阳之阳关。足少阳之脉，自头走足，下颈入缺盆，由胸胁而行膝外。膝腘者，机关之室，寒湿流注之壑。寒阻经络，少阳上逆，头脉壅肿，结为瘰疬，瘰疬溃烂，经脉穿漏，是谓鼠瘘。少阳甲木化气相火，外为风寒闭束，内绝下行之道，经脉郁遏，故生寒热（阴闭则寒，阳发则热）。刺膝外寒府，内泄寒邪，外散风淫，少阳下达，则鼠瘘平矣。凡取膝上以外诸穴，则使之拜，拜即穴开也，取足心以内诸穴，则使之跪，跪即穴露也。

　　骞膝伸不屈，治其楗。坐而膝痛，治其机。坐而膝痛，如物

隐者，治其关。立而膝解，治其骸关。膝痛，痛及拇指，治其
腘。膝痛不可屈伸，治其背内。连𩩲若折，治阳明中俞髎。若
别，治巨阳少阴荥。淫泺胫酸，不能久立，治少阳之维，在外踝
上五寸（泺，音鹿）。

塞膝伸不屈，膝痛屈伸塞难也。楗，关楗也，穴当足阳明髀
关诸穴。坐而膝痛，筋脉短也。机，机关也，穴当少阳之环跳。
坐而膝痛，如物隐者，如有物隐于其中也。关，机关也，穴当膝
外骨解之间。立而膝解，关节断解也。骸关，穴当足少阳之阳
关。膝痛，痛及拇指，筋脉缩急而相引也。拇指，大指。腘，膝
后也，穴当足太阴之委中（足太阴厥阴皆起大指，刺委中以泄肝
脾之寒湿也）。膝痛不可屈伸，治其背内，穴当足太阳之大杼
（膝痛缘寒湿下伤，刺大杼者，泄寒水以去寒湿也）。膝痛连𩩲骨
（胫骨）若折，治阳明中俞髎，足阳明之三里也。若别，治则针
巨阳少阴之荥穴，巨阳之荥，通谷也，少阴之荥，然谷也。淫
泺，精溺淫溢也，胫酸，胫骨酸软也，淫泺胫酸，不能久立，
《灵枢·本神》所谓精伤则骨酸痿软厥，精时自下也，治少阳之
维，在外踝上五寸，足少阳之光明也（《灵枢·经脉》：足少阳
之别，名曰光明，下络足跗，是少阳之络脉也）。

头横骨为枕。软骨上横骨下为楗。挟髋为机。膝解为骸关。
挟膝之骨为连骸。骸下为辅。辅上为腘。腘上为关。

头后横骨为枕骨。辅膝骨之上，毛际横骨之下，股中大骨为
楗，骹上之关楗也。尻臀大骨曰髋，挟髋骨两旁，下接楗骨之骨
为机，骹足运转之枢机也。膝骨节解之处为骸关，骸骨之关节
也。扶膝之骨为连骸，连接骸关之骨也。骸下为辅，辅膝骨也。
辅上为腘，膝后曲折之中也。腘上为关，股胫之关节也。

髓空在脑后五分，颅际锐骨之下，一在龈基下，一在项后中
覆骨下。数髓空在面挟鼻，或骨空在口下，当两肩。两髆骨空在
髆中之阳。臂骨空在臂阳，去踝四寸，两骨空之间。脊骨上空在

风府上。脊骨下空在尻骨下。尻骨空在髀骨之后，相去四寸。股际骨空在毛中动下。股骨上空在股阳，出上膝四寸。骱骨空在辅骨之上端，扁骨有渗理凑，无髓空，易髓无孔。

髓空，骨髓之空穴也，脑后五分，颅际锐骨之下，督脉之风府也。龈基下，《中诰图经》名下颐，任督交会之所也。项后中覆（伏同）骨下，督脉之哑门也。数髓空在面挟鼻，骨空数处，手阳明之迎香，足阳明之承泣，手太阳之颧髎，其穴不一，皆在面上而挟鼻旁也。在口下，当两肩，足阳明之大迎也。髃，肩髃，髃中之阳，手阳明之肩髃也。臂阳，臂外去踝四寸，两骨空之间，手少阳之三阳络也。风府上，督脉之脑户也。尻骨下，督脉之长强也。髀骨之后，相去四寸，尻骨两旁，足太阳之八髎也。毛中动下，足太阴之冲门也。股阳，股外出上膝四寸，足阳明之伏兔也。辅骨之上端，足阳明之犊鼻也。扁骨，骨之扁者，如肋骨之类，有津液渗灌之凑理也，而无髓空，以其内无髓也，易其骨髓（易，变也，言易有为无）是以无孔也。

素问悬解卷四终　　阳湖钱增祺校字

素问悬解卷五

病　论

风论三十二

黄帝问曰：风之伤人也，或为寒热，或为热中，或为寒中，或为疠风，或为偏枯，或为风也，其病各异，其名不同，或内至五脏六腑，不知其解，愿闻其说。

问义详下文。

岐伯对曰：风气藏于皮肤之间，内不得通，外不得泄。风者善行而数变，腠理开则洒然寒，闭则热而闷。其寒也则衰饮食，其热也则消肌肉，使人怢栗而不能食，名曰寒热。

风气藏于皮肤之间，泄其卫气，卫气愈泄而愈敛，故内不得通，外不得泄。风以疏泄为性，善行而数变，有时风强而卫不能敛，腠理开则洒然寒，有时卫强而风不能泄，皮毛闭则热而闷。其寒也则饮食衰减，其热也则肌肉消烁，使人怢栗战摇而不能食，名曰寒热。此或为寒热之义也。

风气与阳明入胃，循脉而上至目内眦，其人肥则风气不得外泄，为热中而目黄，人瘦则外泄而寒，为寒中而泣出。

阳明行身之前，起于承泣（穴在目下），风气与阳明之经俱入，循脉而上至目内眦（阳明，胃脉，入胃者，入胃之经，非入胃府，故循脉上行），其人肥则腠理致密，风气不得外泄，郁其经腑之阳，为热中而目黄（木主五色，入土为黄。阳明戊土为风邪所闭，风木郁遏于湿土之中，肝窍于目，是以目黄），人瘦则皮毛疏豁，风气外泄，亡其经腑之阳，为寒中而泣出（肾主五

液，入肝为泪，风木升泄，是以泣出）。此或为热中，或为寒中
之义也。

风气与太阳俱入，行诸脉腧，散于分肉之间，与卫气相干，
其道不利，故使肌肉膹膜而有疡，卫气有所凝而不行，故其肉有
不仁也。风寒客于脉而不去，名曰疠风，或名曰寒热。疠者，由
营气热胕，其气不清，故使其鼻柱坏而色败，皮肤疡溃（胕与腐
同）。

太阳行身之后，起于睛明（穴在目内眦），风气与太阳俱
入，行诸脉腧（脏腑诸腧），散于周身分肉之间，与卫气干碍，
其道路不通利，卫气梗阻，故使肌肉膹郁膜胀而发疮疡，卫气有
所凝滞而不行，无以充养肌肉，故其肉有不仁也（麻木不知痛
痒）。风寒客于经脉而不去，疮疠丛生，名曰疠风，或名曰寒热。
疠者，由卫气壅阻，营血热腐，其脉气不清，故使其鼻柱坏而颜
色败，皮肤疡溃（肺主卫气，开窍于鼻，卫阻肺病，故鼻柱坏。
血主华色，营血热腐，故色败也）。仲景脉法：风气相抟，必成
隐疹，身体为痒，痒者名泄风，久久为痂癞，即此理。此或为疠
风之义也。

风中五脏六腑之腧，亦为脏腑之风，各入其门户，所中则为
偏风。

五脏六腑之腧，皆在太阳之经，风与太阳俱入，中于五脏六
腑之腧，随腧穴而入脏腑，亦为脏腑之风，此或内至五脏六腑之
义也。不入脏腑，随穴腧而各入其左右经脉之门户，所中则筋膜
卷缩，而为偏风，此或为偏枯之义也。

风气循风府而上，则为脑风。风入系头，则为目风，眼寒。
新沐中风，则为首风。入房汗出中风，则为内风。饮酒中风，则
为漏风。久风入中，则为肠风飧泄。外在腠理，则为泄风。

风府，督脉之穴，在项后，风气随风府而上，入于脑内，则
为脑风。风入系恋头目，则为目风，眼寒（眼流冷泪）。新沐

（沐发）中风，则为首风。入房汗出中风，里气方虚，则为内风。饮酒中风，汗液漏泄，则为漏风。久风入中，耗其肝血，风木陷冲，则为肠风飧泄。若不入中，而外在腠理，肌表疏泄，则为泄风。此或为风也之义也（或为风也，为诸风也，指脑风以下言）。

首风之状，头面多汗恶风，当先风一日则病甚，头痛不可以出内，至其风日，则病少愈。

首风之状，风泄于上，头面多汗恶风。风在头上，遏其阳气，当先其风发之一日则病甚，头痛不可以出内室，至其风发之日，表气疏泄，则病少愈也。

漏风之状，或多汗，常不可单衣，食则汗出，甚则身汗喘息，恶风，衣常濡，口干善渴，不能劳事。

漏风之状，皮毛蒸泄，常不可单衣（身体烦热故也），食则汗出，甚则身汗喘息，表泄恶风，衣服常濡，口干善渴，不能劳事也。

泄风之状，上渍多汗，汗出泄衣上，口中干，身体尽痛则寒，其风不能劳事。

泄风之状，上焦渍湿多汗，汗出泄于衣上，口中干燥，身体尽痛，汗多阳亡则寒，其风不能劳事也。

故风者，百病之长也，至其变化，乃为他病也，无常方，然致有风气也。

内外感伤，皆由风闭皮毛，郁其里气而成。故风者百病之长也。其先不过感冒，而人之本气，百变不同，至其变化，乃各因人之本气损伤，而为他病也。无有常方，然致有诸色风气也。

帝曰：五脏风之形状不同者何？愿闻其诊，及其病能。岐伯曰：以春甲乙伤于风者为肝风，以夏丙丁伤于风者为心风，以季夏戊己伤于邪者为脾风，以秋庚辛中于邪者为肺风，以冬壬癸中于邪者为肾风。

五脏各以自王之日伤于风邪者，脏气虚而皮毛疏也。

肝风之状，多汗恶风，善悲，色微苍，嗌干，善怒，时憎女子，诊在目下，其色青。

肝以风木而主疏泄，故多汗恶风。肺主悲，木病而金刑之，肺气旺，故善悲。苍，木色也。肝脉循喉咙，入颃颡，风动津耗，故嗌干。肝气不舒则善怒。肝主筋，宗筋痿废，故时憎女子。肝窍于目，故诊在目下。肝病者眦青（《灵枢·五阅五使》语），故其色青也。

心风之状，多汗恶风，焦绝善怒吓，赤色，病甚则言不可快，诊在口，其色赤。

心为君火，性亦疏泄，故多汗恶风。心主喜，病则心神不畅，故焦绝而善怒吓。赤，火色也。《难经》：心色赤，其声言，故病甚则言不可快。心窍于舌，故诊在口，其色赤也。

脾风之状，多汗恶风，身体怠堕，四肢不欲动，色薄微黄，不嗜食，诊在鼻上，其色黄。

脾为湿土，湿蒸窍泄，故多汗恶风。土气困乏，故身体怠堕。脾主四肢，故四肢不欲动。黄，土色也。脾主五味，故病则不嗜食。鼻在面部之中，其位应土，故诊在鼻上，其色黄也。

肺风之状，多汗恶风，色皏然白，短气时咳，昼日则差，暮则甚，诊在眉上，其色白。

肺主收敛，收敛失政，故多汗恶风，白，金色也（皏，白色）。肺气上逆，故短气时咳。日暮肺金不降，气道愈阻，故昼差暮甚。眉上，阙庭之部，外司肺候，故诊在眉上，其色白也。

肾风之状，多汗恶风，面疕然浮肿，脊痛不能正立，其色炲，隐曲不利，诊在肌上，其色黑。

肾主蛰藏，蛰藏失政，故多汗恶风。水浸头面，故疕然浮肿（《腹中论》：病肾风者，面胕疕然）。肾脉贯脊，经郁，故脊痛不能正立。炲，水色也。肾开窍于二阴，隐曲，前阴也，不利，不通利也。脾主肌肉，水邪侮土，故诊在肌上，其色黑也。

胃风之状，颈多汗恶风，膈塞不通，食饮不下，腹善满，失衣则䐜胀，食寒则泄，诊形瘦而腹大。

胃脉下人迎，入缺盆，胃气上逆，湿热郁蒸，故颈上多汗恶风。脏腑诸风，皆多汗恶风者，风性疏泄，窍开而表虚也。胃土上逆，浊气升填，故胸膈闭塞，饮食不下也。胃腑瘀浊，故善胀满。失衣则风乘表虚侵袭皮毛，郁其腑气，故作䐜胀。食寒不消，故生泄利。胃主肌肉，浊气埋塞，饮食不化，莫能生长肌肉，故其诊形瘦而腹大也。

帝曰：劳风为病何如？岐伯曰：劳风法在肺下，其为病也，使人强上冥视，唾出若涕，恶风而振寒，此为劳风之病，帝曰：治之奈何？岐伯曰：以救俯仰。巨阳引精者三日，中年者五日，不精者七日，咳出青黄涕，其状如脓，大如弹丸，从口中若鼻中出。不出则伤肺，肺伤则死也。帝曰：善（此段旧误在《评热病论》）。

劳风者，劳伤而感风邪者也。劳风法在肺下，肺主皮毛，感则皮毛闭束，郁其肺气，肺气壅阻，故生嚏喷嗽喘之证，而劳风之原，则法在肺下，肺下者，胃也。缘劳伤中气，胃土上逆，肺无降路，而再感风邪，闭其皮毛，又复不得外泄，郁遏冲逆，是以病也。其为病也，使人项背强上，双目冥视，唾出于口，胶粘若涕，恶风而振寒，此为劳风之病。治法以救其俯仰为主，以其气逆而不降，则其身仰而莫俯，调其气道，升降复旧，则俯仰如常矣。盖肺金清降，雾气化水，注于膀胱，水道通利，则肺气不郁，法在膀胱通利，巨阳引精而已。而巨阳引精之权，全在阳明胃土下行，肺有降路，则气化水生，下注水府，而川渎流通，肺郁清彻矣。阳明右降，巨阳引精者，三日而病已。中年胃弱，降令稍迟者五日。末年胃衰，降令再迟者七日。肺郁悉下，气道清通，咳出青黄浊涕，其状如脓，大如弹丸，从口中若鼻中出，则升降复而俯仰平，其病全瘳。不出则肺郁不下，痞塞蒸腐，而伤肺脏，肺伤则死也（化生肺痈之类）。

痹论三十三

黄帝问曰：痹之安生？岐伯对曰：风寒湿三气杂至，合而为痹也。其风气胜者为行痹，寒气胜者为痛痹，湿气胜者为着痹也。

风寒湿三气杂至，合为痹证。痹者，闭塞不通也。风性动宕，故风气胜者为行痹。寒性凝涩，故寒气胜者为痛痹。湿性粘滞，故湿气胜者为着痹。着者，留而不去也。

帝曰：其有五者何也？岐伯曰：以春遇此者为筋痹，以夏遇此者为脉痹，以至阴遇此者为肌痹，以秋遇此者为皮痹，以冬遇此者为骨痹。

长夏为至阴。此五痹之由来也。

帝曰：内舍五脏六腑，何气使然？岐伯曰：五脏各有合，病久而不去者，内舍于其合也。故筋痹不已，复感于邪，内舍于肝，脉痹不已，复感于邪，内舍于心，肌痹不已，复感于邪，内舍于脾，皮痹不已，复感于邪，内舍于肺，骨痹不已，复感于邪，内舍于肾。所谓痹者，各以其时重感于风寒湿之气也。

五脏各有所合，肝合筋，心合脉，脾合肉，肺合皮，肾合骨。病久而不去者，重感于邪，郁其脏气，则内舍于其所合，而入五脏也。

阴气者，静则神藏，躁则消亡。淫气乏竭，痹聚在肝，淫气忧思，痹聚在心，淫气肌绝，痹聚在脾，淫气喘息，痹聚在肺，淫气遗溺，痹聚在肾。诸痹不已，亦益内也。

五脏阴也，阴气者，静则五神内藏，躁则消亡而不藏。痹在皮脉肉筋骨，久而不去，复感于邪，郁其脏气，则从其所合，而入五脏。而邪之所凑，其气必虚，非内伤五脏，里气虚损，先有受邪之隙，邪不遽。入也。是以淫气乏竭，筋力疲极，则痹聚在肝，淫气忧思，神明劳悴，则痹聚在心，淫气肌绝，肌肉消减，则痹聚在脾，淫气喘息，宗气亏损，则痹聚在肺，淫气遗溺，肾精亡泄，则痹聚在肾。诸痹之在皮脉肉筋骨者，久而不已，乘其淫气内伤，亦益内入五脏也。淫气者，气之过用而至淫泆者也。

凡痹之客五脏者，肝痹者，夜卧则惊，多饮，数小便，上为引如怀。

肝主筋，夜卧则血归于肝，血舍魂，肝病而魂不守舍，故夜卧则惊。肝为风木，风动津耗，则为消渴（仲景《伤寒》《金匮》：厥阴之为病，消渴），是以多饮。木主疏泄水道，故数小便。肝脉抵小腹，挟胃，上贯膈，布胁肋，肝病克脾，脾气胀满，上引胁肋，如怀胎妊也。

心痹者，脉不通，烦则心下鼓，暴上气而喘，嗌干善噫，厥气上则恐。

心主脉，心痹，故脉不通。心气不降则烦生，烦则浊气上逆，心下鼓郁。火炎金伤，肺失收降之令，暴上气而喘。火炎津枯则嗌干。浊气不降则善噫。火上热而水下寒，肾主恐，寒水上凌，火负水胜，则恐生也。

脾痹者，四肢解堕，发咳呕汁，上为大塞。

脾主四肢，脾痹则土气困乏，四肢解堕。脾为湿土，湿旺胃逆，肺气不降，故发咳呕汁，上为大塞也。

肺痹者，烦满喘而呕。

肺主宗气，而性降敛，胃逆肺阻，故胸膈烦满，喘促而呕吐也。

肾痹者，善胀，尻以代踵，脊以代头（尻，丘刀切，考，平声）。

水寒土湿，木气不达，则生胀满，故肾痹者善胀。肾脉入跟中，上踹内，贯脊入肺，肾痹则筋脉挛缩，足卷而不伸，故尻以代踵（尻，尾骶骨），身偻而不仰，故脊以代头也。

肠痹者，数饮而出不得，中气喘争，时发飧泄。

大肠为燥金，小肠为丙火，二肠痹塞，燥热郁发，故数饮而不得下行。积水阻碍，中气胀满，鸣喘斗争，莫有去路，郁极而发，下冲魄门，则时为飧泄也。

胞痹者，少腹膀胱按之内痛，若沃以汤，涩于小便，上为清涕。

胞即膀胱也，胞痹则膀胱不通，乙木失其疏泄之令，郁陷而生下热，故按之内痛，若沃以热汤，涩于小便。水道不通，则肺气莫降，淫泆而化清涕，逆流鼻窍也。

帝曰：其客于脏腑者何也？岐伯曰：此亦其饮食居处，为其病本也。饮食自倍，肠胃乃伤。六腑亦各有腧，风寒湿气中其腧，而食饮应之，循腧而入，各舍其腑也。

肠痹胞痹，是六腑之痹也，其舍于六腑者，此亦其食饮居处调摄不谨。为其病本也。饮食自倍，不能消腐，胀满泄利，肠胃乃伤。六腑亦各有腧穴，风寒湿气，中其腧穴，而饮食所伤，应之于内，则风寒湿循腧而入，各舍其腑也。

帝曰：以针治之奈何？岐伯曰：五脏有俞，六腑有合，循脉之分，各有所发，各随其过，则病瘳也。

手足经脉所起，五脏有俞，六腑有合（五脏之脉五腧，井荥俞经合也；六腑之脉六腧，井荥俞原经合也），循脉之分部，各有气穴所发，各随其过而刺之，泄其经邪，则病瘳矣。

帝曰：营卫之气，亦令人痹乎？岐伯曰：营者，水谷之精气也，和调于五脏，洒陈于六腑，乃能入于脉也，故循脉上下，贯五脏，络六腑也。

营者，水谷之精气所化也，精气游溢，和调于五脏之中，洒陈于六腑之内，乃能入于经脉，而化营血也。营行脉中，故循脉上下，贯五脏而络六腑也。

故人卧血归于肝，肝受血而能视，足受血而能步，掌受血而能握，指受血而能摄。卧出而风吹之，血凝于肤者为痹，凝于脉者为泣，凝于足者为厥。此三者，血行而不得反其空，故为痹厥也（此段旧误在《五脏生成论》）。

营行于脉而统于肝，故人卧血归于肝。肝藏血，血舍魂，魂化神，魂神者，阳气之虚灵者也，而总皆血中温气所化。魂神发露，则生光明，是以肝受血而能视。推之足行手持，悉由神气所发，故使足受血而能步履，掌受血而能卷握，指受血而能摄取。人于夜卧，衣被温暖，营血淖泽，出于卧内，而清风吹之，则营血凝瘀。血凝于肤者为痹，凝于脉者为泣（泣与涩通，此即脉痹也），凝于足者为厥。此三者，营血正行，为风所闭，埋阻结滞，而不得反其经络（空，脉道也），故为痹厥也。

卫者，水谷之悍气也，其气慓疾滑利，不能入于脉也，故循皮肤之中，分肉之间，熏于肓膜，散于胸腹。逆其气则病，从其气则愈，不与风寒湿气合，故不为痹。

卫者，水谷之悍气所化也，其气慓疾滑利，不能入于经脉之中也，故行于脉外，循乎皮肤之中，分肉之间，熏于肓膜，肓者，腠理空隙之处也（《刺禁论》：膈肓之上，中有父母，是膈上之肓也。《病能论》：其气溢于大肠而着于肓，肓之原在脐下，是膈下之肓也。《灵枢·胀论》：陷于肉肓，而中气穴，是诸经隧之肓也。膜者，肓以外之筋膜也）。散于胸腹（肺主卫，宗气在胸，卫之根本。胸腹者，宗气之所降，即卫气偏盛之所也）。逆其气则病生，从其气则人愈，不与风寒湿气相合，故不为痹也。

帝曰：痹，其时有死者，或疼久者，或易已者，其故何也？岐伯曰：其入脏者死，其留连筋骨间者疼久，其留皮肤间者易已。其风气胜者，其人易已也。

入脏者，神气消亡，故死。留连筋骨间者，气血凝涩，故疼久。留于皮肤间者，经脏无伤，故易已。风气胜者，行而不着，驱之则去，故其人易已也。

帝曰：善。痹或痛，或不痛，或不仁，或寒，或热，或燥，或湿，其故何也？岐伯曰：痛者，寒气多也，有寒故痛也。其不痛不仁者，病久入深，营卫之行涩，经络时疏，故不痛，皮肤不营，故为不仁。其寒者，阳气少，阴气多，与病相益，故寒也。其热者，阳气多，阴气少，病气胜，阳遭阴，故为热。其多汗而濡者，此其逢湿甚也，阳气少，阴气盛，两气相感，故汗出而濡也。

痛者，寒气偏多，血脉凝涩，故卫阻而痛生也。其不痛不仁者，病久入深，经脉不利，营卫之行涩，经络时常空疏，故不痛，皮肤不得营养，故不仁。其寒者，素禀阳气少，阴气多，阴气与病邪相益，故寒也。其热者，素禀阳气多，阴气少，而病气外胜，阳遭阴束，愈郁愈旺，故热也。其多汗而濡者，此其逢外湿偏甚也。素禀阳气少，阴气盛，原有内湿，而再逢外湿，两气相感，故汗出而濡也。

帝曰：夫痹之为病，不痛何也？岐伯曰：痹在于骨则重，在于筋则屈不伸，在于脉则血凝而不流，在于肉则不仁，在于皮则寒，故具此五者，则不痛也。凡痹之类，逢寒则急，逢热则纵。帝曰：善。

痹之为病，应当痛也，而不痛者，以其在于骨则骨重，在于筋则筋屈，在于脉则血凝，在于肉则肉苛，在于皮则皮寒，具此五者，故不痛也。凡痹之类，逢寒则急，急则痛，逢热则纵，纵则不痛，其不痛者，筋脉松和而舒缓也。

痿论三十四

黄帝问曰：五脏使人痿何也？岐伯对曰：肺主身之皮毛，心主身之血脉，肝主身之筋膜，脾主身之肌肉，肾主身之骨髓，故肺热叶焦，则皮毛虚弱急薄，着则生痿躄也。

肺主气而化津，皮毛、血脉、筋膜、肌肉、骨髓，分主于五脏，而皆肺气肺津之所充灌也。故肺热叶焦，不能滋润皮毛，则皮毛虚弱急薄。由皮毛而内，推之筋脉骨肉，皆失荣养，着于何处，则生痿躄之疾也。

心气热则下脉厥而上，上则下脉虚，虚则生脉痿，枢折，胫纵而不任地也。

心气热则君火上炎，下脉厥逆而上，上则下脉阳虚，虚则生脉痿之疾。脉痿则枢纽断折，足胫纵缓，而不能任地也。

肝气热则胆泄口苦，筋膜干，筋膜干则筋急而挛，发为筋痿。

肝胆表里，肝气热则相火上炎，胆泄口苦，筋膜枯干，干则筋膜急挛，发为筋痿也。

脾气热则胃干而渴，肌肉不仁，发为肉痿。

脾胃表里，脾气热则金土枯燥，胃干而渴（胃从阳明燥金化气），肌肉不仁，发为肉痿也。

肾气热则腰脊不举，骨枯而髓减，发为骨痿。

肾脉贯脊，腰者，肾之府也，肾气热则腰脊不举，骨枯而髓减，发为骨痿。

帝曰。何以得之？岐伯曰：肺者，脏之长也，心之盖也，有所失亡，所求不得，则发肺鸣，鸣则肺热叶焦，故曰五脏因肺热叶焦，发为痿躄，此之谓也。

五脏皆受气于肺，肺者，五脏之长，心之华盖也。有所失亡而不存，或有所营求而不得，则心急火炎，气喘而肺鸣，鸣则肺热叶焦，故曰五脏因肺热叶焦，发为痿躄，此之谓也。缘肺金枯燥，不能化气生津，灌溉五脏，是以成痿耳。

悲哀太甚则胞络绝，胞络绝则阳气内动，发则心下崩，数溲血也。故《本病》曰：大经空虚，发为肌痹，传为脉痿。

心为丁火，膀胱为壬水，本相合也，合则膀胱之胞，爰有络脉，通于心中，是谓胞络。心主喜，悲哀太甚，伤其心神，丁壬不交，则胞络绝矣。心主脉，脉舍血，血藏于肝，火之热者，木之温气所化，故心火生于肝木。而肝木实生于壬水，水生而化木，是阴升而化阳也。阴升而化阳，故血随木升，行于脉中，而不下泄。胞络既绝，丁壬不交，则木郁而阳陷，故阳气内动。郁动不已，陷冲前窍，在女子则为血崩，在男子则为溺血，是以病发则心下崩决，数溲血也。盖脉者，血之堤防，木陷血积，泄于溺孔，是即河水冲决，堤防崩溃之义也，而崩溃之原，则在心下，以心主脉也，故谓之心下崩。《本病》（古书）。营血陷亡，故大经空虚。血亡则肌肉失养，麻痹不仁，经络埂阻，传为脉痿也。

思想无穷，所愿不得，意淫于外，入房太甚，宗筋弛纵，发为筋痿，及为白淫。故《下经》曰：筋痿者，生于肝使内也。

思想无穷，而所愿不得，意思淫泆于外，则相火升泄，阳根不密，加以入房太甚，泄其肾气，水寒木萎，宗筋弛纵，发为筋痿，及为白淫。白淫者，白物淫衍，流溢而下，即男女带浊之疾也。《下经》，古书。肝使内者，色过而肝伤也。

有渐于湿，以水为事，若有所留，居处相湿，肌肉濡渍，痹而不仁，发为肉痿。故《下经》曰：肉痿者，得之湿地也。

渐，习染也，有渐于湿，以水为事，若水有所留，居处湿润，人感其气，传染于身，则肌肉濡渍，痹而不仁，发为肉痿。肉痿者，得之湿地之外淫也。

有所远行劳倦，逢大热而渴，渴则阳气内伐，内伐则热舍于肾。肾者水脏也，今水不胜火，则骨枯而髓虚，故足不任身，发为骨痿。故《下经》曰：骨痿者，生于大热也。

有所远行劳倦，逢大热而燥渴，渴则阳气燔蒸而内伐，内伐则热气舍于肾部。肾者水脏也，其主骨髓，今水不胜火，则骨枯而髓虚，故足软不能任身，发为骨痿。骨痿者，生于大热之内烁也。

帝曰：何以别之？岐伯曰：肺热者，色白而毛败。心热者，色赤而络脉溢。肝热者，色苍而爪枯。脾热者，色黄而肉蠕动。肾热者，色黑而齿槁。

肺主皮毛，其色白，肺热者，色白而毛败，心主脉，其色赤，心热者，色赤而络脉溢。络脉，经脉之浮者也。肝主筋，其色苍，肝热者，色苍而爪枯。爪者，筋之余也。脾主肉，其色黄，脾热者，色黄而肉蠕动。蠕动，虫动貌也。肾主骨，其色黑，肾热者，色黑而齿槁。齿者，骨之余也。

帝曰：如夫子言可矣，论言治痿者独取阳明，何也？岐伯曰：阳明者，五脏六腑之海，主润宗筋，宗筋主束骨而利机关也。冲脉者，经脉之海也，主渗灌溪谷，与阳明合于宗筋。阴阳总宗筋之会，会于气街，而阳明为之长，皆属于带脉，而络于督脉。阳明虚则宗筋纵，带脉不引，故足痿不用也。

阳明者，脏腑之海，主滋润宗筋，宗筋，诸筋之总也。诸筋者，皆属于节（《五脏生成论》语），骨节联属，则机关便捷，故宗筋主束骨而利机关也。冲脉者，经脉之海，主渗灌溪谷（《气穴论》：肉之大会为谷，肉之小会为溪），与阳明合于宗筋。阴阳之脉，总宗筋之会（足阳明、少阳、太阴、少阴、厥阴、冲、任、督、蹻九脉，皆会于前明），会于阳明之气街（阳明动脉，在髋腹之交），而阳明为之长，皆属于带脉（带脉环腰如带，总束诸脉者），而络于督脉（督脉在背，诸脉之纲），阳明虚则宗筋纵缓，带脉不能收引，诸筋松懈，故足痿不用也。

帝曰：治之奈何？岐伯曰：各补其荥而通其俞，调其虚实，和其逆顺，筋脉骨肉各以其时受气，则病已矣。帝曰：善。

五脏之脉五腧，曰井荥俞经合。六腑之脉六腧，曰井荥俞原经合。诸经之所溜为荥，所注为俞。治痿虽独取阳明，而脉肉筋骨，各有所主，如脉痿则兼治手少阴，肉痿则兼治足太阴，筋痿则兼治足厥阴，骨痿则兼治足少阴。各补其荥穴，以滋经阴，通其腧穴，以泄经热，调其虚实，使阳不偏实，阴不偏虚，和其逆顺，使阳气顺降，阴气逆升，筋脉骨肉各以其自王之时受气，则病已矣。

厥论三十五

黄帝问曰：厥之寒热者何也？岐伯对曰：阳气衰于下，则为寒厥，阴气衰于下，则为热厥。

阳气衰于下，则阴盛而生寒，故为寒厥。阴气衰于下，则阳盛而生热，故为热厥。

帝曰：热厥之为热也，必起于足下者何也？岐伯曰：阳气起于足五指之表①，阴脉者，集于足下而聚于足心，故阳气胜则足下热也。

阳气起于足五指之表，阴脉集于足下而聚于足心，阴败阳胜，则阳侵阴位，而足下热也。

帝曰：寒厥之为寒也，必从五指而上于膝者何也？岐伯曰：阴气起于足五指之里，阳脉者，集于膝下而聚于膝上，故阴气胜则从五指至膝上寒。其寒也，不从外，皆从内也。

阴气起于足五指之里，阳脉集于膝下而聚于膝上，阳败阴胜，则阴夺阳位，从五指而至膝上寒也。其寒也，不从外来，皆从内生也。

帝曰：寒厥何失而然也？岐伯曰：前阴者，宗筋之所聚，太阴阳明之所合也。春夏则阳气多而阴气少，秋冬则阴气盛而阳气衰，此人者质壮，以秋冬夺于所用，精气溢下，下气上争，不能复，邪气因从之而上也。气因于中，阳气衰，不能渗营其经络，阳气日损，阴气独在，故手足为之寒也。

太阴阳明同主四肢，前阴者，宗筋之所聚，太阴阳明之所会

①　阳起于足五指之表：足三阳下行，沿下肢外侧而止于足趾外端，故曰"五指之表"。

合也。春夏则阳气多而阴气少，太阴不及阳明之多者，阳升而阴降也。秋冬则阴气盛而阳气衰，阳明不及太阴之盛者，阴长而阳藏也。寒厥之原，以此人者气质盛壮，当秋冬阳藏之时，而入房不节，夺于所用，精气溢下，泄其阳根，下焦肾气，纷争于上，不能归复，寒水之邪气，因从之而上。寒气在中，水邪侮土，太阴湿盛，阳明气衰，不能充养四肢而渗淫其经络，久而阳气日损，阴气独在，四肢禀之，故手足为之寒也。

帝曰：热厥何如而然也？岐伯曰：酒入于胃，则络脉满而经脉虚，阴气虚则阳气入，阳气入则胃不和。脾主为胃行其津液者也，胃不和则精气竭，精气竭则不营其四肢也。此人必数醉若饱以入房，气聚于脾中不得散，酒气与谷气相薄，热盛于中，故内热而溺赤也。夫酒气盛而慓悍，肾气日衰，阳气独胜，热遍于身，故手足为之热也。

酒性辛热升散，酒入于胃，外走络脉，则络脉满而经脉虚。络脉为阳，经脉为阴，阴气虚则阳气入，阳气入则同气相投，传于阳明之腑，胃土燥热而不和。脾主为胃行其津液者也，胃腑燥热不和则精气竭，精气竭则脾无津液可行，不能营渗其四肢，故成热厥。此人必数醉若饱以入房，酒食未化，中气壅阻，此正水火分离，精神不交之会（中气不运，则水火不交），而肾精溢涩，阳根愈腾，相火上至中宫，堙阻土位，热气聚于脾中，不得散布，加之酒气与谷气相薄（迫也），热盛于中，故内热而溺赤也。夫酒气既盛，而慓悍之性，煎熬肾阴，肾气日衰，阳气独胜，腑脏肢节，一派邪热熏蒸，热遍于身，故手足为之热也。

帝曰：厥或令人腹满，或令人暴不知人，或至半日远至一日乃知人者何也？岐伯曰：阳气盛于上则下虚，下虚则腹胀满，阳气盛于上则下气重上，而邪气逆，逆则阳气乱，阳气乱则不知人也。

阳降阴升，是其常也。阳气盛于上，是阳气之上逆，则阳不归根而下虚。阳气下虚，寒湿必动，肝脾郁陷，则腹胀满。阳气上升，则下焦阴气重上，而邪气于是上逆，逆则升逼清道，而阳气散乱，阳气散乱，神明纷扰，则不知人也。

帝曰：善。愿闻六经之厥状病能也。岐伯曰：巨阳之厥，则首肿头重，足不能行，发为眴仆。

足太阳经行身之背，起目内眦，自头走足，巨阳之厥，经气上逆，则首肿头重，足不能行。上实下虚，发为眩晕，而颠仆也。

阳明之厥，则腹满不得卧，面赤而热，癫疾欲走呼，妄见而妄言。

足阳明经行身之前，起鼻交頞，自头走足，阳明之厥，经气上逆，则腹满不得卧，面赤而热，癫疾欲走呼，妄见而妄言，"阳明脉解"所谓病甚则弃衣而走，登高而歌，妄言骂詈，不避亲疏是也。

少阳之厥，则暴聋，颊肿而热，胁痛，胻不可以运。

足少阳经行身之侧，起目锐眦，自头走足，少阳之厥，经气上逆，则暴聋，颊肿而热（脉循耳后，下加颊车，下行而化相火故也），胁痛，胻酸不可以运动也（脉循胁里，下辅骨也）。

太阴之厥，则腹满䐜胀，后不利，不欲食，食则呕，不得卧。

足太阴经行身之前，自足走胸，太阴之厥，则经气下陷，脾陷肝遏，腹满䐜胀，疏泄失政，后窍不利。脾湿传胃，胃气上逆，则不欲食，食则呕，不得卧也。

少阴之厥，则口干溺赤，腹满心痛。

足少阴经行身之后，自足走胸，少阴之厥，则经气下陷，唇舌失滋，是以口干。风木遏郁，是以溺赤（湿郁为热）。水泛土湿，是以腹满。寒水凌火，是以心痛也。

厥阴之厥，则少腹肿痛腹胀，泾溲不利，阴缩肿，胻内热，好卧屈膝。

足厥阴经行身之侧，自足走胸，厥阴之厥，则经气下陷，少腹痛胀，泾溲不利（风木郁陷，而贼脾土，不能疏泄水道也），阴器缩肿，骱骨内热（脉循骱骨，过阴器也），好卧而屈膝也（肝木克土，土困则好卧。肝主筋，肝陷筋缩，则屈膝也）。

盛则泻之，虚则补之，不盛不虚，以经取之。

不盛不虚，则以寻常疏通经络之法取之，此总言诸厥之治法也。

太阳厥逆，僵仆，呕血善衄，治主病者。

太阳厥逆，头重足轻，故僵仆。寒水上行，藏气失政，故呕血善衄。治主病者，治其主病之经穴也。下同。

阳明厥逆，喘咳身热，善惊，衄呕血，治主病者。

阳明厥逆，胃气上壅，肺金莫降，故发喘咳。胆木拔根，故生惊怯。阳明不降，收敛失政，故作呕衄也。

少阳厥逆，机关不利，机关不利者，腰不可以行，项不可以顾，发肠痈不可治，惊者死。

少阳厥逆，筋膜挛缩，机关不利，行则腰痛，故不可行，顾则项痛，故不可顾。相火内郁，而发肠痈，则不可治。胆木拔根，而生惊者，戊土被贼，是以死也。

太阴厥逆，骱急挛，心痛引腹，治主病者。

太阴厥逆，土陷木遏，筋膜短缩，故骱骨急挛。肝木陷而胆木逆，上冲胃口，故心痛引腹也。

少阴厥逆，虚满呕变，下泄清水，治主病者。

少阴厥逆，水旺土湿，胃逆脾陷，故上为虚满呕变（变，灾也），下为泄利清水也。

厥阴厥逆，足挛腰痛，虚满，前闭，谵言，治主病者。

厥阴厥逆，肝陷筋缩，故足挛腰痛。乙木贼土，故腹胁虚满。木郁不能疏泄水道，故前窍闭涩。风动血挠，神魂不谧，是以谵言也。

三阴俱逆，不得前后，使人手足寒，三日死。

三阴俱逆，湿土风木癸水齐陷，下窍堵塞，不得前后（二便不通）。中脘阳虚，四肢失禀，使人手足寒冷。不过三日则死，阳气全败也。

手太阳厥逆，耳聋泣出，项不可以顾，腰不可以俯仰，治主病者。

手太阳厥逆，其脉自目锐眦入耳中，故耳聋泣出。循头上项，故项不可以顾。脉连足太阳，足太阳挟脊抵腰，故腰不可以俯仰也。

手阳明少阳厥逆，发喉痹嗌肿，痉，治主病者。

手阳明少阳厥逆，其脉皆循喉咙，入缺盆，故发喉痹嗌肿，头项强直而为痉也。

手太阴厥逆，虚满而咳，善呕沫，治主病者。

手太阴厥逆，肺气上冲，故虚满而咳，善呕涎沫也。

手少阴心主厥逆，心痛引喉，身热，死不可治。

手少阴心主厥逆，其脉皆上挟咽喉，故心痛引喉。君相二火上炎，故身热（心主为相火）。火泄神亡，故死也。

咳论三十六

黄帝问曰：肺之令人咳何也？岐伯对曰：五脏六腑皆令人咳，非独肺也。帝曰：愿闻其状。岐伯曰：皮毛者，肺之合也，皮毛先受邪气，邪气以从其合也。其寒饮食入胃，从肺脉上至于肺则肺寒，肺寒则外内合邪，因而客之，则为肺咳。

肺主气，肺气清降，呼吸静顺，故不咳嗽，肺金不降，胸膈壅阻，逆气冲激，则咳嗽生焉。咳生于肺，而其原不一，五脏六腑之病，传之于肺，皆令人咳，非独肺脏之自病也。且以肺咳言之，肺主皮毛，皮毛者，肺之合也，皮毛被感，先受风寒之邪气，邪气在表，外束皮毛，皮毛闭敛，则肺气壅阻，缘肺合皮毛，表里同气，从其合也。其再加以寒饮食入胃，寒气从肺脉上至于肺则肺寒，肺寒则饮食之寒与风露之寒外内合邪，因而客居肺部不散，寒闭气阻，则为肺咳，是肺咳之故也。

五脏各以其时受病，非其时，各传以与之。乘秋则肺先受邪，乘春则肝先受之，乘冬则肾先受之，乘夏则心先受之，乘至阴则脾先受之。人与天地相参，故五脏各以治时，感于寒则受病，微则为咳，甚则为泄为痛。

咳生于肺，而受病之原，则传自五脏，不可第责之肺也。五脏各以其主治之时受病，非其主治之时，各于其所胜之脏传以与之。肺应秋，乘秋则肺先受邪，肝应春，乘春则肝先受之，肾应冬，乘冬则肾先受之，心应夏，乘夏则心先受之，脾应至阴（长夏），乘至阴则脾先受之。盖人与天地相参，故五脏各以治其司令之时，当其主治之时感于寒，则主治之脏受其病。微则传之肺，肺气上逆而为咳，甚则传之大肠，大肠下陷，为泄为痛也。

帝曰：何以异之？岐伯曰：肺咳之状，咳而喘息有音，甚则唾血。

肺咳之状，咳而喘息有音，肺气上逆也。甚则唾血，肺金失敛也。

心咳之状，咳则心痛，喉中介介如梗状，甚则咽肿喉痹。

心咳者，火克金也。咳则心痛者，君火逆冲也。心脉上挟咽，心气冲塞，故喉中介介如梗状。甚则君火升炎，故咽肿喉痹也。

肾咳之状，咳则腰脊相引而痛，甚则咳涎。

肾咳者，水乘金也。水渍肺脏，则气阻为咳。肾脉贯脊，故腰背相引而痛。肾主五液，入脾为涎，脾湿胃逆，则涎出于口，故甚则咳涎。

脾咳之状，咳则右胁下痛，阴阴引肩背，甚则不可以动，动则咳剧。

脾咳者，土累金也。脾以湿土主令，肺从脾土化湿，湿旺胃逆，肺金不降，清气郁阻，则生痰嗽。脾从左升，左升则右降，右胁下痛，阴阴引肩背者，肺气不能右降也。甚则身动而气愈逆，是以咳剧也。

肝咳之状，咳则两胁下痛，甚则不可以转，转则两胠下满。

肝咳者，木侮金也。肝为风木，内胎君火，衰则肺金固克风木，盛则风木亦侮肺金，火胎郁发，肺金受伤，则生咳嗽。肝脉行于两胁，故胁痛不可以转。转则肝气郁遏，两胠下满，胠即胁也。

帝曰：六腑之咳奈何？安所受病？岐伯曰：五脏之久咳，乃移于六腑。

脏病移腑，表里相传也。

脾咳不已，则胃受之，胃咳之状，咳而呕，呕甚则长虫出。

脾咳不已，传之于胃，胃逆则呕，呕甚则吐蚘虫。盖脾为太阴湿土，肺以手太阴不司令气，从土化湿，燥被湿夺，则阳明戊土不化庚金之燥，而化己土之湿。湿盛则脾陷而胃逆，胃逆则肺无降路，湿气埋塞，而生痰嗽。故肺咳之原，虽缘五脏六腑之相传，而胃土上逆，则为咳嗽之根。甚则为泄为痛，由于脾陷，微则为咳，由于胃逆。胃咳者，戊土之阻辛金也。

肝咳不已，则胆受之，胆咳之状，咳呕胆汁。

肝咳不已，传之于胆，胆木上逆，而克胃土，则咳呕胆汁，胆汁色黄而味苦。胆咳者，甲木之伤辛金也（甲木化气相火，能刑辛金）。

肺咳不已，则大肠受之，大肠咳状，咳而遗矢。

肺咳不已，传之大肠，大肠下陷，魄门不收，故咳而遗矢。大肠咳者，庚金之干辛金也。

心咳不已，则小肠受之，小肠咳状，咳而失气，气与咳俱失。

心咳不已，传之小肠，小肠下陷，故咳而肛门失气，气与咳俱失。小肠咳者，丙火之克辛金也。

肾咳不已，则膀胱受之，膀胱咳状，咳而遗溺。

肾咳不已，传之膀胱，膀胱失藏，故咳而遗溺。膀胱咳者，壬水之乘辛金也。

久咳不已，则三焦受之，三焦咳状，咳而腹满，不欲饮食。

久咳不已，上中下三焦俱病，则传之三焦，三焦火陷，不能生土，故咳而腹满，不欲饮食。三焦咳者，相火之刑辛金也。

此皆聚于胃，关于肺，使人久涕唾而面浮肿，气逆也。

聚于胃者，胃土上逆，浊气填塞，聚于胃口也。关于肺者，胃逆则肺阻也。肺逆则多涕，胃逆则多唾，浊气郁塞，是以淫泆而化涕唾。肺胃郁升，则面浮肿。总因浊气之上逆也。

帝曰：治之奈何？岐伯曰：治脏者治其俞，治腑者治其合，浮肿者治其经。

脏之俞，在脉之所起第三穴。腑之合，在脉之所起第六穴。脏之经，在脉之所起第四穴。腑之经，在脉之所起第五穴。五脏五腧，曰井荥俞经合，六腑六腧，曰井荥俞原经合，详见《灵枢·本输》（俞与腧、输俱通）。

疟论三十七

黄帝问曰：夫痎疟皆生于风，其蓄作有时者何也？岐伯对曰：疟之始发也，先起于毫毛，伸欠乃作，寒栗鼓颔，腰脊俱痛，寒去则内外皆热，头痛如破，渴欲冷饮。

痎与该通，疟病不一，该而言之，故曰痎疟。其类虽多，总之皆生于风也。伸者，舒臂折腰，欠者，开口呵气，阴气下旺，召引阳气，阳气欲陷而未陷，故伸欠乃作，此疟邪将发之象也。发则寒栗鼓颔，腰脊俱痛。寒去则内外皆热，头痛如破，渴欲冷饮（痎，音皆）。

帝曰：何气使然？愿闻其道。岐伯曰：阴阳上下交争，虚实更作，阴阳相移也。阳并于阴，则阴实而阳虚，阳明虚则寒栗鼓颔也，巨阳虚则腰背头项痛，三阳俱虚则阴气胜，阴气胜则骨寒而痛，寒生于内，故中外皆寒。阳盛则外热，阴虚则内热，外内皆热，则喘而渴，故欲冷饮也。

疟之寒往而热来者，此阴阳之上下交争，虚实更作，阴阳相移也。以阴气发作，裹束阳气，阳为阴并，则阴实而阳虚。阳明行身之前，阳明虚则寒栗鼓颔。太阳行身之后，巨阳虚则腰背头项痛。三阳俱虚则阴气全胜，阴气胜则骨寒而痛。寒生于内，直达皮毛，故中外皆寒。及其阳气来复，蓄极而发，则阳实而阴虚。阳盛而透出重围则外热，阴虚而涸及穷泉则内热，外内皆热。则喘促而渴燥，故欲冷饮也。

此皆得之夏伤于暑，热气盛，藏于皮肤之内，肠胃之外，营气之所舍也。此令人汗孔疏，腠理开，及得之以浴，因得秋气，汗出遇风，水气舍于皮肤之内，与卫气并居。卫气者，昼行于阳，夜行于阴，此气得阳而外出，得阴而内薄，内外相薄、是以日作。

痎疟寒热之由，此皆得之夏伤于暑，热气隆盛，藏于皮肤之内，肠胃之外，是营气之所舍也。此热内蒸，令人汗孔疏而腠理开，暑盛窍泄，沐浴寒水，因得凉秋之气，正当汗出，而遇清风，水随窍入，皮毛外敛，于是水气淫泆，舍于皮肤之内，与卫气并居。卫气昼行于阳经，夜行于阴脏，此气（水气）昼得阳气而外出，夜得阴气而内入，舍深则暮与卫遇而夜作，舍浅则旦与卫遇而昼作，昼夜出入，内外相薄，是以日作，此蓄作有时之原也。

帝曰：善。夫风之与疟也，相似同类，而风独常在，疟得有时而休者何也？岐伯曰：风气留其处，故常在，疟气随经络，沉以内薄，故卫气应乃作。

痎疟皆生于风，是风之与疟相似同类。而风独常在，疟得有时而休者，以风气留其所客之处，故邪常在，疟气随经络，沉以内薄，故与卫气相应乃作，卫气不应，则有时而休也。

帝曰：其间日而作者何也？岐伯曰：其气之舍深，内薄于阴，阳气独发，阴邪内着，阴与阳争不得出，是以间日而作也。

间日而作者，以其气（水气）之舍深，内薄于阴分之中，卫气独发，不与邪遇，阴邪内着，不与卫交，阴与阳争，而不得出，是以间日而作也。盖疟邪之发，邪与卫遇，裹束卫阳，卫阳内陷，郁勃振动，极力外发，而阴邪外闭，不得突围而出，是以寒栗战摇。及其蓄积盛大，阴不能闭，则透出重围，热来寒往。水邪深入，不得日与卫会，故间日乃作也。

帝曰：时有间二日或至数日发，或渴或不渴，其故何也？岐伯曰：其间日发者，由邪气内薄于五脏，横连募原也。其道远，其气深，其行迟，不能与卫气俱行，不得皆出，故间日乃作也。其间日者，邪气与卫气客于六腑，而有时相失，不能相得，故休数日乃作也。疟者，阴阳更胜也，或甚或不甚，故或渴或不渴。

其间日发者，由邪气内薄于五脏，横连于募原也（募谓脏腑之募，原谓膈肓之原）。其道远，其气深，其行迟，不能与气俱行。不得与卫气皆出，故间日乃作也。其间日作者，邪气与卫气客于六腑，道远而气深，而又有时相失，不能相得，间日而不会，故休数日乃作也。疟之寒热互作者，阴阳之更胜也，其阳气之盛，或甚或不甚，故或渴或不渴也。卫气一日一夜周身五十度，昼行六经二十五周，夜行五脏二十五周。邪在六经，则昼与卫遇，邪在五脏，则夜与卫遇，无与卫气相失之时，本当一日一作，其间日至数日者，阳气之衰也。盖卫与邪遇，不得迳行，极力相争，陷坚而入。卫气内郁，寒邪外束，鼓动振摇，重阴莫透，蓄极而发，热蒸寒散，阳气透泄，寒邪退除，非阳气极盛，不能日日如是。阳虚者，热退力衰，未即遽振，卫与邪遇，遂陷重阴，阳弱不能外发，则寒热不作。间日之后，蓄积盛大，然后鼓发，而生寒热。再虚则数日乃发。阳虚之分量不一，故有间日、数日之差也。

帝曰：其作日晏与其日早者，何气使然？岐伯曰：邪气客于风府，循膂而下，卫气一日一夜大会于风府。其明日日下一节，故其作也晏，此先客于脊背也。每至于风府则腠理开，腠理开则邪气入，邪气入则病作。其出于风府，日下一节，二十五日下至骶骨，以此日作稍益晏也，二十六日入于脊内，注于伏膂之脉，其气上行，九日出于缺盆之中，其气日高，故作日益早也。

其作日晏与日早者，邪气客于风府，循背膂而下（脊骨两旁曰膂），卫气一日一夜周身五十度，大会于风府，而与邪遇，遇则疟发。其至明日，邪气日下一节，与卫气之相遇渐晚，故其作也晏，此缘邪气先客于脊背也。卫气每至于邪客之风府，阻而不行，则鼓动郁发，开其腠理，腠理开则邪气入，邪气入则裹束卫气而病作。其出于风府，日下一节，二十五日下至骶骨（尾骶骨），以此日作稍益晏也。二十六日入于脊内，注于伏膂之脉（伏膂之脉，即冲脉之后行于脊背者），前入冲任，其气上行，九日出于缺盆之中，其气日高，故作日益早也。疟发之早晏，虽由邪气之上下，实因阳气之虚盛。阳虚者，闭于重阴之中，不能遽发，故其作日晏，阳盛者，遏于重阴之内，一郁即发，故其作日早。阳盛于上而虚于下，自背而下，阳气渐盛，是以作晏，自腹而上，阳气渐盛，是以发早也。

帝曰：夫子言卫气每至于风府，腠理乃发，发则邪气入，入则病作。今卫气日下一节，其气之发也，不当风府，其日作者奈何？岐伯曰：此邪气客于头项，循膂而下者也。虚实不同，邪中异所，则不得当其风府也。故邪中于头项者，气至头项而病，中于背者，气至背而病，中于腰脊者，气至腰脊而病，中于手足者，气至手足而病。卫气之所在，与邪气相合则病作，故风无常府。卫气之所发，必开其腠理，邪气之所合，则其腑也。

邪气客于风府，卫气每至于风府，与邪气相遇，腠理开发，则邪入而病作。今卫气日下一节，而与邪遇，其气之发也，不当风府（风府，督脉之穴，在项后），其日作者何也？此盖邪气客于头项，循脊而下者也，故恰当督脉之风府。人之虚实不同，邪中异所，则不得尽当其风府也。故邪中于头项者，卫气至头项而病，中于背脊者，卫气至背脊而病，中于腰脊者，卫气至腰脊而病，中于手足者，卫气至手足而病。卫气之所在，与邪气相合则病作，故风无常府。卫气之所郁发，开其腠理，而与邪气之所合，则其腑也。

帝曰：疟先寒而后热者何也？岐伯曰：夏伤于大暑，其汗大出，腠理开发，因遇夏气凄沧之水寒，藏于腠理皮肤之中，秋伤于风，则病成矣。夫寒者阴气也，风者阳气也，先伤于寒而后伤于风，故先寒而后热也。病以时作，名曰寒疟。

先寒而后热者，夏伤大暑，其汗大出，腠理开发，因夏气炎热，浴于寒水，一遇凄沧之水寒入于汗孔，藏于腠理皮肤之中，忽而秋伤于风，闭其皮毛，寒气在经，不得出路，则病成矣。夫寒者阴气也，内伤营血，风者阳气也，外伤卫气。营为寒伤，则裹束卫外而生表寒，卫为风伤，则鼓发营中而生里热。先伤于寒而后伤于风，则营气先闭而卫气后发，故先寒而后热也。病以时作，名曰寒疟。

帝曰：先热而后寒者何也？岐伯曰：此先伤于风而后伤于寒，故先热而后寒也。亦以时作，名曰温疟。其但热而不寒者，阴气先绝，阳气独发，则少气烦冤，手足热而欲呕，名曰瘅疟。

先热而后寒者，此先伤于风而后伤于寒，故先热而后寒也。以风性疏泄，寒性闭藏，先伤于风，开其皮毛，后伤于寒，入于汗孔。卫以收敛为性，风气泄之，而卫愈欲敛，其性然也。始而风力疏泄，卫未遽敛，故寒随窍入，继而卫敛表固，风不能泄，卫郁热发，是以先热。阳衰阴复，里寒内作，是以后寒。亦以时作，名曰温疟。其但热而不寒者，二火上炎，阳气素旺，外为风邪所闭，郁其内热，阴气先绝，阳气独发，则少气烦冤，手足热盛而欲作呕吐，名曰瘅疟（瘅，热也）。

帝曰：夫病温疟与瘅疟而皆安舍，舍于何脏？岐伯曰：温疟者，得之冬中于风，寒气藏于骨髓之中，至春则阳气大发，邪气不能自出，因遇大暑，脑髓烁，肌肉消，腠理发泄，或有所用力，邪气与汗皆出。此病藏于肾，其气先从内出之于外也。如是者，阴虚而阳盛，阳盛则热矣，衰则气复反入，入则阳虚，阳虚则寒矣，故先热而后寒，名曰温疟。

温疟者，得之冬中于风，闭其皮毛，寒气内入，藏于骨髓之中，阻格二火，不得下蛰，蕴隆经络，郁热常生。至春则阳气大发，邪应出矣，而皮毛敛闭，不能自出。因遇大暑炎蒸，脑髓熏烁，肌肉消减，腠理发泄，汗孔大开，邪应出矣，即不必大暑，或有所用力烦劳，毛理蒸泄，邪亦出矣，邪气与汗皆出。此病邪藏于肾脏（肾主骨髓），先从重阴之内，出之于外也。寒邪外出，逼其经络之阳，郁蒸鼓发，如是者，阴虚而阳盛，阳盛则热矣。盛极而衰，则气复反入，入则阳虚，阳虚则寒矣。盖阴阳之理，有胜必复，阴旺而逼阳气，则阳郁而为热，热胜而阴衰，阳旺而逼阴邪，则阴郁而为寒，寒胜而阳衰，故先热而后寒，名曰温疟。

帝曰：瘅疟何如？岐伯曰：瘅疟者，肺素有热，气盛于身，厥逆上冲，中气实而不外泄，因有所用力，腠理开，风寒舍于皮肤之内，分肉之间而发，发则阳气盛，阳气盛而不衰则病矣。其气不及于阴，故但热而不寒。气内藏于心，而外舍于分肉之间，令人消烁肌肉，命曰瘅疟。

瘅疟者，二火刑金，肺素有热。肺主宗气，而司皮毛，金被火刑，失其降下之令，气盛于身，厥逆上冲，而皮毛闭敛，中气盛实，而不外泄。因有所用力烦劳，腠理开泄，风寒舍于皮肤之内，分肉之间，郁其阳气而发，发则阳盛而内热作，阳气盛而不衰则病矣。其气不及于阴，故但热而不寒。阳气内藏于心，而外舍于分肉之间，壮火燔蒸，令人消烁肌肉，命曰瘅疟。

帝曰：善。论言夏伤于暑，秋必病疟，今疟不必应者何也？岐伯曰：此应四时者也。其病异形者，反四时也。其以春病者恶风，以夏病者多汗，以秋病者寒甚，以冬病者寒不甚。

论言夏伤于暑，秋必病疟（《生气通天论》），今温疟因冬中于风，是疟不必应此言也。盖夏伤于暑，秋必病疟，先寒后热，万人皆同，此应四时者也。其病不必先寒后热，而别有异形者，反四时也。其以春病者风泄表疏而恶风，以夏病者湿蒸窍开而汗出，以秋病者阴气收敛而寒甚，以冬病者阳气格郁而寒不甚（温疟因冬中于风，寒藏骨髓，格碍阳气，不得蛰藏，故寒不甚），此其大较也。

帝曰：经言有余者泻之，不足者补之，今热为有余，寒为不足。夫疟者之寒，汤火不能温也，及其热，冰水不能寒也，此皆有余不足之类。当此之时，良工不能止，必须其自衰乃刺之，其故何也？愿闻其说。

热为有余，阳有余也。寒为不足，阳不足也。

岐伯曰：经言无刺熇熇之热，无刺浑浑之脉，无刺漉漉之汗，故为其病逆，未可治也。夫疟之始发也，阳气并于阴，当是之时，阳虚而阴盛，外无气，故先寒栗也。阴气逆极，则复出之阳，阳与阴复并于外，则阴虚而阳实，故发热而渴。夫疟气者，并于阴则阴胜，并于阳则阳胜，阴胜则寒，阳胜则热。疟者，风寒之气不常也，病极则复。至病之发也，如火之热，如风雨不可当也。故经言曰：方其盛时必毁，因其衰也，事必大昌，此之谓也。夫疟之未发也，阴未并阳，阳未并阴，因而调之，真气得安，邪气乃亡，故工不能治其已发，为其气逆也。

经言，《灵枢·逆顺篇》。熇熇，热盛也。浑浑，脉大也。

漉漉，汗多也。无刺者，为其病气方逆，未可治也。夫疟之始发也，阳气吞并于阴中，当是之时，阳虚而阴盛，外无阳气，故先寒栗也。阴气极盛，阳气来复，发于重阴之内，则复出之阳，阴复为阳吞并于外，则阴虚而阳实，故发热而渴。夫疟气者，阳并于阴则阴胜，阴并于阳则阳胜，阴胜则寒，阳胜则热，阴胜者，寒气所翕聚，阳胜者，风气所闭束。疟者，风寒之气不常胜也，病极则复。阳气来复，至其病之发也，如火之热，如风雨飘骤，不可当也，阳盛极矣，何可刺乎！然盛极必衰，故经言曰：方其盛时，必将毁伤，因其衰也，事必大昌，此之谓也，是以须其自衰乃刺之耳。夫疟之未发也，阴未并于阳，阳未并于阴，因而调之，真气乃安，邪气乃亡，故工不能治其已发，为其病气方逆也。

帝曰：疟不发，其应何如？岐伯曰：疟气者，必更盛更虚，当气之所在也。病在阴则寒而脉静，在阳则热而脉躁，极则阴阳俱衰，卫气相离，故病得休，卫气集则复病也。

疟不发者，疟之未发也。疟气者，发必更盛而更虚，当其邪气之所在也。病在阴则身寒而脉静，病在阳则身热而脉躁，盛之极则阴阳俱衰，卫气相离，故病得休，卫气再集（与邪相集），则复病也。疟邪不发之应，当在邪衰正复，卫离病休之时，身无寒热，而脉无静躁也。

帝曰：善。攻之奈何？早晏何如？岐伯曰：疟之且发也，阴阳之且移也，必从四末始也。阳已伤，阴从之，故先其时坚束其处，令邪气不得入，阴气不得出，审候见之在孙络盛坚而血者皆取之，此真往而未得并者也。

疟之且发也，必将阴阳相移，更盛更虚。阴阳相移者，阴乘阳位，阳乘阴位，彼此交易也。阳受气于四末，阴阳之且移也，必从四末始也。阴胜而阳已伤，阳复则阴亦从之，报施不偏也。故先其未发之时，坚束其四末相移之处，令邪气不得入于阳分，阴气不得出于阳位，以致束闭其卫阳。审候而察之，见其孙络盛坚而血郁者皆取之。此真气之方往，而未得兼并者也。

热论三十八

黄帝问曰：今夫热病者，皆伤寒之类也，或愈或死，其死皆以六七日之间，其愈皆以十日以上者何也？不知其解，愿闻其故。

热病者，春夏之月，感冒风邪之病也。风乘木气，其性疏泄，卫秉金气，其气收敛，春夏中风，开其皮毛，卫气愈泄而愈敛，皮毛敛闭，营郁热发，是为热病。其营热之所以盛发者，以其冬水蛰封之日，相火失藏，升扬浮越，蕴隆于经脉之中，营热蓄积，已成素秉。而冬时不病者，寒水司令，木火未交也。一交春气，寒去温来，经阳郁发，营热渐剧，袭以风露，表闭热隆，则成温病，所谓冬伤于寒，春必温病也（《生气通天论》语）。发于春，则为温病，发于夏，则为暑病，因时而异名，总皆热病也。热病感春夏之风，非伤冬令之寒，故曰伤寒之类，实非伤寒也。

岐伯对曰：人之伤于寒也，则为病热，热虽甚不死，其两感于寒而病者，必不免于死。

外感之病，统曰伤寒，《难经》伤寒有五，有中风，有伤寒，有湿温，有热病，有温病是也。温热之病，本非伤寒，曰伤寒者，感病之总名如是。人之春夏感伤，风泄其卫，卫闭而遏营血，则为病热，热虽至甚，而经尽热泄，不至于死。其阳盛阴微，外被邪束，而表里双传，一日两经，是谓两感，阴精枯槁，必不免于死也。

帝曰：愿闻其状。岐伯曰：伤寒一日，巨阳受之，巨阳者，诸阳之属也，故为诸阳主气也，其脉连于风府，故头项痛，腰脊强。二日阳明受之，阳明主肉，其脉挟鼻络于目，故身热目痛而鼻干，不得卧也。三日少阳受之，少阳主胆，其脉循胁络于耳，故胸胁痛而耳聋。三阳经络皆受其病，而未入于脏者，故可汗而已。

伤寒一日，巨阳受之，巨阳者，经居三阳之表，最先受邪，是诸阳之所属也，故为诸阳之主气也。病传三阳之经，总以太阳为主，以其为诸阳之主气故也。督居脊背，总督诸阳，太阳行身之后，其脉连于督脉之风府（穴在头后）。风府者，招风之府，其窍常开，风袭此穴，传之太阳。太阳之脉，自头下项，挟脊抵腰，风闭皮毛，郁其经脉，经气不舒，故头项痛，腰脊强。阳明居太阳之次，行身之前，风邪在表，日传一经，二日则阳明受之。阳明主肉，其脉挟鼻络于目，阳莫盛于阳明，阳明不降，胃气上逆，肌肉熏蒸，燥火升逼，故身热目痛而鼻干，不得卧也。少阳居阳明之次，行身之侧，三日少阳受之。少阳主胆，胆木化气相火，其脉循耳下颈，贯膈而循胁里，胆火逆升，经气痞塞，故胸胁痛而耳聋。三阳经络皆受其病，而未入于三阴之脏，经郁热发，汗之泄其经热，则病已矣。

四日太阴受之，太阴脉布胃中，络于嗌，故腹满而嗌干。五日少阴受之，少阴脉贯肾络于肺，系舌本，故口燥舌干而渴。六日厥阴受之，厥阴脉循阴器而络于肝，故烦满而囊缩。

太阴居少阳之次，行身之前，四日太阴受之。其脉入腹络胃，上膈挟咽，脾精枯燥，故腹满而嗌干。少阴居太阴之次，行身之后，五日少阴受之。其脉贯脊属肾，入肺而挟舌本，肾水焦涸，故口燥舌干而渴。厥阴居少阴之次，行身之侧，六日厥阴受之。其脉过阴器，抵小腹，属肝络胆，肝血消烁，故烦满而囊缩。太阴曰脉布胃中，少阴曰脉贯肾，厥阴曰脉络于肝，是则三阴之病，皆入于脏也。

其不两感于寒者，七日巨阳病衰，头痛少愈，八日阳明病衰，身热少愈，九日少阳病衰，耳聋微闻，十日太阴病衰，腹减如故，则思饮食，十一日少阴病衰，渴止不满，舌干已而嚏，十二日厥阴病衰，囊纵，少腹微下。大气皆去，病日已矣。

六日而六经俱尽，脏阴弗衰，邪热不能内传，则经阳外发，汗出邪退。六日而六经俱解，共十二日而病全瘳，所谓其愈皆以十日以上也。

帝曰：治之奈何？岐伯曰：治之各通其脏脉，病日衰已矣，其未满三日者，可汗而已，其满三日者，可泻而已。

腑亦称脏，《十二脏相使论》：十二脏之贵贱相使是也。各通其脏脉，是何脏之经病，即针通其何脏之经脉也。其未满三日者，所谓三阳经络皆受其病，而未入于脏者，故可汗而已，其已满三日者，已入于脏，故可泻而已。

热病一传三阴之经，即入于脏，经传三阴，营热深剧，则脏热郁发故也。汗泻俱是刺法，详见刺热篇。《灵枢·热病》：热病三日，而气口静，人迎躁者，取之诸阳，五十九刺，以泻其热而出其汗。泻之则热去，补之则汗出，热病阳有余而阴不足，故泻其阳而补其阴。其在三阳之经，而未入于脏者，热邪尚浅，补其经中之阴，则汗自出，其在三阴之经，而已入于脏者，热邪已深，非泻其脏中之阳，则热不去。温热之病，所以不能死者，脏阴之未亡也。已入于脏而不泻，则脏阴亡矣，故用泻法。

帝曰：其病两感于寒者，其脉应与其病形何如？岐伯曰：两感于寒者，病一日巨阳与少阴俱病，则头痛口干而烦满，二日阳明与太阴俱病，则腹满身热不欲食，谵言，三日少阳与厥阴俱病，则耳聋囊缩而厥不知人，不知人，六日死。三阴三阳，五脏六腑皆受病，营卫不行，五脏不通，则死矣。

两感者，阳亢阴枯，其太阳之寒，随少阴而化热，太阴之湿，随阳明而化燥，厥阴之风，随少阳而化火。表里同气，故一日之内，两经俱病，三日六经俱遍，精液消亡，是以死也。

帝曰：五脏已伤，六腑不通，营卫不行，如是之，后三日乃死何也？岐伯曰：阳明者，十二经脉之长也，其血气盛，故不知人。三日其气乃尽，故死矣。

阳明多气多血，三日之后，经络脏腑俱病，又复不知人。三日阳明之气血全消，然后死也。

评热病论三十九

黄帝问曰：人伤于寒而传为热何也？岐伯对曰：夫寒盛则生热也（此段旧误在《水热穴论》）。

寒盛于外，束闭皮毛，营血郁遏，则生内热也。

帝曰：病热而有所痛者何也？岐伯曰：病热者，阳脉也，以三阳之动也。人迎一盛少阳，二盛太阳，三盛阳明，入阴也。夫阳入于阴，故病在头与腹，乃䐜胀而头痛也（此段旧误在《腹中论》内）。

病热者，风邪在表，郁其阳脉也。病热而有所痛者，以三阳之郁动而冲突也。太阴行气于三阴，脉动寸口，阳明行气于三阳，脉动人迎，人迎一盛，是少阳之郁发，二盛（二倍）是太阳之郁发，三盛（三倍），是阳明之郁发。三阳以阳明为长，病及阳明，阳旺极矣，由是自阳分而入阴分也。夫阳入于阴，则经气盛满，脉络弗容，故在上之经，逆冲头上，在下之经，陷遏腹里，乃腹胀而头痛也。

帝曰：善。热病已愈，时有所遗者何也？岐伯曰：诸遗者，热甚而强食之，故有所遗也。若此者，皆病已衰而热有所藏，因其谷气相薄，两热相合，故有所遗也。帝曰：病热当何禁之？岐伯曰：病热少愈，食肉则复，多食则遗，此其禁也。帝曰：善。治遗奈何？岐伯曰：视其虚实，调其逆从，可使必已矣。

热病已愈，时有所遗者，余热遗留，缠绵未去也。诸遗者，以其热邪犹甚，而遽强食之，脾土虚弱，未能消克，水谷不消，中气胀满，热邪郁发，故有所遗也。若此者，皆病势已衰，而余热有所伏藏，因其饮食新下，与谷气相薄，两热相合（内热与饮食之热相合），故有所遗也。大凡病热少愈，而余热未清，食肉而不消则病复，多食而难化则病遗，此其禁也。治遗之法，视其脏腑之虚实，补泻无差，调其经络之逆从，升降如故，可使其病必已矣。

凡病伤寒而成温者，先夏至日为病温，后夏至日为病暑。暑当与汗皆出，勿止（二段旧误在《热论》中）。

凡病伤寒而成温者，夏至以前谓之病温，夏至以后谓之病暑，以其时令而异名也。温暑之病，皆由风闭皮毛，郁其内热而成，当泄其皮毛，令经热与汗皆出，勿止也。热病之遗者，热未透泄耳，汗之既彻，经热全清，则无所遗留矣。

帝曰：有病温者，汗出辄复热，而脉躁疾，不为汗衰，狂言不能食，病名为何？岐伯曰：病名阴阳交。交者死也。

阴阳交者，阴阳交并，独阳无阴也。

帝曰：愿闻其说。岐伯曰：人所以汗出者，皆生于谷，谷生于精。汗者，精气也，今邪气交争于骨肉而得汗者，是邪却而精胜也，精胜则当能食而不复热。复热者，邪气也，汗出而辄复热者，是邪胜也。不能食者，精无俾也。病而留者，其寿可立而倾也。且夫《热论》曰汗出而脉尚躁盛者死，今脉不与汗相应，此不胜其病也，其死明矣。狂言者，是失志，失志者死。今见三死，不见一生，虽愈必死也。

人所以汗出者，皆生于谷气，谷气即胃气也（卫气之本）。谷气蒸发，泄而为汗，而气化之原，实生于精。水谷消磨，脾气散精，上归于肺，而后气化也，是汗乃精气相合而酝酿者。今病温热发，邪气不致内蒸脏腑，烁其阴精，乃致交蒸于骨肉而得汗者，是邪热外却，而阴精里胜也。精胜邪负，则当能食，而不复热。复热者，邪气所为也。汗出而辄复热者，是邪胜而精负也。邪胜而不能食者，精无余也（无俾，犹言无瞵类也）。病势如此，而人尚存留者，其寿可立待而倾殒也。且夫《热论》曰：汗出而脉尚躁盛者死（《灵枢·热病》语），汗后脉宜安静，今脉不与汗后相应，此正气不胜其病邪也，其死明矣。狂言者，是失志，失志者死，缘肾藏精，精舍志（《灵枢·本神》语），精亡则志乱也。今见三死（脉躁疾，一。狂言，二。不能食，三），不见一生，虽汗出暂愈，亦必死也。

素问悬解卷五终　　阳湖钱增祺校字

素问悬解卷六

病　论

举痛论四十

（统举诸痛而言，故曰举痛）。

黄帝问曰：余闻善言天者，必有验于人，善言古者，必有合于今，善言人者，必有厌于己，如此则道不惑而要数极，所谓明也。今余问于夫子，令言而可知，视而可见，扪而可得，令验于己而发蒙解惑，可得而闻乎？岐伯再拜稽首对曰：何道之问也？帝曰：愿闻人之五脏卒痛，何气使然？岐伯对曰：经脉流行不止，环周不休，寒气入经而稽迟，泣而不行，客于脉外则血少，客于脉中则气不通，故卒然而痛（泣与涩通）。

要数，至数也。极，尽也。发蒙，发其蒙蔽也。解惑，解其疑惑也。经脉一日一夜五十周，原自流行不止，环周不休也。皮毛偶泄，寒气入经，经脉稽迟，泣而不行。客于脉外则血少而不流（卫行脉外，气阻而血凝也），客于脉中则气闭而不通（营行脉中，血凝而气阻也），营卫壅迫，故卒然而痛也。

帝曰：其痛或卒然而止者，或痛甚不休者，或痛甚不可按者，或按之痛止者，或按之无益者，或喘动应手者，或心与背相引而痛者，或胁肋与少腹相引而痛者，或腹痛引阴股者，或痛宿昔而成积者，或卒然痛，死不知人，少间复生者，或痛而呕者，或腹痛而后泄者，或痛而闭不通者。凡此诸痛，各不同形，别之奈何？

义详下文。

155

岐伯曰：寒气客于脉外则脉寒，脉寒则缩蜷，缩蜷则脉绌急，绌急则外引小络，故卒然而痛。得炅则痛立止。因重中于寒，则痛久矣。

寒气客于脉外，阻其卫气，营血失其呴养则脉寒，脉寒则缩蜷不舒，缩蜷则绌急不伸，绌急则外引小络，牵掣短促，故卒然而痛。得热气温之（炅，热也），寒消脉畅，则痛立止，此所以卒然而止也。因重中于寒，寒深脉闭，则痛久矣，此所以痛甚不休也。

寒气客于经脉之中，与炅气相薄则脉满，满则痛而不可按也。寒气稽留，炅气从上①，则脉充大而血气乱，故痛甚不可按也。

寒气客于经脉之中，与血中温气相薄（迫也），营血埋阻则脉满，满则痛而不可按也。缘寒气积留，阻其营血，营血欲行而不能，因度越寒邪而出其上，温气从寒上而行，离其本位（营行脉中，是其本位），而浸及卫分，则脉充大而气乱（营卫易位），按之则益痛，故痛甚不可按也。

寒气客于肠胃之间，膜原之下，血不得散，小络急引，故痛。按之则血气散，故按之痛止。寒气客于挟脊之脉则深，按之不能及，故按之无益也（膜与募通）。

寒气客于肠胃之间，膜原之下（膜，肠胃之募，原，肓之原也。《病能论》：其气溢于大肠而着于肓，肓之原在脐下），遏其经血，血不得散，经脉蜷缩，小络急引，故痛。而膜原空虚，非如经脉充盈，按之则血气散于空虚之处，隧路通畅，故按之痛止。寒气客于挟脊之脉，太阳之经，入于伏脊之中（伏脊，冲脉之伏行于脊者，即伏冲也，《疟论》作伏脊。《灵枢·岁露论》亦载此段，作伏冲），则其地深，按之不能及，故按之无益也。

寒气客于冲脉，冲脉起于关元，随腹直上，寒气客则脉不通，脉不通则气因之，故喘动应手矣。

---

① 炅气从上：热气与寒气交迫。上，疑为"之"之误。

寒气客于冲脉，冲脉起于关元（任脉穴名，在脐下）。随腹直上（挟脐上行，至胸中而散），寒气客之，则脉道不通，脉道不通则经气因之而生阻格，故其痛处喘动应手矣。

寒气客于背腧之脉，则血脉涩，脉涩则血虚，血虚则痛。其腧注于心，故相引而痛。按之则热气至，热气至则痛止矣。

寒气客于背腧之脉（足太阳经行身之背，脏腑腧穴，皆出于此，是谓背腧之脉），入于心俞，则血脉凝涩，脉涩则血不流行而营气虚，血虚则痛（经气壅阻故也）。其腧内注于心，故背心相引而痛、按之则君火郁闭而热气至，热气至则痛止矣。

寒气客于厥阴之脉，厥阴之脉者，络阴器，系于肝，寒气客于脉中，则血涩脉急，故胁肋与少腹相引痛矣。

寒气客于厥阴之脉，厥阴之脉络阴器，抵小腹，属肝，布胁肋，寒气客于脉中，则血涩脉急，故胁肋与少腹相引痛矣。

寒气客于阴股，厥气上及少腹，血涩在下相引，故腹痛引阴股矣。

寒气客于阴股，伤及厥阴太阴之经，二经皆自少腹而上，胸膈寒闭，血涩在下相引，筋脉短急，故腹痛引阴股矣。

寒气客于小肠膜原之间，络血之中，血涩不得注于大经，血气稽留不行，故宿昔而成积矣。

寒气客于小肠膜原之间，络血之中，络血凝涩，不得流注于大经，血气稽留于膜原空虚之处，结而不行，故宿昔而成积聚矣。

寒气客于五脏，厥逆上泄，阴气竭，阳气未入，故卒然痛，死不知人，气复反则生矣。

寒气客于五脏，五脏阴也，而内藏阳气，是谓阳根。脏寒则阳不藏，厥逆而上泄，脏中全是阴气，阴气已势极而力竭，阳气犹升泄而未归，故卒然痛，死不知人。以阳主生，阴主死，人之所以生而有觉者，阳气之虚灵也，阳气升泄，故人死无知。此气复反，阳根下蛰，则生矣（阴气竭者，阴气盛极而将衰也）。

寒气客于肠胃，厥逆上出，故痛而呕也。寒气客于小肠，小肠不得成聚，故后泄腹痛矣。

寒气客于肠胃，肠陷则泄，胃逆则呕。胃气壅迫，水谷莫容，大肠以燥金之腑，魄门敛固，下窍不开，中气盛满，逆冲上窍，故腹痛呕吐也。寒气客于小肠，小肠者，传化物而不藏，不得成聚，肠寒脾湿，风木陷冲，故后泄而腹痛矣。

热气留于小肠，肠中瘅热焦渴，则坚干不得出，故痛而闭不通矣。

热气留于小肠，小肠以丙火之腑，其中瘅热焦渴，则粪粒坚干而不得出，故痛而闭塞不通矣。

帝曰：所谓言而可知者也，视而可见奈何？岐伯曰：五脏六腑固尽有部，视其五色，黄赤为热，青黑为痛，白为寒，此所谓视而可见者也。帝曰：扪而可得奈何？岐伯曰：视其主病之脉，坚而血及陷下者，皆可扪而得也。帝曰：善。

五脏六腑之经，行于周身，固尽有其部。视其各部络脉之五色，黄赤则为热，青黑则为痛，白则为寒，此所谓视而可见者也。视其主病之脉，坚牢而血聚，及邪深而陷下者，皆扪而可得也。

气厥论四十一

黄帝问曰：余知百病生于气也，怒则气上，喜则气缓，思则气结，悲则气消，恐则气下，惊则气乱，劳则气耗，寒则气收，炅则气泄，九气不同，何病之生？

义详下文。

岐伯对曰：怒则气逆，甚则呕血及飧泄，故气上矣。

肝胆主怒，怒则肝气下陷，胆气上逆，甚则肝木贼脾而为泄利，胆木刑胃而为呕吐。血藏于肝，其上行而不吐衄者，肺金敛之也，大怒伤肝，不能藏血，而甲木上冲，双刑肺胃（甲木化气相火，甲木邢胃，相火刑金），肺胃上逆，收敛失政，是以呕血。胆木逆升，故气上矣。

喜则气和志达，营卫通利，故气缓矣。

心主脉，其志为喜，喜则心气和调，志意畅达，经脉流行，营卫通利，故气缓矣。

思则心有所存，神有所归，正气留而不行，故气结矣。

脾主思，思则心有存注，神有所归者，正气停留而不行，故气结矣。

悲则心系急，肺布叶举，上焦不通，营卫不散，热气在中，故气消矣。

肺主悲，悲则心系迫急，肺布叶举，气道壅阻，上焦不通，营卫不散，热气在中，故气消矣。以胸中宗气，卫气之本，所以布呼吸而行营血者也。肺布叶举，上焦不通，宗气壅遏，不能四达，则营卫不散，热气在中，是以肺气消烁也。

恐则精却，却则上焦闭，闭则气还，还则下焦胀，故气不行矣。

肾主恐，恐则精不交神，后却而陷流。却则神气离根，奔逆阻格，而上焦不通。上焦闭塞，则下无升路，而气还于下，还则下焦胀满，故气不行矣。

惊则心无所依，神无所归，虑无所定，故气乱矣。

胆主惊，惊则胆木上逆，累及心君（胆为相火，心为君火，君相同气）。心无所依，神无所归，虑无所定，故气乱矣。

劳则喘息汗出，外内皆越，故气耗矣。

劳伤气血，则喘息汗出，皮毛洞开，外内皆越，故气耗矣。

寒则腠理闭，气不行，故气收矣。

寒束皮毛，则腠理闭敛，卫气不行，故气收矣。

炅则腠理开，营卫通，汗大泄，故气泄矣。

炅则腠理豁开（炅，热也），营卫通达，汗液大泄，故气泄矣（以上十段，旧误在举痛论）。

帝曰：五脏六腑寒热相移者何？岐伯曰：肾移寒于脾，臃肿少气。

肾移寒于脾，则湿土不运，肌肉凝滞，臃肿而少气也。

脾移寒于肝，臃肿筋挛。

脾移寒于肝，土陷木郁，脾被肝刑，则肌肉臃肿。肝被脾遏，则筋膜挛缩也。

肝移寒于心，狂，隔中。

肝移寒于心，木不生火，喜怒乖常，则为狂易（肝主怒，心主喜。狂易，《西汉书》语）。寒阻君火，则为隔中（寒湿在中，阴阳阻隔）。

心移寒于肺，肺消，肺消者，饮一溲二，死不治。

心移寒于肺，火不温金，则为肺消。肺消者，收敛失政，精溺溢泄，饮一溲二，死不可治也。

肺移寒于肾，则为涌水，涌水者，按腹不坚，水气客于大肠，疾行则鸣濯濯，如囊裹浆水之状也。

肺移寒于肾，金冷水聚，则为涌水。涌水者，按其腹不坚硬，水气客于大肠（大肠与肺表里），疾行则其鸣濯濯，如囊裹浆水之状，动即有声也。

脾移热于肝，则为惊衄。

脾移热于肝，肝藏血，血舍魂，魂不宁谧则为惊，血失敛藏则为衄。肝胆同气，此胆木上逆之证也。

肝移热于心，则死。

肝移热于心，阳根全泄，则死也（肝木生于水中之阳，风木疏泄，肾气无余，则死）。

心移热于肺，传为膈消。

心移热于肺，君火刑金，传为膈消。膈消者，膈上燥热，水至膈间，而已消也。

肺移热于肾，传为柔痓（痓与痉同）。

肺移热于肾，金燥水枯，传为柔痓。柔痓者，筋骨痿软而蜷缩也。

肾移热于脾，传为虚，肠澼，死不可治。

肾移热于脾，湿土郁蒸，遏抑风木，中气被贼，虚败难复。风木陷冲，肠澼不敛，阳根脱泄，死不可治也。

脾移热于膀胱，则癃，溺血。

脾移热于膀胱，湿土贼水，水府湿热，前窍闭癃。风木陷冲，肝血失藏，泄于溺孔也。

膀胱移热于小肠，膈肠不便，上为口糜。

膀胱移热于小肠，小肠与心为表里，其脉络心，下膈而属小肠，故膈肠不便。而心火上炎，则口舌糜烂也。

小肠移热于大肠，为虑瘕，为沉痔（虑与伏通）。

小肠移热于大肠，以丙火而刑庚金，大肠下陷，为伏结而生瘕聚，为沉瘀而生痔疮也。

大肠移热于胃，善食而瘦，又谓之食亦。

大肠移热于胃，以庚金而传戊土，湿化为燥，善食而瘦，水谷消磨，而肌肉不生，此燥气大旺，而湿气全亏也。又谓之食亦，食亦者，食而亦若不食也（大肠以阳明燥金主令，胃以戊土而化气于燥金，故大肠移热，善食而瘦也）。

胃移热于胆，亦曰食亦。

胃移热于胆，以燥土而传相火，燥热隆盛，故善食而瘦，亦曰食亦也。

胆移热于脑，则辛頞鼻渊，鼻渊者，浊涕下不止也，传为衄衊瞑目。皆得之气厥也。

胆热移于脑，以相火逆冲，脑髓蒸淫，液流鼻窍，则辛頞（鼻痠）鼻渊。鼻渊者，浊涕下流不止也。热邪淫泆，传为衄

（鼻孔流血）蔑（汗孔流血）瞑目（目光昏黯）之证也。

此上诸条，皆得之气厥也（厥逆反常，升降失职）。

逆调论四十二

黄帝问曰：有病身热汗出烦满，烦满不为汗解，此为何病？岐伯曰：汗出而身热者，风也，汗出而烦满不解者，厥也，病名曰风厥。

汗出而身热者，风气之疏泄也，汗出而烦满不解者，阳气之厥逆也，故其病名曰风厥。

帝曰：愿卒闻之。岐伯曰：巨阳主气，故先受邪，少阴与其为表里也，得热则上从之，从之则厥也。帝曰：治之奈何？岐伯曰：表里刺之，饮之服汤。

巨阳为三阳之纲领，总统营卫，是为主气（《热论》：巨阳者，诸阳之属也，故为诸阳主气也）。经在皮毛，故先受邪，邪闭皮毛，则阳郁而热发。少阴与巨阳为表里，得热则上从之，从之则阳气厥逆而不降也。盖足太阳以寒水主令，手太阳以丙火而化寒水，丙火之不上逆者，寒水降之也。阳盛阴虚之人，丙火不化寒水，多生上热，而经居三阳之表，一感风寒，则先受其邪，邪束表闭，是以发热。少阴君火与手太阳相为表里，本以下行为顺，而同气相感，得手太阳之热则上从之，从之则二火上炎，厥逆不降，是阳气逆上之原也。厥阴风木，君火之母，火炎血热，木燥风生，开其皮毛，泄而为汗，而经热郁隆，不为汗解，是以烦满莫除也。治法，表里刺之，双泻太阳少阴之热，饮以凉营清热之汤，则火退烦消矣（二段旧误在《评热病论》）。

帝曰：人身非常温也，非常热也，为之热而烦满者何也？岐伯曰：阴气少而阳气盛，故热而烦满也。

阴气少而阳气盛者，水不足而火有余也。汗亡津液，烦热弥增，故不为汗解。

帝曰：善。有病身热解堕，汗出如浴，恶风少气，此为何病？岐伯曰：病名曰酒风。帝曰：治之奈何？岐伯曰：以泽泻、术各十分，麋衔五分，合以三指撮，为后饭。

饮酒中风，谓之酒风。风性疏泄，而酒家湿热郁蒸，皮毛不敛，益以风力疏泄，孔窍常开，故身热而汗出。《风论》：饮酒中风，则为漏风，以其汗孔漏泄也。热烁汗泄，肺气耗伤，故解堕而少气。表疏卫弱，不能防护皮毛，是以恶风。以泽泻、术、麋衔，燥脾土而泄湿热，则汗收而气复矣。三指撮者，撮以宽长三指之器也。为后饭者，先药而后饭也（此段旧误在《病能论》中）。

帝曰：人有四肢热，逢风寒如炙如火者，何也？岐伯曰：是人者阴气虚，阳气盛。四肢者，阳也，两阳相得，而阴气虚少，少水不能灭盛火，而阳独治，独治者，不能生长也，独胜而止耳。逢风而如炙如火者，是人当肉烁也。

四肢者，诸阳之本也（阳明脉解语）。阴虚阳盛之人，四肢处阳旺之所，是两阳相得也。而阴气虚少，少水不能灭盛火，则阳气独治，故四肢常热。孤阳独治者，不能生长也，不过独胜而止耳。阳气愈胜则阴气愈消，逢风而如炙如火者，风寒闭其经热，是人当肌肉消烁也（所谓不能生长也）。

帝曰：人有身寒，汤火不能热，厚衣不能温，然不冻栗，是为何病？岐伯曰：是人者素肾气盛，以水为事，太阳气衰，肾脂枯不长。肾者水也，而生于骨，肾不生则髓不能满，故寒甚至骨也。所以不能冻栗者，胆一阳也，心二阳也，肾孤脏也，一水不能胜二火，故不能冻栗。病名曰骨痹，是人当挛节也。

以水为事者，肾水用事也。肾为癸水，水中之气，是为阳根，生木化火，全赖乎此。阳根者，手足少阳之相火，蛰藏于癸水也。相火下秘，故水温而髓满，而相火蛰藏，太阳寒水之力也。太阳气衰，不能蛰藏相火，肾水失温，则脂枯不长。缘肾者水也，而生于骨，骨髓者，肾精之所凝结也，肾气不生，则髓不能满，骨髓虚寒，故寒甚至骨也。所以不能冻栗者，水寒于下，火泄于上。胆为相火，是一阳也，心为君火，是二阳也，一水虽是下寒，不能胜二火之上热，故不能冻栗。寒水下凝，其病在骨，病名曰骨痹，是人当关节拘挛也。

帝曰：人身非衣寒也，中非有寒气也，寒从中生者何？岐伯曰：是人多痹气也，阳气少，阴气多，故身寒如从水中出。

阳气少，阴气多，阴气痹塞，不能温养皮肉，故身寒如从水中出也。

帝曰：人之肉苛者，虽近衣絮，犹尚苛也，是为何疾？岐伯曰：营气虚，卫气实也。营气虚则不仁，卫气虚则不用，营卫俱虚则不仁且不用，肉如故也。人身与志不相有，曰死。

肉苛，顽木无觉也。营行脉中，卫行脉外，气以呴之，血以濡之（《难经》语），故肌肉灵觉，痛痒皆知。营气虚则痛痒无觉而不仁，卫气虚则动转莫遂而不用，营卫俱虚则不仁而且不用，肌肉如故，与人之神志了不相关也。人身与人志两不相有，曰死，是其枯槁无知，与死者无异也（卫气实者，痞塞不行，亦是虚也）。

腹中论四十三

黄帝问曰：人有重身，九月而喑，此为何也？岐伯对曰：胞之络绝也。帝曰：何以言之？岐伯曰：胞络者系于肾，少阴之脉贯肾系舌本，故不能言。

重身，怀子也。胞之络脉系于肾，足少阴之脉贯肾而系舌本，胎在胞中，压其络脉，络脉不通，连及少阴之脉，牵引舌本，舌本强直，故不能言。

帝曰：治之奈何？岐伯曰：无治也，当十月复。《刺法》曰：无损不足，益有余，以成其疹，然后调之。所谓无损不足者，身羸瘦，无用镵石也。无益有余者，腹中有形而泻之，泻之则精出而病独擅中，故曰疹成也。

当十月复，十月胎生，则胞络松缓，而言语复旧矣。疹，病也。腹中有胎而泻之，欲以去其痼病，泻之徒伤正气，而痼病独留，其势弥大。本以泻之，适以益其有余，反成大病，故曰疹成也（二段旧误在《奇病论》中。篇名《腹中论》，义取腹中有形语也）。

帝曰：善。何以知怀子之且生也？岐伯曰：身有病而无邪脉也。

怀子将生，则身有病而脉无邪，是以知之。

帝曰：人生而有病癫疾者，病名曰何？安所得之？岐伯曰：病名为胎病，此得之在母腹中时，其母有所大惊，气上而不下，精气并居，故令子发为癫疾也。

在母腹中时，其母有所大惊，胆气上逆而不下，精气离根，并居上位，神气迷乱，故令子感之，发为癫疾也（此段旧误在《奇病论》）。

帝曰：有病胸胁支满者，妨于食，病至则先闻腥臊臭，出清液，先唾血，四肢清，目眩，时时前后血，病名为何？何以得之？岐伯曰：病名血枯，此得之年少时有所大脱血，若醉入房中，气竭肝伤，故月事衰少不来也。

胸胁支满，胆胃之上逆也。腥，肺气。臊，肝气。臭，肾气。年少时有所大脱血，血枯则肝燥，若夫醉入房中，恣淫纵欲，泄其肾气，以致气竭而肝伤，风动血耗，肝木亦燥，故月事衰少不来。

木以升达为性，肾气亡泄，则水寒脾湿，己土陷遏，乙木不达。既不上达，则必下冲，风木冲决，疏泄失藏，故前后血下。肝脾既陷，胆胃必逆，中气不治，则升降皆反，相因之事也。胃位于中，胆位于左，胃逆则胸满，胆逆则胃口及左胁支满（胆脉自胃口行两胁），上脘填塞，故妨于食。足少阳之脉起目锐眦，经阳升浮，故目眩转。胆胃逆则肺金亦升，故腥气先闻。臊臭者，肝肾下郁，气随心胆而上发（心肾表里，肝胆表里，故肝肾之气随心胆上发）。出清液者，胃逆而涎涌也。唾血者，肺气逆冲也。四肢清者，水寒土湿，胃逆脾陷，不能行气于四肢也。此病清浊易位，升降反常，而发由中气，中气一郁，则诸病至矣。

帝曰：治之奈何？复以何术？岐伯曰：以四乌鲗骨、一藘茹，二物并合之，丸以雀卵，大如小豆，以五丸为后饭，饮以鲍鱼汁，利肠中及伤肝也。

乌鲗骨消磨固涩，行经血枯闭，止经脉崩漏，藘茹行血通经，止崩收漏，雀卵温精暖血，补肾益肝，鲍鱼汁通利肠胃，行血疏肝，皆血枯肝燥之良药也。

帝曰：有病疣然如有水状，切其脉大紧，身无痛，形不瘦，不能食，食少，名为何病？岐伯曰：病生在肾，名为肾风。肾风而不能食，善惊。惊已心气痿者，死。

肾风者，风伤肾脏，水泛土湿，胆胃逆升，故善惊而不食。惊已而心气痿者，胆木拔根，心火伤败，水邪横逆，是以死也（此段旧误在《奇病论》）。

帝曰：病肾风者，面胕疣然，壅害于言，可刺不？岐伯曰：虚不当刺，不当刺而刺，后五日其气必至。帝曰：其至何如？岐伯曰：至必少气时热，时热从胸背上至头，汗出手热，口干苦渴，目下肿，小便黄，腹中鸣，身重难以行，月事不来，烦而不能食，不能正偃，正偃则咳，病名曰风水。论在《刺法》中。

面胕痹然，面貌肿胀，痹然浮大也。肾脉循喉咙，挟舌本，肾病则脉络壅阻，害于言语也。《刺法》（古书）。

帝曰：愿闻其说。岐伯曰：邪之所凑，其气必虚，阴虚者，阳必凑之，故少气时热而汗出也。小便黄者，少腹中有热也。诸有水者，微肿先见于目下也。帝曰：何以言之？岐伯曰：水者阴也，目下者，亦阴也，腹者至阴之所居，故水在腹者，必使目下肿也。真气上逆，故口苦舌干，卧不得正偃，正偃则咳出清水。不能正偃者，胃中不和，正偃则咳甚，上迫肺也。诸水病者，故不得卧，卧则惊，惊则咳甚也。腹中鸣者，病本于胃也。薄脾则烦不能食。食不下者，胃脘隔也。身重难以行者，胃脉在足也。月事不来者，胞脉闭也。胞脉者，属心而络于胞中，今气上迫肺，心气不得下通，故月事不来也。

邪之所凑，其正气必虚，阴盛于里则虚于表，阳弱不能与里阴相抗，则外乘阴虚之所，而浮散于表。阴虚者，阳必凑之，故少气时热而汗出也。小便黄者，脾湿肝陷，温气下郁，少腹中有热也。目下肿者，诸有水人，微肿先见于目下也。以水者阴物也，目下亦阴地也，腹者至阴之所居，同气相感，故水在腹者，必使目下肿也。水旺土湿，胃气不降，则二火失根，真气上逆，故口苦舌干，卧不得正偃，正偃则咳出清水。所以不能正偃者，因胃中不和，正偃则气阻咳甚，上迫于肺也。诸水病者，水泛气阻，故不得卧，卧则中气壅塞，胆逆惊生，惊则胆火上炎而刑肺金，于是咳甚也。腹中鸣者，病本于胃土之湿，木郁而不畅也。气薄于脾，则烦不能食，以脾主消化，胃主受盛，饮食不化，则中脘胀满，胃失受盛之职，不能再纳新谷，浊气上填，君火莫降，故心烦不能食。食不下者，胃脘阻隔不开也。身重难以行者，水泛胃土，胃脉在足，湿胜阳亏，筋骨不健也。月事不来者，胞脉闭塞，阻其经血下行之路也。心主脉，胞脉者，属心而络于胞中，血温则行寒则凝。血温之行，心火之力，今逆气上迫肺部，心气不得下通，血脉凝涩，故月事不来也（二段旧误在《评热病论》）。

帝曰：人之不得偃卧者何也？岐伯曰：肺者，脏之盖也，肺气盛则脉大，脉大则不得偃卧。论在《奇恒阴阳》中。

肺者，五脏之华盖也，肺气盛者，胃土上逆，肺金莫降，壅满于胸中也。肺气上盛则脉浮大，脉浮大者，肺胃上逆，故不得偃卧。《奇恒阴阳》，古书。

帝曰：人卧而有所不安者何也？岐伯曰：脏有所伤及，精有所寄，则卧不安，故人不能悬其病也。

脏有所偏伤及，精有所偏寄，则卧不安，故人不能悬度其病也（二段旧误在《病能论》）。

帝曰：人有逆气不得卧而息有音者，有不得卧而息无音者，有起居如故而息有音者，有得卧行而喘者，有不得卧不能行而喘者，有不得卧卧而喘者，皆何脏使然？愿闻其故。

息有音，喘息有声音也。得卧行而喘者，能卧能行而喘也。

岐伯曰：不得卧而息有音者，是阳明之逆也。足三阳者下行，今逆而上行，故息有音也。阳明者，胃脉也。胃者，六腑之海，其气亦下行，阳明逆，不得从其道，故不得卧也。《下经》曰胃不和则卧不安，此之谓也。夫起居如故而息有音者，此肺之络脉逆也。络脉不得随经上下，故留经而不行，络脉之病人也微，故起居如故而息有音也。夫不得卧，卧则喘者，是水气之客也。夫水者循津液而流也，肾者水脏，主津液，主卧与喘也。帝曰：善。

不得卧而息有音者，是足阳明之上逆也。足之三阳，自头走足，气本下行，今逆而上行，故息有音也。以阳明者，胃之脉也。胃者，六腑之长，其气亦下行，经腑相同，下行则浊气降摄，仓廪开而水谷入。胃气不降，则经气上逆，不得从其故道而下，经腑皆逆，浊气上填，故不得卧也。《下经》（古书）曰：胃腑不和，则卧寐不安，正此谓也。夫起居如故而息有音者，此肺之络脉逆也。络脉壅碍，不得随经脉上下，则留滞而不行，络脉之病人也微，非如经脉之病，能改起居之常，故起居如故而息有音也。夫不得卧卧则喘者，是水气之上客也。水者，随津液而流行也，肾者水脏，职主津液，水位在下，而循津液逆行，客居肺部，气被水阻，故不得偃卧，卧则气闭而喘作也（二段旧误在逆调论）。

病能论 四十四

黄帝问曰：有病心腹满，旦食则不能暮食，此为何病？岐伯对曰：名为鼓胀。帝曰：治之奈何？岐伯曰：治之以鸡矢醴，一剂知，二剂已。帝曰：其时有复发者何也？岐伯曰：此饮食不节，故时有病也。虽然其病且已时，固当病气聚于腹也（此段旧误在《腹中论》）。

心腹痞满，旦食则不能暮食，此水旺土湿，中气不运，脾陷不能消，胃逆不能纳也，病名鼓胀。鸡矢礼（仲景鸡矢白散即此）利水泄湿，疏通小便，湿去则满消食下，鼓消胀平，故一剂其效可知，二剂其病全已。病已而时有复发者，此愈后饮食不节，伤其脾胃，故有时病发也。

虽缘愈后调摄不善，而其先病且已时，固当病气聚于腹中，旧根未绝，是以一伤即发也。

帝曰：有病胁下满气逆，二三岁不已，是为何病？岐伯曰：病名曰息积，此不妨于食，不可灸刺，积为导引服药，药不能独治也（此段旧误在《奇病论》）。

肺主气，自右胁下行，胁下满，气上逆，此肺金不降。呼吸为息，息积者，肺气之结积也（《难经》：肺之积，名曰息贲，即此）。积在右胁，不碍胃口，故不妨于食。此不可灸刺，宜积为导引行气之法，兼以服药，药不能独治也。

帝曰：人有身体髀股胻皆肿，环脐而痛，是为何病？岐伯曰：病名伏梁，此风根也。其气溢于大肠而着于肓，肓之原在脐下，故环脐而痛也。不可动之，动之为水溺涩之病也。

《难经》：心之积，名曰伏梁，起脐上，大如臂，上至心下，身体髀股胻皆肿，环脐而痛，病名伏梁。缘肝木克贼脾土，中气痞塞，心火莫降，故成伏梁积聚。此风木不能上达，根蟠于土位故也。其积聚之位，在于脐上心下之间，而其气则溢于大肠而着于肓。心下膈上曰肓（足少阴之肓俞也），肓之原在脐下，一气相通，故环脐而痛也。此不可动之，若轻施攻下，而妄动之，则脾愈伤而肝愈陷，不能疏泄水道，必为水溺淋涩之病也。

帝曰：病有少腹盛，上下左右皆有根，此为何病？可治不？岐伯曰：病名曰伏梁。帝曰：伏梁何因而得之？岐伯曰：裹大脓血，居肠胃之外。不可治，治之每切，按之致死。帝曰：何以然？岐伯曰：此下则因阴，必下脓血，上则迫胃脘，生隔，挟胃脘内痈。此久病也，难治。居脐上为逆，居脐下为从，勿动亟夺。论在《刺法》中。

少腹盛满，上下左右皆有根，此亦脾陷肝遏，风木贼土之病，病亦名伏梁。肝脾郁迫，湿热蒸腐，化生脓血，居于肠胃之外。不可治之，治之则愈剧（切，甚也），按之则致死。此其下则连于后门，必下脓血，上则迫于胃脘，生隔，挟胃脘之内痈。此非旦夕所成，乃久病也，最为难治。其居脐上，在心脾之间为逆，恐其腐败熏心也，其居脐下，在肝脾之间为从。不可轻易动之，使其正气亟夺也。《刺法》，古书（二段旧误在《腹中论》）。

帝曰：人病胃脘痈者，诊当何如？岐伯曰：诊此者当候胃脉，其脉当沉细。沉细者气逆，逆者人迎甚盛，甚盛则热。人迎者，胃脉也，逆而盛则热聚于胃口而不行，故胃脘为痈也。

诊胃脘痈者，当候胃脉。痈疽之病，缘风寒闭其经脉，营卫壅阴而成。风寒闭束，其在下之脉，如卫阳、气街，必当沉细，以其经脉不得下达也。沉细者必气逆，以其不得下达，必上冲也。逆者，其在上之脉，如人迎，必甚盛，甚盛则阳郁而发热。人迎者，胃脉也，上逆而甚盛，则热聚于胃口，而不下行，湿热蒸腐，故胃脘为痈也。

帝曰：善，有病颈痈者，或石治之，或针灸治之，而皆已，其真安在？岐伯曰：此同名异等者也。夫痈气之息者，宜以针开除去之，气盛而血聚者，宜石而泻之，此所谓同病异治也。

石，砭石也。痈气之息者，痈之气平，而生瘜肉者也（瘜，死肉也），故宜以针开除去之，去其死肉与脓血也。气盛血聚者，痈之气盛血聚，而未成脓者也，故宜以石泻之，泻其聚血，以散其积气也。同病而异治者，名同而等异也。

帝曰：人有尺脉数甚，筋急而见，此为何病？岐伯曰：此所谓疹筋，是人腹必急，白色黑色见则病甚。

尺脉数甚者，木陷于水也。肝木生于肾水，水寒土湿，乙木不能升达，陷于水中，郁动不已，故尺脉数甚。肝主筋，肝陷则筋不荣舒，故筋急而见（青筋外露）。此所谓疹筋，疹筋者，病在筋也。肝木下陷，是人少腹必当拘急。若白色黑色见则病甚，黑为痛，白为寒也（《灵枢·五色》语。皮部论：多黑则痹，多白则寒）。《难经》：肝主色，自入为青，入心为赤，入脾为黄，入肺为白，入肾为黑。凡五色外见者，皆肝病也（此段旧误在《奇病论》中）。

奇病论四十五

黄帝问曰：人有病头痛，以数岁不已，此安得之？名为何病？岐伯曰：当有所犯大寒，内至骨髓，髓者以脑为主，脑逆故令头痛，齿亦痛，病名曰厥逆。

肾主骨髓，骨髓者，水之精液也。水位于下，而其源在上，脑者，髓之海也（《灵枢·海论》语），故骨髓以脑为主。冲犯大寒，内至骨髓，骨髓之寒，上通于脑，则脑为之逆，脑逆则浊气莫降，郁冲头上，是以头痛。齿者，骨之余也，浊气填塞，故齿牙亦痛。其病名曰厥逆。厥逆者，浊气之上逆也（足之三阳，自头走足，厥逆者，寒邪升发，足三阳之上逆也）。

帝曰：有病厥者，诊右脉沉而紧，左脉浮而迟，不知病主安在？岐伯曰：冬诊之，右脉固当沉紧，此应四时，左脉浮而迟，此逆四时。在左当主病在肾，颇关在肺，当腰痛也。帝曰：何以言之？岐伯曰：少阴脉贯肾络肺，今得肺脉，肾为之病，故腰痛也。

冬月阳气右降，右脉沉紧者，阳气之右降也，此为应四时。气宜右降，不宜左降，冬月阳气在右，固当降也，而其在左则未尝降，以左非降位也。盖左脉浮而迟，是乙木顺陷矣，此为逆四时。其在右者，不病也，其在左者，当主病在肾，颇关通在肺家，是当腰痛也。以足少阴脉贯肾而络肺，肾宜温升，肺宜清降，今右脉沉紧，是得肺家之平脉，左脉浮迟，是不得肾家之平脉，则癸水沉寒，肾为之病矣。水寒不能生木，风木下陷于肾水，肾位在腰，木气郁冲，故腰痛也。厥，逆也，凡宜降而反升者谓之逆，宜升而反降者亦谓之逆，厥逆者，反顺为逆也（此段旧误在《病能论》中）。

帝曰：善。有病膺肿颈痛，胸满腹胀，此为何病？何以得之？岐伯曰：名厥逆。帝曰：治之奈何？岐伯曰：灸之则喑，石之则狂，须其气并，乃可治也。帝曰：何以然？岐伯曰：阳气重上，有余于上，灸之则阳气入阴，入则喑，石之则阳气虚，虚则狂，须其气并而治之，可使全也。

足之三阳，自头走足，以下行为顺，足阳明行身之前，由缺盆下胸膈而走腹，足少阳行身之侧，由缺盆贯胸膈而循胁，膺肿颈痛，胸满腹胀者，阳明少阳之上逆也，名为厥逆。灸之则喑哑不言，石之则清狂不慧（《汉书》语），须其阴阳之气两相交并，乃可治也。以其阳气重，有余于上，灸之则助其上焦之阳，阳盛而侵占阴位，筋脉焦缩，故舌强而言拙，石之则泻其下焦之阳，阳虚而逆升阴位，胆火沸腾，故心迷而神乱，须其阳降阴升，气并而治之，可使全也（此段旧误在《腹中论》）。

帝曰：有病怒狂者，此病安生？岐伯曰：生于阳也。帝曰：

阳何以使人狂？岐伯曰：阳气者，因暴折而难决，故善怒也，病名曰阳厥。帝曰：何以知之？岐伯曰：阳明者常动，巨阳少阳不动，不动而动，大疾，此其候也。帝曰：治之奈何？岐伯曰：夺其食即已。夫食入于阴，长气于阳，故夺其食即已。使之服以生铁落为饮，夫生铁落者，下气疾也。

阳气发生，因暴被摧折，郁其肝胆之气，不得畅达，是以善怒。难决者，郁气莫泄，未经断决也。怒狂者，怒不中节，性情狂悖也。其病名曰阳厥，阳厥者，足少阳之上逆也。以足之三阳，惟阳明者常动，颈脉之人迎是也（地仓、大迎皆动，不及人迎之大），巨阳少阳则不动，不动，其常也，而动忽大疾，此其候也。巨阳之动，应在天柱（项旁），少阳之动，应在听会（耳上），而肝胆主怒，则动在少阳之听会。然足三阳自头走足，降则皆降，未有少阳上逆而巨阳独降者，皆逆则皆动，故连巨阳言之。饮食入腹，脾气散精，上归于肺，以谷精而化谷气，藏于胃腑，以养五脏（《经脉别论》语），是为胃气。脾为太阴，胃为阳明，是食入于阴而长气于阳也。《阳明脉解》所谓病甚则弃衣而走，登高而歌，妄言骂詈不避亲疏者，乃阳明胃气之盛满而不降也。胃土不降，则胆无下行之路，胆郁怒发，故病怒狂。夺其食则胃气衰减，阳明清降，是以病已。使之服饵，但以生铁落为饮。生铁落重坠之性，下气最疾，以金制木，甲木下行，则怒狂止矣（此段旧误在《病能论》中）。

帝曰：有病口苦，取阳陵泉。口苦者，病名为何？何以得之？岐伯曰：病名曰胆瘅。夫肝者中之将也，取决于胆，咽为之使，此人者数谋虑不决，故胆气上溢而口为之苦。治之以胆募俞。论在十二官相使中。

阳陵泉，足少阳之经穴（穴在膝外），《难经》筋会阳陵泉是也。火曰炎上，炎上作苦，足少阳以甲木而化相火，胆火上逆，是以口苦。取阳陵泉者，通足少阳之经脉，降逆气而泄相火也。其病名曰胆瘅，瘅，热也。《十二脏相使论》：肝者，将军之官，谋虑出焉，胆者，中正之官，决断出焉，故肝者中之将军也，虽谋虑出焉，而实取决于胆（《六节脏象论》：凡十一脏，皆取决于胆也）。肝脉循喉咙入颃颡，肝胆表里，是咽者肝胆之使道也。此人者数谋虑而不决，是肝能谋虑而胆不决断，则胆气虚矣。胆虚根拔，火气上溢，故口为之苦。治之以胆经之募俞，胆募在胁，少阳之日月也，胆俞在背，太阳之胆俞也，与阳陵泉穴皆可治也。十二官相使，即《十二脏相使论》也。

帝曰：有病口甘者，病名为何？何以得之？岐伯曰：此五气之溢也，名曰脾瘅。夫五味入口，藏于胃，脾为之行其精气，津液在脾，故令人口甘也。此肥美之所发也，此人必数食甘美而多肥也。肥者令人内热，甘者令人中满，故其气上溢，转为消渴。治之以兰，除陈气也。

五味入口，藏于胃腑，脾为之行其精气，故五气散归于五脏，今津液在脾，不归五脏，则五气上溢，令人口甘。此饮食肥美之所发也，此人必数食甘美而多肥者。肥者令人气滞而生内热，甘者令人气阻而生中满，中气郁满，内热熏蒸，故其气上溢，久而转为消渴。消渴者，胆火上逆，而烁肺津也。治之以兰，辛香开散之力，除其郁陈之气，郁消热退，则上溢者顺行而下矣（津液在脾，则治以兰，及成热中消中，则兰为芳草，不可用矣）。

帝曰：夫子数言热中消中不可服高粱芳草石药，石药发癫，芳草发狂。夫热中消中者，皆富贵人也，今禁高粱，是不合其心，禁芳草石药，是病不愈，愿闻其说。岐伯曰：夫芳草之气美，石药之气悍，二者其气急疾坚劲，故非缓心和人，不可以服此二者。帝曰：不可以服此二者何以然？岐伯曰：夫热气慓悍，药气亦然，二者相遇，恐内伤脾。脾者土也而恶木，服此药者，至甲乙日更论。

肥者令人内热，甘者令人中满，其气上溢，转为消渴，是热中消中乃高粱所生。而石药燥烈发癫，芳草香窜发狂，故皆不可服，以久食高粱，致成热中消中之病。而芳草之气美，石药之气悍，二者之气急疾坚劲，更益其疾，故非缓心和气之人，不可服也。盖热中消中之家，热气慓悍，原不和平，而芳草石药之气，与之正同，二者相遇，燥热倍增，恐内伤脾中冲和之气。脾者土也，而恶风木之相贼，脾精枯槁，不敌风木，一当木旺之时，脾病必剧。服此慓悍之药者，脾精消烁，至甲乙日木旺之期，当更论之。甲乙不困，乃可治也，不然则木贼土败，不可救挽，未可与常日并言也（此段旧误在《腹中论》）。

帝曰：有癃者，一日数十溲，此不足也。身热如炭，颈膺如格，人迎躁盛，喘息气逆，此有余也。太阴脉微细如发，此不足也。其病安在？名为何病？岐伯曰：病在太阴，其盛在胃，颇在肺，病名曰厥，死不治，此所谓得五有余二不足也。帝曰：何谓五有余二不足？岐伯曰：所谓五有余者，五病之气有余也，二不足者，亦病气之不足也。今外得五有余，内得二不足，此其身不表不里，亦正死明矣。

颈膺如格，如有物阻格不通也。人迎，阳明胃之动脉，在结喉两旁。太阴脉，太阴肺之寸口也。此病在太阴脾土，其盛在于胃，次则颇在于肺，以阳衰湿旺，脾陷肝郁，不能疏泄水道，故小便闭癃，此脾气之不足也。湿旺胃逆，浊气上填，故颈膺阻格，人迎躁盛，胃逆则胆肺莫降，胆火升泄，故身热如炭，肺金上壅，故喘息气逆，此胃家之有余也。肺气壅阻，不得畅达，故太阴脉细如发，此肺气之不足也。本以太阴湿土之旺，是病在太阴。因湿旺而胃逆，是其盛在胃。因胃逆而肺壅，是亦颇在肺。阳气拔根，升浮溃越，阴气失位，沉陷郁遏，升降倒置，皆缘中气亏败，病名曰厥，死不可治（升降倒行，皆曰厥逆），此所谓得五有余二不足也。五有余者，阳明之外盛，如身热如炭，颈膺如格，人迎躁盛，喘息气逆是也。二不足者，太阴之里虚，如小便闭癃，寸口脉细是也。外得五有余，内得二不足，则表非真盛，是阳气之外脱也，里非真虚，是阴气之内凝也，此其身不表不里，亦正死明矣。

凡消瘅痿厥，仆击偏枯，气逆发满，肥贵人高粱之疾也。隔塞闭绝，上下不通，暴忧之病也。暴厥而聋，偏塞闭不通，内气暴薄也。不从内外中风之病，故疾留着也。蹠跛，寒风湿之病也。黄瘅暴痛，癫疾厥狂，久逆之所生也。五脏不平，六腑闭塞，脾肺之所生也。头痛耳鸣，九窍不利，肠胃之所生也（此段旧误在《通评虚实论》）。

凡消瘅痿厥，仆击偏枯，气逆胸满，是肥腴贵人，高粱厚味，湿热郁生之疾也。胸腹隔塞闭绝，上下不通，是暴忧伤脾，湿旺土郁之病也。暴厥而聋，两耳偏有闭塞不通，是少阳甲木之气逆从内升，暴相薄迫也。不从内外中风之病（木郁风动，是内中风，八风感袭，是外中风），而肢节卷缩，是故疾留着（痼疾留聚痹着），阻其经脉也。骸足蹠跛，是寒风湿之邪，伤其关节经络之病也。黄瘅暴痛，癫疾厥狂，是胆胃不降，久逆之所生也。五脏不平，六腑闭塞，是脾肺湿旺，升降倒置之所生也。头痛耳鸣，九窍不利，是胃逆肠陷，浊气堵塞之所生也。

标本病传论四十六

黄帝问曰：病有标本，刺有逆从奈何？岐伯对曰：凡刺之方，必别阴阳，前后相应，标本相移，逆从得施。故曰有其在标而求之于标，有其在本而求之于本，有其在本而求之于标，有其在标而求之于本。故治有取标而得者，有取本而得者，有逆取而得者，有从取而得者。

凡刺之法，必别阴阳，阴阳之气，前后相应，标本相移，审其针刺之宜忌，而后逆从得施而无误（下文逆取、从取是也）。

病有标本，求而取之，各有所得，是分逆从。逆取者，取之于标也，从取者，取之于本也。

知逆与从，正行无问，知标与本，万举万当，不知标本，是谓妄行。夫阴阳逆从标本之为道也，少而多，浅而博，小而大，可以言一而知百病之害。以浅而知深，察近而知远，言标与本，易而勿损。

言标本逆从之道，不可不知也。

治反为逆，治得为从。先病而后逆者治其本，先逆而后病者治其本，先寒而后生病者治其本，先病而后生寒者治其本，先病而后泄者治其本，先泄而后生他病者治其本。必且调之，乃治其他病。先热而后生病者治其本，先热而后生中满者治其标，先中满而后生烦心者治其本，先病而后生中满者治其标，小大利治其本，小大不利治其标，先小大不利而后生病者治其本。

治与病反为逆，治与病得为从。先病而后逆者，逆由病生，则治其本。先逆而后病者，病由逆生，则治其本。先寒而后生病者，寒为本也，则治其本。先病而后生寒者，病为本也，则治其本。先病而后泄者，病为本也，则治其本。先泄而后生他病者，泄为本也，则治其本。凡此必且调之，令其本愈，乃治其他病。若先热而后生病者，热为重，则治其本。先热而后生中满者，中满为重，则治其标。先中满而后生烦心者，中满为重，仍治其本。先病而后生中满者，中满为重，则治其标。小大利（小便、大便），则他病为重，但治其本。小大不利，则他病为轻，必治其标。以小大不利，诸病之标，而所关甚巨，不得不先也。小大不利而后生他病者，则小大为重，必治其本。以小大不利，诸病之本，虽杂证丛生，皆在所缓也。

人有客气有主气，病发而有余，本而标之，先治其本，后治其标，病发而不足，标而本之，先治其标，后治其本。谨察间甚，以意调之，间者并行，甚者独行。

人有客气有主气，主为本，客为标，本宜急而标宜缓也，但有虚实之分，不可拘也。病发而有余，则先本而后标。病发而不足，则先标而后本。谨察间甚，以意调之，间者标本并行，以其病轻也，甚者标本单行，以其病重也。

夫病传者，心病先心痛，一日而咳，三日胁支满痛，五日闭塞不通，身痛体重，三日不已死，冬夜半，夏日中。

凡病必传其所胜，心病先心痛，肾水克心火也。一日而咳，心火克肺金也。三日胁支满痛，肺金克肝木也（肝位在胁，偏支满痛）。五日闭塞不通，身痛体重，肝木克脾土也（胆木克胃，则上窍不通，肝木克脾，则下窍不通）。三日不已死，冬夜半，水灭火也，夏日中，火太亢也。

肺病喘咳，三日胁支满痛，一日身重体痛，五日而胀，十日不已死，冬日入，夏日出。

肺病喘咳，心火克肺金也。三日胁支满痛，肺金克肝木也。一日身重体痛，肝木克脾土也。五日而胀，胆木克胃土也。十日不已死，冬日入，金既衰也，夏日出，木将旺也。

肝病头目眩胁支满，三日体重身痛，五日而胀，三日腰脊少腹痛胫酸，三日不已死，冬日入，夏早食。

肝病头目眩胁支满，肺金克肝木也。三日体重身痛，肝木克脾土也。五日而胀，胆木克胃土也。三日腰脊少腹痛胫酸，脾土克肾水也。三日不已死，冬日入，金已衰也（木无制故），夏早食，木将败也。

脾病身痛体重，一日而胀，二日少腹腰脊痛胫酸，三日背脯筋痛小便闭，十日不已死，冬人定，夏晏食。

脾病身痛体重，肝木克脾土也。一日而胀，胆木克胃土也。二日少腹腰脊痛胫酸，脾土克肾水也。三日背脯筋痛小便闭，胃土克膀胱也。十日不已死，冬人定，水将旺也（水旺则灭火而侮土），夏晏食，土已衰也。

肾病少腹腰脊痛胫酸，三日背膂筋痛小便闭，三日腹胀，三日胁支满痛，三日不已死，冬大晨，夏晏晡。

肾病少腹腰脊痛胫酸，脾土克肾水也（湿土郁陷，肝木不升，沦于肾水，则腰腹痛，膝胫酸）。三日背膂筋痛小便闭，胃土克膀胱也。三日腹胀，膀胱侮胃土也。三日胁支满痛，胃土侮胆木也。三日不已死，冬大晨，水已衰也，夏晏晡，土正旺也。

胃病胀满，五日少腹腰脊痛胫酸，三日背膂筋痛小便闭，五日身痛体重，六日不已死，冬夜半后，夏日昳。

胃病胀满，胆木克胃土也。五日少腹腰脊痛胫酸，脾土克肾水也。三日背膂筋痛小便闭，胃土克膀胱也。五日身痛体重，肾水侮脾土也。六日不已死，冬夜半后，木将旺也，夏日昳，土正盛也（日昳，午后日昃，土盛之时）。

膀胱病小便闭，五日少腹胀腰脊痛胻酸，一日腹胀，一日身重体痛，二日不已死，冬鸡鸣，夏下晡。

膀胱病小便闭，胃土克膀胱也。五日少腹胀腰脊痛胻酸，脾土克肾水也。一日腹胀，膀胱侮胃土也。一日身重体痛，肾水侮脾土也。二日不已死，冬鸡鸣，水已衰也，夏下晡，土正旺也（病传之义，与《灵枢·病传》相同）。

诸病以次是相传，如是者，皆有死期，不可刺。间一脏止，及至三四脏者，乃可刺也。

间一脏止，隔脏相传而止也。及至三四脏者，隔脏相传，至三四脏而止也。《难经》：七传者死，间脏者生。七传者，传其所胜也。间脏者，传其所生也。一脏不再传，故言七传者死也；子母相传，故言生也。

本病论四十七

黄帝曰：五脏相通，移皆有次，五脏有病，则各传其所胜。不治，法三月若六月，若三日若六日，传五脏而当死，是顺传所胜之次。

五脏相通，其彼此移转，皆有次第，缘五脏有病，则各传其所胜。不治，法三月若六月，若三日若六日，传遍五脏而当死。递相克贼，以至殒命，是顺传所胜之次第也。

五脏受气于其所生，传之于其所胜，气舍于其所生，死于其所不胜。病之且死，必先传行，至其所不胜病乃死。此言气之逆行也，故死。

五脏受气于其所生，己所生也。传之于其所胜，己所克也。气舍于其所生，生己者也。死于其所不胜，克己者也。病之且死，必先传行，至其所不胜病乃死，遇克贼也。此言气之逆行也，故死，在五脏相移为顺传，在此脏被克者，为逆行也。

肝受气于心，传之于脾，气舍于肾，至肺而死。心受气于脾，传之于肺，气舍于肝，至肾而死。脾受气于肺，传之于肾，气舍于心，至肝而死。肺受气于肾，传之于肝，气舍于脾，至心而死。肾受气于肝，传之于心，气舍于肺，至脾而死。此皆逆死也。一日一夜五分之，此所以占死生之早暮也。故曰别于阳者，知病从来，别于阴者，知死生之期，言知至其所困而死。

此详次上文之义。一日一夜五分之，以配五脏，寅卯为木，巳午为火，申酉为金，亥子为水，辰戌丑未为土，此所以占死生之早暮也。言知至其所困而死，知其死于所不胜也（别于阳者四语，与《阴阳别论》重）。

是故风者，百病之长也，今风寒客于人，使人毫毛毕直，皮肤闭而为热，当是之时，可汗而发也。或痹不仁肿痛，当是之时，可汤熨及火灸刺而去之。弗治，病入舍于肺，名曰肺痹，发咳上气。

百病皆缘风闭皮毛，郁其里气而成，是故风者，百病之长也。今风寒初客于人，使人洒然振悚，毫毛毕直，孔窍收敛，皮肤闭而为热。当是之时，风则伤其卫气，寒则伤其营血，病在营卫，可汗而发也（仲景《伤寒》：伤寒用麻黄汤，中风用桂技汤，义本诸此）。或皮肤瘠（顽，手足麻痹也）痹不仁，则成风痹之证，肌肉臃肿作痛，则成疮疡之证，所谓病成而变也（《脉要精微论》语）。当是之时，可以汤熨（药汤熏洗，药袋熏烙）及火灸刺而去之（燔针、灸艾）。皮毛者，肺之合也（肺主皮毛），弗治，则病自皮毛入舍于肺，名曰肺痹（肺气闭塞）。肺金壅阻，发咳上气。此表邪内传，侵伤五脏之始也（皮毛外闭，里气郁遏，则脏病发作，非风寒之内入五脏也）。

弗治，肺即传而行之肝，病名曰肝痹，一名曰厥，胁痛出食，当是之时，可按若刺耳。

五脏有病，则各传其所胜，在肺弗治，肺即传而行之于肝，金克木也，病名曰肝痹（肝气闭塞），一名曰厥，胁痛出食。以肝胆同气，脉行胁肋，肝气痹着，经脉不行，故气阻而胁痛。肝病则陷，胆病则逆，胆木上逆，而刑胃土，容纳失职，故呕吐出食。升降倒行，是以名曰厥逆也。当是之时，可按摩针刺而愈之耳，犹未为晚也。

弗治，肝传之脾，病名曰脾风，发瘅，腹中热，烦心，出黄，当此之时，可按可药可浴。

在肝弗治，肝传之脾，木克土也，病名曰脾风（脾为风木所伤），发瘅，腹中热，烦心，出黄。以脾为湿土，湿传于胃，戊土上逆，君相二火，不得下根，火郁热发，故腹中瘅热，心内郁烦。风木随脾土左升，脾土湿陷，风木抑遏，故发黄色，缘木主五色，入土化黄也。当此之时，可按可药可浴而已，犹未为晚也。

弗治，脾传之肾，病名曰疝瘕，少腹冤热而痛，出白，一名曰蛊，当此之时，可按可药。

在脾弗治，脾传之肾，土克水也，病名曰疝瘕，少腹冤热而痛，出白，一名曰蛊。以湿土克水，寒凝气聚，则成疝瘕。风木不达，温气郁遏，故少腹冤热而痛（冤，郁也）。木郁下泄，肾水失职，故白液淫泆，出于溺孔。一名曰蛊，蛊者，物腐虫生，日见剥蚀也。当此之时，可按可药，犹未为晚也。

弗治，肾传之心，筋脉相引而急，病名曰瘈，当此之时，可灸可药。弗治，满十日，法当死（瘈，音炽）。

在肾弗治，肾传之心，水克火也，筋脉相引而急，病名曰瘈。以心主脉，火被水贼，筋脉不畅也。当此之时，可灸可药，犹未为晚也。此而弗治，满十日，法当死，缘脏气再周，不过十日之内，五脏气尽，不可活矣。

肾因传之心，心即复反传而行之肺，发寒热，法当三日死。此病之次也。故病久则传化，上下不并，良医弗为（病久则传化三句，旧误在《生气通天论》）。

肾因传之于心，心即复反传而行之肺，火克金也。肺气郁蒸，外发寒热，一脏再伤，法当三日死矣（《难经》：一脏不再伤，七传者死）。此五脏相传之次也。故病久则必相传化，及其五脏皆败，上下不交（并，交也）。则精神离散，气血崩亡，良医于此，弗能为也。

然其卒发者，不必治于传，或其传化有不以次。不以次入者，忧恐悲喜怒，令不得以其次，故令人有大病矣。因而喜，大虚则肾气乘矣，怒则肺气乘矣，恐则脾气乘矣，悲则心气乘矣，忧则肝气乘矣，此其道也。故病有五，五五二十五变，及其传化，传乘之名也（卒，音猝）。

五脏各传其所胜，故治于其所传，然其卒发者，则不必治于其所传，以其卒发未及内传，或其传化有不以次者也。不以次入者，五情内伤，忧恐悲喜怒，令不得以其次也。传不以次，必缘伤深，故令人有大病矣。盖病本以次传也，因而喜伤心火，心火大虚，则肾气乘之矣，怒伤肝木，则肺气乘之矣，恐伤肾水，则脾气乘之矣，悲伤肺气，则心气乘之矣，忧伤脾土，则肝气乘之矣，此其相乘之道也。故五脏相乘，每脏有五病，五五二十五病（《难经》：一脉十变，义与此同）。及其传化，迁变无常，总皆传其所乘之谓也（旧本此篇误在《玉机真脏论》。详其文理，与标本病传论义同，而非一篇。本病论原亡，取此篇补之）。

故地之湿气，感则害皮肉筋脉，水谷之寒热，感则害于六腑，天之邪气，感则害人五脏。邪风之至，疾如风雨，善治者治皮毛，其次治肌肤，其次治筋脉，其次治六腑，其次治五脏，治五脏者，半死半生也（此段旧误在《阴阳应象论》）。

地之湿气，感则害于皮肉筋脉而已，水谷之寒热，感则害于六腑而已，天之邪气，感则自皮毛而内传，害人五脏，由表达里，凡肌肤筋脉六腑之属，无所遗漏也。邪风之至，疾如风雨，内传至速也。善治者治皮毛，不俟其入肌肤也，其次治肌肤，不俟其入筋脉也，其次治筋脉，不俟其入六腑也，其次治六腑，不俟其入五脏也，其次治五脏，则根本损伤，已太晚矣。治五脏者，难保十全，半死半生也。

治 论

汤液醪醴论四十八

黄帝问曰：为五谷汤液及醪醴奈何？岐伯对曰：必以稻米，炊以稻薪，稻米者完，稻薪者坚。帝曰：何以然？岐伯曰：此得天地之和，高下之宜，故能至完，伐取得时，故能至坚也。

稻米得天地之和，高下之宜，故气味完足。稻薪至草木苍干之候，伐取得时，故茎叶坚实。

帝曰：上古圣人作汤液醪醴，为而不用何也？岐伯曰：自古圣人之作汤液醪醴者，以为备耳，故为而弗服也。中古之世，道德稍衰，邪气时至，服之万全。

汤液醪醴，行经发表之物，上古之人，道德纯备，邪气不伤，故为而弗服。中古之世，道德稍衰，邪气有时而至，故服之万全。

帝曰：今之世不必已何也？岐伯曰：当今之世，必齐毒药攻其中，镵石针艾治其外也。

服汤液醪醴而病不必已者，以风气不古，道德全衰，里邪伤其脏腑，必齐（齐与剂同），毒药攻其中，表邪伤其经络，必用镵石针艾治其外也。

帝曰：形弊血尽而功不立者何也？岐伯曰：神不使也。帝曰：何谓神不使？岐伯曰：针石，道也，精神不进，志意不治，故病不可愈。今精坏神去，营卫不可复收何者？嗜欲无穷，而忧患不止，精气弛坏，营泣卫除，故神去之而病不愈也。

形弊者，毒药所伤，血尽者，针石所泻也。神不使者，神不为之用也。盖营卫气血之行，神使之也，针石之道，疏通营卫，而气血之行，全凭神运，若精神不进，志意不治，虽用针石，而病不可愈。今其精坏神去，营卫不可复收，是何故也？以其嗜欲无穷，忧患不止，经络脏腑，损伤亏败，以致精气弛坏，营泣（泣与涩同）卫除，故神去之而病不愈也。

帝曰：夫病之始生也，极微极精，必先入结于皮肤。今良工皆称曰病成，名曰逆，则针石不能治，良药不能及也。今良工皆得其法，守其数，亲戚兄弟，远近音声日闻于耳，五色日见于目而病不愈者，亦何谓不早乎？

神不使者，病久邪深，而正气已败也。若夫病之始生，极微极精（精微，言其小也），必先入结于皮肤，未及经络脏腑也。今使良工见此新病，皆称之曰病成，名之曰证逆，则针石不能治，良药不能及也。病之不愈，无足为怪，以其为病久而治晚也，如此则其法数皆误矣。今良工皆得其法，守其数，而且亲戚兄弟之属，地亲而情切，论其处所远近，则音声日闻于耳，五色日见于目，是其证之新久逆顺知之甚悉，而病不愈者，亦何得谓病期久远，治之不早乎？此又何说也？

岐伯曰：病为本，工为标，标本不得，邪气不服，此之谓也。

此非关病久而治晚也，病为本，工为标，标本不得，邪气不服，正此谓也。

中古之治病，至而治之，汤液十日，以去八风五痹之病。十日不已，治以草苏草荄之枝，本末为助，标本已得，邪气乃服。

中古治病，未能先事预防，病至而后治之，用汤液十日，以去八风五痹之病（八风，义见《灵枢·九宫八风》。五痹，义见痹论），服之可以万全矣。若十日不愈，是病深也，乃治以草苏草荄之剂（苏，叶也。荄，根也），本标彼此为助，标本已得，邪气乃服也（本末即本标。标本已得，医病相投也）。

暮世之治病也则不然，治不本四时，不知日月，不审逆从，病形已成，乃欲微针治其外，汤液治其内，逆从倒行，标本不得，邪气淫泆，亡神失国。粗工凶凶，以为可攻，故病未已，新病复起。去故就新，乃得真人。帝曰：善（二段旧误在《移精变气论》）。

色以应日，脉以应月，色之变化，以应四时之脉（《玉版论要》语），不知色脉，是不本四时，不知日月也。容色见上下左右，上为逆，下为从，女子右为逆，左为从，男子左为逆，右为从（《玉版论要》语），不知容色，是不审逆从也。病形已成，是当针石治其外，毒药治其内，乃欲以微针治其外，汤液治其内，逆从倒行，则标本不得，邪气不服，淫泆而害正气，以至亡神而失国（《吕氏春秋》以气为民，以身为国）。粗工凶凶，见微针汤液不能胜任，以为邪旺可攻，正气愈败，于是故病未已，新病复起，则事愈坏矣。是必去其故而复其新，乃得成其为真人，不然则竟登鬼箓矣。

移精变气论四十九

黄帝问曰：余闻古之治病，惟其移精变气，可祝由而已。今世治病，毒药治其内，针石治其外，或愈或不愈，何也？

移精变气，可祝由而已，谓移变其精气，可祝告病由，以符咒疗之而已也。

岐伯对曰：往古人居禽兽之间，动作以避寒，阴居以避暑，内无眷慕之累，外无伸宦之形，此恬憺之世，邪不能深入也。毒药不能治其内，针石不能治其外，故可移精变气，祝由而已。

伸宦，求伸于宦场也。

当今之世不然，忧患缘其内，苦形伤其外，又失四时之从，逆寒暑之宜，贼风数至，虚邪朝夕，外伤空窍肌肤，内至五脏骨髓，小病必甚，大病必死，故祝由不能已也。

虚邪，即贼风也。

拘于鬼神者，不可与言至德，恶于针石者，不可与言至巧，病不许治者，治之无功矣。帝曰：善。

今世之病，宜针石不宜祝由，若欲以上古之祝由而治今世之大病，是拘于鬼神而恶于针石也，不可与言至德之大，至巧之微矣。恶于针石，是病不许治也，既不许治，则病必不治，虽强治之，亦无功矣（此段旧误在《五脏别论》）。

异法方宜论五十

黄帝问曰：医之治病也，一病而治各不同，皆愈何也？岐伯曰：地势使然也。东方者，天地之所始生也，鱼盐之地，海滨傍水，其民食鱼而嗜咸，黑色而疏理，皆安其处，美其食。鱼者使人热中，咸者胜血，其病皆为痈疡，其治宜砭石，故砭石者，亦从东方来（砭，音边）。

血热蒸发，汗孔常开，故其理疏。感冒风寒，闭其营卫，格阻不行，则生臃肿。瘀热蒸腐，则成痈疡。砭石，石针也（《山海经》：高氏之山，有石如玉，可以为针）。

西方者，金玉之域，沙石之处，天地之所收引也，陵居而多风，水土刚强，其民不衣而褐荐，华食而脂肥，邪不能伤其形体。其病生于内，其治宜毒药，故毒药者，亦从西方来。

风气清凉，皮毛敛闭，不病外感而病内伤，故宜毒药。

北方者，天地所闭藏之域也，其地高陵居，风寒冰冽，其民乐野处而乳食。脏寒生满病，其治宜灸焫，故灸焫者，亦从北方来。

乳酪寒滑助湿，易生胀满之病。经络凝涩，故宜灸焫。

南方者，天地所长养，阳之所盛处也，其地下，水土弱，雾露之所聚也，其民嗜酸而食胕，致理而赤色。其病挛痹，其治宜微针，故九针者，亦从南方来。

湿热熏蒸，多病骹足挛痹之证，故宜微针通其经络，以泄湿热。

中央者，其地平以湿，天地所以生万物也众，其民食杂而不劳。其病多痿厥寒热，其治宜导引按跷，故导引按跷者，亦从中央出也。

湿伤经络，营卫不运，易生痿厥寒热之证，故宜导引按摩，以通气血。

圣人杂合以治，各得其所宜，故治所以异而病皆愈者，得病之情，知治之大体也。

圣人杂合诸法以治万民，各得其方土之所宜，治之所以不同而病皆愈者，得病情而知治要也。

素问悬解第六卷终　太仓陆实忠校字

素问悬解卷七

刺　法

宝命全形论五十一

黄帝问曰：天覆地载，万物悉备，莫贵于人。人以天地之气生，四时之法成，君王众庶，尽欲全形。形之疾病，莫知其情，留淫日深，着于骨髓，心私虑之。余欲针除其疾病，为之奈何？

四时之法，生长收藏之令也。

岐伯对曰：夫人生于地，悬命于天，天地合气，命之曰人。天有阴阳，人有十二节，天有寒暑，人有虚实。能经天地阴阳之化者，不失四时。人能应四时者，天地为之父母。知万物者，谓之天子。能存八动之变者，五胜更立。能达虚实之数者，独出独入。知十二节之理者，圣智不能欺也，咔吟至微，秋毫在目。

人之形生于地而命悬于天，天地合气，命之曰人。天有阴阳，阴阳推迁，四时变化，爰有十二节气，人有十二支节以应之。天有寒暑，寒暑往来，五行消长，爰有衰旺，人有虚实以应之。天地与人同气，贵能崇效卑法耳。能经纬天地阴阳之化者，顺生长收藏之令，自不失四时之序。人能上应四时者，行与天地无违，天地为之父母。能应四时，则知万物，知万物者，代天宣化，谓之天子。能应四时，则顺八风，能存八方风动之变者，五行之胜，相代更立，不为一邪所中。风在八方，有虚有实，自正面来者为实风，自冲后来者为虚风。人之令气有衰旺，脏腑有虚实，两实相逢，则人不伤，两虚相逢，则人伤焉。能存八风之变，是达虚实之数也，能达虚实之数者，独出独入，不与众人同。中于虚邪，达虚实之数，是知十二节之理也，知十二节之理者，隐显悉照，圣智不能欺也。是则呿吟至微（呿，开口出气。吟，闭口吸气)，亦当秋毫在目，况于形之疾病，色脉显然，何为不知其情，则以微针除之，非难事矣。

帝曰：人生有形，不离阴阳，天地合气，别为九野，分为四时，月有大小，日有短长，万物并至，不可胜量，虚实呿吟，敢问其方？

人生有形，不离阴阳，阴阳者，天地之气也。天地合气，地则别为九野，天则分为四时，四时之中，月有大小之殊，日有短长之差，不相同也。则夫万物并至，不可胜量，盈亏消长，纷纭错出，虚实呿吟之数，何以辨之？敢问其方也。

岐伯曰：夫盐之味咸者，其气令器津泄，弦绝者，其音嘶败，木敷者，其叶发，病深者，其声哕。人有此三者，是谓坏府，此皆绝皮伤肉，气争血黑，毒药无治，短针无取。

虚实呿吟之数，不难辨也，凡有诸内，必形诸外。夫盐之味咸者，卤气浸淫，令器津泄，是以弦急而欲绝者，其音嘶败，木郁而欲敷者，其叶反侧（木欲敷舒而不能，故叶发动而反侧）病深而气败者，其声哕噫。人有三等之象者，是谓毁坏之宫府，此皆绝皮伤肉，气争血黑，形体颓败，殒亡非久，毒药无治，短针无取也。

帝曰：余念其痛，心为之乱惑，反甚其病，不可更代，百姓闻之，以为残贼，为之奈何？岐伯曰：木得金而伐，火得水而灭，土得木而达，金得火而缺，水得土而绝，万物尽然，不可胜竭。故针有悬布天下者五，黔首共饮食，莫知之也。一曰治神，二曰知养身，三曰知毒药为真，四曰制砭石小大，五曰知腑脏血气之诊。五法俱立，各有所先。

五行之理，克其所胜，万物尽然，不胜其数。故针法五行，有悬布天下者五，黔首（黔，黑也，秦谓百姓为黔首，言其黑头无知也。其语始此）共饮食，而已莫知之也。一曰治神，治其神明，以存针也（义见下文）。二曰知养身，知去邪扶正，以养人身也。三曰知毒药为真，知毒药攻邪，以为真也。四曰知制砭石小大，制砭石小大之度，以适病也。五曰知腑脏血气之诊，知腑脏血气阴阳虚实之分，补泻无差也。五者之法俱立，因病制宜，各有所先也。

今末世之刺也，虚则实之，满者泻之，此皆众工所共知也。若夫法天则地，随应而动，和之者若响，随之者若影，道无鬼神，独来独往。

末世之刺，虚补实泻，众工皆知，非其至也。若夫法天则地，随应而动（随宜而动）气血之变，若影响之逐形声，道无鬼神，而独来独往，此则众工所不解矣。

帝曰：愿闻其道。岐伯曰：凡刺之真，必先治神，五脏已定，九候已备，后乃存针。众脉不见，众凶弗闻，外内相得，无以形先，可玩往来，乃施于人。人有虚实，五虚勿近，五实勿远，至其当发，间不容瞚，伏如横弩，起如发机，手动若务，针耀而匀，静意视义，观适之变，是谓冥冥，莫知其形，见其乌乌，见其稷稷，从见其飞，不知其谁。

凡刺之真，必先治神，我以神往，人之五脏已定，九候已备，后乃存意于针。针贵得要，众脉不必尽见，众凶弗容尽闻，法在外内相得，无以形先，待其可玩往来（可以玩索而得独往独来之意），乃施于人。人有虚实，五虚勿近，不可补也，五实勿远，易于泻也。至其当发之时，间不容瞚，转瞬而已晚也（瞚，转瞬也）。伏如横弩不动，起如发机之速，手动若务（务与骛同），势至捷也。针耀而匀（耀与跃同），力至均也。静意视义，观其虚实所适之变，是谓冥冥无象，莫知其形。见其乌乌，见其稷稷（乌乌，乌乌鸣声。《汉明帝起居注》：帝东巡过亭障，有乌飞鸣圣舆上，亭长祝曰：乌乌哑哑。又歌声。《史·李斯传》：

歌呼乌乌。稷稷，疾也。《诗·小雅》：既齐既稷。注：齐，整。稷，疾。乌乌稷稷，喻针之妙捷，若飞鸟也。从见其飞行绝迹而已，不知其谁所使之也。

帝曰：何如而虚？何如而实？岐伯曰：刺虚者须其实，刺实者须其虚。经气已至，慎守勿失，深浅在志，远近若一，如临深渊，手如握虎，神无营于众物，义无邪下，必正其神。

此因上文五虚勿近，五实勿远，问实者何如而使之虚？虚者何如而使之实？刺虚者须其实，俟其阳气已至而后去针也。刺实者须其虚，俟其阴气已至而后去针也。经气已至，是虚者变实，实者变虚之候，慎守之而无失（义详针解），深浅之间在志，远近之际若一，如临深渊，恐其将堕，手如握虎，欲其力壮，宁神静志，众物皆损，义无邪下，必正其神（义详针解。后二语，依针解补）。此刺法之真诀也。

针解五十二

黄帝问曰：愿闻九针之解，虚实之道。岐伯对曰：刺虚则实之者，针下热也，气实乃热也。满而泻之者，针下寒也，气虚乃寒也。菀陈则除之者，出恶血也。邪胜则虚之者，出针勿按。徐而疾则实者，徐出针而疾按之。疾而徐则虚者，疾出针而徐按之。言实与虚者，寒温气多少也。若无若有者，疾不可知也。察后与先者，知病先后也。为虚与实者，工勿失其法。若得若失者，离其法也。虚实之要，九针最妙者，为其各有所宜也。补泻之时者，与气开阖相合也。九针之名，各不同形者，针穷其所当补泻也。

此解《灵枢·九针十二原》：凡用针者，虚则实之，满则泻之，菀（菀同郁）陈则除之，邪胜则虚之。徐而疾则实，疾而徐则虚。言实与虚，若有若无，察后与前，若存若亡，为虚与实，若得若失。虚实之要，九针最妙，补泻之时，以针为之。九针之名，各不同形（《九针十二原》文）。

刺法，虚则实之者，针下热至则实，气实乃热也。满而泻之者，针下寒则虚，气虚乃寒也。菀陈则除之者，出其恶血也。邪胜则虚之者，出针勿按，使其邪去而经虚也。徐而疾则实者，徐出针而疾按之，令里气之莫泻也。疾而徐则虚者，疾出针而徐按之，令里气之得出也。言实与虚者，寒温二气之多少也。若无若有者，疾之有无虚实不可知也。察后与先者，察知病气之先后也。为虚与实者，工于补泻，勿失其法也。若得若失者，似若离其法也。虚实之要，九针最妙者，为其或补或泻，各有所宜也。补泻之时者，与经气开阖之宜，适相合也。九针之名，各不同形者，针之长短大小各异其制，穷尽其所当补泻之法也（针形，详见《灵枢》）。

刺实须其虚者，留针，阴气隆至，针下寒乃去针也。刺虚须其实者，阳气隆至，针下热乃去针也。经气已至，慎守勿失者，勿变更也。深浅在志者，知病之内外也。近远如一者，深浅其候等也。如临深渊者，不敢堕也。手如握虎者，欲其壮也。神无营于众物者，静志观病人，无左右视也。义无邪下者，欲端以正也。必正其神者，欲瞻病人目，制其神，令气易行也。

此解宝命全形论：刺虚者须其实，刺实者须其虚，经气已至，慎守勿失，深浅在志，远近如一，如临深渊，手如握虎，神无营于众物，义无邪下，必正其神（宝命全形论文）。

刺实须其虚者，留针，候之阴气隆至（盛至也），针下寒生，乃去针也。刺虚须其实者，留针，后之阳气隆至，针下热生，乃去针也。经气已至，慎守勿失者，勿变更而失守也。深浅在志者，知病之内外，针之浅深皆宜也。近远如一者，病之深浅不同，而测候之法，皆以气至为准，适相等也。如临深渊者，不效怠堕也。手如握虎者，欲其力壮也。神无营于众物者，静志而观病人，无左右旁视也。义无邪下者，针入孔穴，欲其端以正也。必正其神者，欲瞻病人之目，以制其神，令其气之易行也。

帝曰：余闻九针上应天地四时阴阳，愿闻其方，令可传于后世，以为常也。岐伯曰：夫一天、二地、三人、四时、五音、六律、七星、八风、九野，身形亦应之，针各有所宜，故曰九针。

义详下文。

人皮应天，人肉应地，人脉应人，人筋应时，人声应音，人阴阳合气应律，人口齿面目应星，人出入气应风，人九窍三百六十五络应野。故一针皮，二针肉，三针脉，四针筋，五针骨，六针调阴阳，七针益精，八针除风，九针通九窍，除三百六十五节气，此之谓各有所主也。

人皮在外，应天，人肉在内，应地，人脉在皮肉之中，应人，筋聚四肢（诸筋皆属于节），应四时，声发五脏，应五音，阴阳合为六气，应六律，口齿面目七窍，应七星，出入之气周于四正四维，以应八风，上下九窍通于三百六十五络，以应九野。人有九应，故刺备九针，其用不同，此之谓各有所主也（此下经文一百二十三字，文义残缺错讹，今不具载）。

八正神明论五十三

黄帝问曰：用针之服，必有法则焉，今何法何则？岐伯对曰：法天则地，合以天光。帝曰：愿卒闻之，岐伯曰：凡刺之法，必候日月星辰，四时八正之气，气定乃刺之。

天光，日月星辰也。

天温日明，则人血淖液而卫气浮，故血易泻，气易行，天寒日阴，则人血凝泣而卫气沉。月始生，则血气始精，卫气始行，月郭满，则血气实，肌肉坚，月郭空，则肌肉减，经络虚，卫气去，形独居。是以因天时而调血气也。

人之血气，随日浮沉，与月消长，故因天时而调血气。

天寒无刺，天温无疑，月生无泻，月满无补，月郭空无治。

盛虚之时，因天之序，移光定位，正立而待之，是谓得时而调之。

移光定位，俟日月之光移，以定岁时之位。天气环周，正立而待之，顺天序以施补泻，是谓得时而调之也。

故月生而泻，是谓脏虚。月满而补，血气扬溢，络有留血，命曰重实。月郭空而治，阴阳相错，真邪不别，沉以留止，是谓乱经。外虚内乱，淫邪乃起。

月生（始生）而泻，血气未盛而遽加伐削，是谓脏虚，脏虚者，虚其脏气也。月满而补，值血气扬溢而益以充盈，络有留血，命曰重实，重实者，以实益实也。月郭空而治（泻也），气血正虚而加之疏泄，阴阳相错，真邪不别，邪气沉留，是谓乱经。外因正泻而虚，内以邪留致乱，邪气淫溢，于是大病起矣。

帝曰：星辰八正何候？岐伯曰：星辰者，所以制日月之行也。八正者，所以候八风之虚邪以时至者也。四时者，所以分春秋冬夏之气所在，以时调之，八正之虚邪，而避之勿犯也。以身之虚而逢天之虚，两虚相感，其气至骨，入则伤五脏。工候救之，弗能伤也。故曰：天忌不可不知也。

星辰者，所以制日月之行也，阴阳消长，观乎日月，日月盈亏，察之星辰，知星辰之宿度，则知日月之盈亏矣。八正者，所以候八风之虚邪以时至者也，太乙随八节，居八方，自正面来者为正风，自对面来者为虚邪，知八风之正对，则知八风之虚实矣。四时者，所以分春秋冬夏之气所在，以时调之，八正之虚邪，而避之勿犯也，春气在经，夏气在络，秋气在皮，冬气在骨，顺乎气候，以时调之，知四时之正气，则能避八方之虚邪矣。若不知避，以人身之虚而逢天气之虚，两虚相感，其气至骨，入于腹里，则伤五脏。上工候而救之，去其虚邪，弗能伤也。故曰：天忌不可不知也（《灵枢·官针》：必知天忌，乃言针意）。

帝曰：善。其法星辰者，余闻之矣，愿闻法往古者。岐伯曰：法乎往古者，先知《针经》也。验乎来今者，先知日之寒温，月之虚盛，以候气之浮沉，而调之于身，观其立有验也。观其冥冥者，言形气营卫之不形于外，见之，故曰观于冥冥焉。通于无穷者，可以传于后世也。

《灵枢·官针》：法于往古，验于来今，观于冥冥，通于无穷。此下俱解《官针》之义。《针经》即《灵枢·九针十二原》，先立《针经》是也。

是故工之所以异也，视之无形，尝之无味，若神仿佛，故谓冥冥。虚邪者，八正之虚邪气也。正邪者，身形若用力汗出，腠理开，逢虚风，其中人也微，故莫知其情，莫见其形。上工救其萌芽，必先见三部九候之气，尽调不败而救之，故曰上工。下工救其已成，救其已败，救其已成者，言不知三部九候之相失，因病而败之也。知其所在者，知诊三部九候病脉之处而治之，故曰守其门户焉。三部九候为之原，九针之论不必存也。

《官针》：粗工所不见，良工之所贵，莫知其形，若神仿佛。虚邪之中人也，洒淅动形。正邪之中人也微，先见于色，不知于其身，若有若无，若亡若存，有形无形，莫知其情。是故上工之取气，乃救其萌芽，下工守其已成，因败其形。故工之用针也，知气之所在，而守其门户。上工之所以异于粗工者，能于正邪初伤，有形无形之际，先见于三部九候之气，救之于早，不事病成而事败。以能知其气之所在，是以守其门户而无失也（此即观于冥冥之义）。

帝曰：余闻补泻，未得其意。岐伯曰：泻必用方，方者，以气方盛也，以月方满也，以日方温也，以身方定也，以息方吸而内针，乃复候其方吸而转针，乃复候其方呼而徐引针，故曰泻必用方，其气易行焉。补必用员，员者行也，行者移也，刺必中其营，复以吸排针也。员与方，非针也。故养神者，必知形之肥瘦，营卫血气之盛衰。血气者，人之神，不可不谨养。

《官针》：泻必用员，补必用方，此曰泻必用方，补必用员，文异而义通也。泻者，以吸内针，以呼出针，针出而气泻矣。员与方，乃针法耳，非针也。在脏腑曰血气，在经络曰营卫。肝藏血，血舍魂，肺藏气，气舍魄，魂升而神化，神降而魄生。神居血气之中，形包血气之外，养其血气，即所以养其神，而养其神，即所以养其形也。故养神者，必知形体之肥瘦，养形者，必知气血之盛衰。血气者，即人之神所攸赖而弗离者，不可不谨养也。

帝曰：妙乎哉论也！合人形于阴阳四时，虚实之应，冥冥之期，其非夫子，孰能通了！然夫子数言形与神，何谓形？何谓神？原卒闻之。岐伯曰：请言形。形乎形，目冥冥，问其所病，索之经，慧然在前，按之不得，不知其情，故曰形。帝曰：何谓神？岐伯曰：请言神。神乎神，耳不闻，目明心开而志先，慧然独悟，口弗能言，俱视独见，适若昏，昭然独明，若风吹云，故曰神。

索之于经，索之于经络也。慧，明也，慧然在前，似有形矣，乃按之，不得，实不知其情，终无形之可索也。目明心开而志先，心目了然，志先觉之，慧然独悟矣，而口弗能言，实俱视而独见，适若昏蒙，又复昭然独明，若风吹云，聚散无定，言神之所在，可以意悟，而不可以言传也。

离合真邪论五十四

黄帝问曰：余闻九针九篇，夫子乃因而九之，九九八十一篇，余尽通其意矣。经言气之盛衰，左右倾移，以上调下，以左调右，有余不足，补泻于荥输，余知之矣。此皆营卫之倾移，虚实之所生，非邪气从外入于经也。余愿闻邪气之在经也，其病人如何？取之奈何？

九针九篇，因而九之，九九八十一篇，《灵枢经》也。荥，脉之荥穴。输，腧穴也（输与腧同）。

岐伯曰：夫圣人之起度数，必应于天地，故天有宿度，地有经水，人有经脉。天地温和，则经水安静，天寒地冻，则经水凝泣，天暑地热，则经水沸溢，卒风暴起，则经水波涌而陇起。夫邪之入于脉也，寒则血凝泣，暑则血淖泽，虚邪因而入客，亦如经水之得风也。经之动脉，其至也，亦时陇起，其行于脉中循循然，其至寸口中手也，时大时小，大则邪至，小则平，其行无常处，在阴与阳，不可为度。从而察之，三部九候，卒然逢之，早遏其路（泣与涩同）。

圣人之起度数，必应于天地，故天有宿度（宿，二十八宿，度，三百六十五度），分于十二辰次，地有十二经水（清、渭、海、湖、汝、渑、淮、漯、江、河、济、漳）以应十二辰次，人有十二经脉（手三阳、足三阳、手三阴、足三阴）以应十二经水。天地温和，则经水安静，天寒地冻，则经水凝泣，天暑地热，则经水沸溢，卒风暴至，则经水波涌而陇起（陇，高也）。水性如此，人脉亦然，夫邪之入于脉也，寒则血凝泣，暑则血淖泽，热蒸表泄，虚邪因而入客，亦如经水之得风也。经中之动脉，其至也，亦时陇起，其行于脉中循循然，往来不住，其至寸口而中于手也，时大时小，大则邪至，小则气平，其行无常处，在阴与阳，难为预度。从而察之于三部九候之中，卒然逢之，早遏其路，不使之他往也。

帝曰：候气奈何？岐伯曰：夫邪去络入于经也，舍于血脉之中，其寒温未相得，如涌波之起也，时来时去，故不常在。方其来也，必按而止之，止而取之，无逢其冲而泻之，故曰其来不可逢，此之谓也。候邪不审，大气已过，泻之则真气脱，真气者，经气也，脱则不复，经气太虚，邪气复至，而病益蓄，故曰其往不可追，此之谓也。

邪之去络而入于经也，舍于血脉之中，与经气相薄，寒温异性，营卫郁阻，如涌波之起也。邪气时来时去，故不常在一方。方其来也，必手按而止之，遏其他往之路，止而不动，而后取之，无逢其冲气方来，而遽泻之，以致邪盛难伏，故曰其来不可逢（《灵枢·九针十二原》语），此之谓也。若候邪不审，令其大气已过，泻之则真气亡脱，真气者，经气也，脱则不能复旧，经气太虚，邪气复至，而病益蓄积，故曰其往不可追（《灵枢·九针十二原》语），此之谓也。

知其可取如发机，不知其取如扣椎，故曰知机道者，不可挂以发，不知机者，扣之不发，此之谓也。不可挂以发者，待邪之至时而发针泻矣。扣之不发者，血气已尽，其病不可下也。

邪之方来，止而取之，迟疾之间，非上工不知。知其可取，如发弩机，不知其取，如扣铁椎，故曰知机道者，不可挂以发，不知机者，扣之不发（《九针十二原》语），此之谓也。所谓不可挂以发者，言邪方来时，其去甚速，待邪之至时而即发针泻之，无丝发之迟延也。所谓扣之不发者，言邪气已去，而脱其真气，血气已尽，则邪复来而病益蓄，其病不可下也（《灵枢·小针解》：不可挂以发者，言气易失也。扣之不发者，言不知补泻之意，血气已尽，而气不下也）。

帝曰：善。然真邪以合，波陇不起，候之奈何？岐伯曰：审扪循三部九候之盛衰而调之，察其左右上下相失及相减者，审其病脏以期之。地以候地，天以候天，人以候人，调之中腑，以定三部。不知三部者，阴阳不别，天地不分，故曰刺不知三部九候病脉之处，虽有大过且至，工不能禁也。

地以候地，天以候天，人以候人，义见《三部九候论》。中腑，中脘也，调之胃腑中脘之气，以定上中下三部，则九候皆得矣。大过，大病也，刺不知三部九候病脉之处，释邪攻正，泄其真气，虽有大病且至，工亦不能禁止也。

用针无义，反为气贼，诛罚无过，命曰大惑。夺人正气，以从为逆，反乱大经，真不可复。用实为虚，以邪为真，营卫散乱，真气已失，邪独内着，绝人长命，予人夭殃。不知三部九候，故不能久长。

三部九候，所以候真邪以施补泻也，不知三部九候，释邪攻正，则人死矣。真亡邪盛，不可长久也。

帝曰：补泻奈何？岐伯曰：此邪新客，溶溶未有定处也，推之则前，引之则止，逆而刺之，此攻邪也。疾出以去盛血，而复其真气，刺出其血，其病立已。

邪之新客，去来溶溶（水流貌），未有定处，推之则前，引之则止。当是时也，迎而刺之，此攻其邪，非泻其真也。疾出其针，以去盛血，而复其真气，刺出其血，其病立已，邪去而真复故也。

吸则内针，无令气忤，静以久留，无令邪布，吸则转针，以得气为故。候呼引针，呼尽乃去，大气皆出，故命曰泻。

吸则内针，无令经气之外忤。静以久留，无令邪气之散布。吸则转针，以必得邪气为故。候呼引针，呼尽乃去，邪之大气皆出，故命曰泻。上曰疾出已得气也，此曰久留未得气也，针法原以得气为故。吸则转针，必得其气，气得则针随呼出，不可留矣。

帝曰：不足者补之奈何？岐伯曰：必先扪而循之，切而散之，推而按之，弹而怒之，抓而下之，通而取之，外引其门，以闭其神。呼尽内针，静以久留，以气至为故，如待所贵，不知日暮。其气已至，适而自护，候吸引针，气不得出，各在其处。推阖其门，令神气存，大气留止，故命曰补。

经气虚弱，则瘀塞不行，必先扪而循之，以行其经，切而散之，以开其滞，推而按之，以蓄其力，弹而怒之，以致其气，抓而下之，以决其瘀。俟其既通，而后取之，以复其虚。经气已通，乃外引其门，以闭其神。待其呼尽而后内针，静以久留，以气至为故。经气未至，停针候之，如待所尊贵之人，不知日暮。其气已至（以与巳通），调适而保护之，候其吸而引针，则气不得出，各在其原旧之处。针出则推阖其门，令神气内存，大气留止而不泄，故命曰补。泻曰得气，邪气得也，补曰气至，真气至也。

四时刺逆从论五十五

厥阴有余病阴痹，不足病热痹，滑则病狐风疝，涩则病少腹积气。

厥阴，心主，有余病阴痹，阴盛而火衰也。不足病热痹，阴衰而火盛也。滑则病狐风疝，手足厥阴同经，风木郁遏而冲突也（狐风疝，如狐之出没无常）。涩则病少腹积气，肝气盘结而不舒也。

少阳有余病筋痹胁满，不足病肝痹，滑则病肝风疝，涩则病积，时筋急目痛。

肝主筋，脉行胁肋，与少阳胆为表里，少阳有余病筋痹胁满，经络瘀遏而不行也。不足病肝痹，脏气阻滞而不达也。滑则病肝风疝，风木之郁动也。涩则病积，肝气之痞塞也。时筋急目痛者，乙木下陷则筋急，甲木上逆则目痛。肝窍于目，而目痛之原，则由于胆，相火上炎，是以热作也，甲木郁冲，是以痛生也。

少阴有余病脉痹身时热，不足病心痹，滑则病心风疝，涩则病积，时善惊。

心属火，其主脉，少阴有余病脉痹身时热，脉阻而火旺也。不足病心痹，火衰而气痞也。滑则病心风疝，心气郁塞而振动也。涩则病积，心气闭结而不通也。时善惊者，神不根精也。

太阴有余病肉痹寒中，不足病脾痹，滑则病脾风疝，涩则病积，心腹时满。

脾主肉，太阴有余病肉痹寒中，寒水上泛而侮土也。不足病脾痹，湿土中郁而不运也。滑则病脾风疝，脾气郁遏而鼓动也。涩则病积，脾气堙塞而不行也。心腹时满，湿旺胃逆，浊气不降也。

阳明有余病皮痹隐疹，不足病肺痹，滑则病肺风疝，涩则病积，时溲血。

肺主皮，与阳明大肠为表里，阳明有余病皮痹隐疹，表闭而邪郁也（疹见皮里，不能透发，谓之隐疹）。不足病肺痹，气梗而不降也。滑则病肺风疝，肺气壅阻而激宕也。涩则病积，肺气凝滞而不通也。时溲血者，肺失收敛之政也。

太阳有余病骨痹身重，不足病肾痹，滑则病肾风疝，涩则病积，时善巅疾。

肾主骨，与太阳膀胱为表里，太阳有余病骨痹身重，水冷髓寒而土湿也。不足病肾痹，肾气寒冱而凝瘀也。滑则病肾风疝，肾气结滞而郁冲也。涩则病积，肾气坚凝而不散也。时善巅疾者，太阳之脉，上额交巅而后行也。

是故春气在经脉，夏气在孙络，长夏气在肌肉，秋气在皮肤，冬气在骨髓中。帝曰：余愿闻其故。岐伯曰：春者天气始开，地气始泄，冻解冰释，水行经通，故人气在经脉。夏者经满气溢，入孙络受血，皮肤充实，故人气在孙络。长夏者经络皆盛，内溢肌中，故人气在肌肉。秋者天气始收，腠理闭塞，皮肤引急，故人气在皮肤。冬者盖藏，血气在中，内着骨髓，通于五脏，故人气在骨髓，是故邪气者，常随四时之气血而入客也。至其变化，不可为度，必从其经气，辟除其邪，除其邪则乱气不生。

皮肤引急，收敛而不发也。

帝曰：逆四时而生乱气奈何？岐伯曰：春刺络脉，血气外溢，令人少气。春刺肌肉，血气环逆，令人上气。春刺筋骨，血气内着，令人腹胀。

春刺络脉，则泻心气，血气外溢，令人少气。春刺肌肉，则泻脾气，血气环逆（环逆，四维俱逆。土居五行之中，土病则四旁俱逆也），令人上气，胃逆而肺阻也。春刺筋骨，则泻肾气，血气内着，令人腹胀，水寒而土湿也。

夏刺经脉，血气乃竭，令人解㑊①。夏刺肌肉，血气内却，令人善恐。夏刺筋骨，血气上逆，令人善怒。

夏刺经脉，则泻肝气，血气衰竭，令人解㑊（㑊与迹同，形迹懈怠也）。夏刺肌肉，则泻脾气，血气内却，令人善恐，土陷而水侮也（肾主恐故）。夏刺筋骨，则泻肾气，血气上逆，令人善怒，水不能生木，甲木逆而乙木陷，肝陷则怒生，升气不遂也。

秋刺经脉，血气上逆，令人善忘。秋刺络脉，气不外行，令人卧不欲动。秋刺筋骨，血气内散，令人寒栗。

秋刺经脉，则泻肝气，血气上逆，令人善忘，甲木逆而乙木陷，木郁风生，疏泄太过，不能藏往也。秋刺络脉，则泻心气，气不外行，令人卧不欲动，火败而阳虚也。秋刺筋骨，则泻肾气，血气内散，令人寒栗，阳根失藏而寒水下动也。

冬刺经脉，血气皆脱，令人目不明。冬刺络脉，内气外泄，留为大痹。冬刺肌肉，阳气竭绝，令人善忘。

冬刺经脉，则泻肝气，血气皆脱，令人目不明，魂伤而神败，不能外光也。冬刺络脉，则泻心气，内气外泻，留为大痹，火泻而阴凝也。冬刺肌肉，则泻脾气，阳气竭绝，令人善忘，脾陷胃逆，戊土不能降蛰，阳气升泄而失藏也（四段与刺法论略同）。

凡此四时刺者，六经之病，不可不从也，反之则生乱气相淫病焉。故刺不知四时之经，病之所生，以从为逆，正气内乱，与

---

① 解㑊：指懈急无力。

精相薄。必审九候，正气不乱，精气不转。

相淫病者，乱气相淫而生病也。正气内乱，与精相薄，正气乱常，与未乱之精气彼此薄迫也。正气不乱，精气不转，正气不至内乱，则精气自不回转而为邪淫也。正气，经气也。精气，脏气也。

刺五脏，中心一日死，其动为噫，中肝五日死，其动为语，中肾六日死，其动为嚏欠，中肺三日死，其动为咳，中脾十日死，其动为吞。刺伤人五脏必死，其动则依其脏之所变候知其死也。

刺五脏中心至其动为吞一段，与《刺禁论》同。动即变也，五脏之变动有近远，依其脏之所变而候其动，则知其死期矣。

刺法论五十六

（此篇旧误在《诊要经终论》）。

正月二月，天气始方，地气始发，人气在肝。三月四月，天气正方，地气定发，人气在心。五月六月，天气盛，地气高，人气在脾。七月八月，阴气始发，人气在胃。九月十月，阴气始冰，地气始闭，人气在肺。十一月十二月，冰覆，地气合，人气在肾。

《刺禁论》：脏有要害，不可不察。肝生于左，肺藏于右，心部于表，肾治于里，脾为之使，胃为之市。正月二月，风木发生，故人气在肝。三月四月，君火长育，故人气在心。土居五行之中，五月六月，己土湿动，故人气在脾。脾土左升，则地气乃高也。七月八月，戊土燥动，故人气在胃。胃土右降，则阴气始杀也。九月十月，燥金收敛，故人气在肺。十一月十二月，寒水封藏，故人气在肾。此皆刺禁之所也（旧本：三月四月，人气在脾，五月六月，人气在头，七月八月，人气在肺，九月十月，人气在心，与脏气法时全乖，今正之）。

故春刺散腧，及于分理，血出而止，甚者传气，间者环也。夏刺络腧，见血而止，尽气闭环，痛病必下。秋刺皮肤，循理，神变而止，上下同法。冬刺腧窍，及于分理，甚者直下，间者散下。春夏秋冬，各有所刺，法其所在。

四时刺逆从论：春气在经脉，夏气在孙络，长夏气在肌肉，秋气在皮肤，冬气在骨髓。春刺散腧，经脉之腧也。及于分理，及于经脉之分理，不可过也。血出而止，宜出针也。甚者传气，病甚者停针，以待气之流传也。间者环也，病轻者针出而气环周，不必停针也。夏刺络腧，孙络之腧也。尽气，尽去其邪气也。闭环，出针闭穴，令其气之环周也。痛病必下，气周则痛止也。秋刺皮肤，循其分理而止，不可过也。神变而止，宜出针也。上谓手经，下谓足经。冬刺腧窍，骨髓之腧窍也。甚者直下，泄其邪也。间者散下，通其闭也，春夏秋冬，各有所刺，法其所在，不可违四时之宜也。

春刺夏分，脉乱气微，入淫骨髓，病不能愈，令人不嗜食，又且少气。春刺秋分，筋挛气逆，环为咳嗽，病不愈，令人时惊，又且哭。春刺冬分，邪气着脏，病不愈，令人胀，又且欲言语。

春刺夏分（夏之分部），泻其心火，心主脉，故脉乱气微。君火上逆，则相火下陷，入淫骨髓。火泻土败，故令人不嗜饮食，又且少气。春刺秋分，泻其肺金，金刑木败，则筋膜挛缩（燥气盛也）。肺气上逆，故环为咳嗽（环，旋也）。肺金失敛，胆木升泄，故令人时惊（胆木失根故也），又且善哭（肺燥则欲哭也），春刺冬分，泻其肾水，则水邪泛滥，着于脾脏，令人胀满。肺主声，入心为言（《难经》语），中焦胀满，肺气莫降，郁于心宫，故时欲言语也。

夏刺春分，病不愈，令人解堕。夏刺秋分，病不愈，令人心中欲无言，惕惕如人将捕之。夏刺冬分，病不愈，令人少气，时欲怒。

夏刺春分，泻其肝木，筋力衰减，故令人解堕。夏刺秋分，泻其肺金，肺气耗伤，故令人心中欲无言。肺金不能收敛胆火，胆怯惊生，肾寒恐作，故惕惕如人将捕之。夏刺冬分，泻其肾水，阳根亏乏，不能生木，故令人少气，时欲怒发。

秋刺春分，病不已，令人惕然欲有所为，起而忘之。秋刺夏分，病不已，令人益嗜卧，又且善梦。秋刺冬分，病不已，令人洒洒时寒。

秋刺春分，泻其肝木，肝气虚怯而疏泄太过，不能脏往（肝主魂，肺主魄，魂知来，魄脏往），故令人惕然欲有所为，起而忘之。秋刺夏分，泻其心火，相火应之，甲木刑克戊土，土气困乏，故令人嗜卧。神魂飞扬，是以善梦。秋刺冬分，泻其肾水，寒水外溢，故令人洒洒时寒。

冬刺春分，病不已，令人欲卧不能眠，眠而有见。冬刺夏分，病不愈，令人气上，发为诸痹。冬刺秋分，病不已，令人善渴。

冬刺春分，泻其肝木，风木疏泄，蛰藏失政，故令人欲卧不能眠。肝窍于目，肝气失守，故眠而有所妄见。冬刺夏分，泻其心火，火败气阻，故令人气上，发为诸痹。冬刺秋分，泻其肺金，津亡燥动，故令人善渴。

凡刺胸腹者，必避五脏，中心者环死，中肝者五日死，中肾者六日死，中肺者三日死，中脾者十日死。

刺中五脏死期，并见于《刺禁论》、四时刺逆从论中。

刺胸腹者，必以布幑着之，乃从单布上刺。刺之不愈，复刺。刺避五脏者，知逆从也。所谓从者，膈与脾肾之处，不知者反之。中膈者，皆为伤中，其病虽愈，不过一岁必死。刺针必肃，刺肿摇针，经刺勿摇，此刺之道也。

幑，布幔也，刺胸腹者，必以布幑着之，乃从单布上刺，恐针孔开路而感风邪也。刺避五脏者，知刺法之逆从也。所谓宜从而不宜逆者，膈与脾肾之处，膈居上焦，脾居中焦，肾居下焦，是皆五脏之位，不可忽也。不知者反之，则五脏伤矣。而膈居心肺之下，三处之中，尤为至要，中膈者，泻其神气，其病虽愈，不过一岁必死，切宜慎之。凡刺针一下，神气必肃，刺肿则摇针，以泻滞气，经刺勿摇，恐泻正气，此针刺之道也（旧本刺法篇亡，实误载于诊要经中论内，未尝亡也。今取彼文，以补此篇）。

刺志论五十七

黄帝问曰：春取络脉分肉何也？岐伯曰：春者木始治，肝气始生，肝气急，其风疾，经脉常深，其气少，不能深入，故取络脉分肉间。

春取络脉分肉者，以春者木始治事，肝气始生，肝气迫急，其风疾速，宜为虚邪所伤，而经脉常深，其邪气常少，不能深入，所伤甚浅，故取络脉分肉间也。

帝曰：夏取盛经分腠何也？岐伯曰：夏者火始治，心气始长，脉瘦气弱，阳气流溢，热熏分腠，内至于经，故取盛经分腠。所谓盛经者，阳脉也。绝肤而病去者，邪居浅也。

夏取盛经分腠者，以夏者火始治事，心气始长，脉瘦气弱，不胜暑邪之侵，而夏令方旺，阳气流溢，热熏分腠，内至于经，所伤极深，故取盛经分腠。所谓盛经者，手足六阳之脉也。其有针方绝肤而病已去者，暑邪之所居浅也。

帝曰：秋取经俞何也？岐伯曰：秋者金始治，肺气收杀，金将胜火，阳气在合，温气及体，阴气初盛，未能深入，故取俞以泻阴邪，取合以虚阳邪。阳气始衰，故取于合。

秋取经俞者，以秋者金始治事，肺气收敛肃杀，金将胜火，邪宜深入矣，而阳气在合，温气犹及在体，阴气初盛，未能深入，其伤颇浅，故取俞穴以泻阴邪，取合穴以泻阳邪。阳气始衰，故取于合穴也。

帝曰：冬取井荥何也？岐伯曰：冬者水始治，肾方闭，阳气衰少，阴气坚盛，巨阳伏沉，阳脉乃去，故取井以下阴逆，取荥以实阳气。故曰：冬取井荥，春不鼽衄，此之谓也。

冬取井荥者，以冬者水始治事，肾方闭蛰，阳气衰少，阴气坚盛，巨阳沉伏，阳脉乃去，其伤最浅，故取井穴以下阴逆，取荥穴以实阳气。故曰：冬取井荥，春不鼽衄，正是此义。鼽衄者（鼽，鼻塞也），表邪外束，肺气冲逆也。冬刺井荥，表寒解散，来春风木发达，皮毛通畅，肺金无冲逆之证，故不病鼽衄。

五脏之经五腧（穴也），井荥俞经合也，六腑之经六腧，井荥俞原经合也，其穴皆在手足。此与刺法论、四时刺逆从论四时所刺不同，别是一法也（四段旧误在《水热穴论》）。

黄帝曰：春亟治经络，夏亟治经俞，秋亟治六腑，冬则闭塞，闭塞者，用药而少针石也。

冬令闭塞，宜用药不宜用针，故少针石。

所谓少针石者，非痈疽之谓也，痈疽不得顷时回。痛不知所，按之不应手，乍来乍已，刺手太阴旁三痏，与缨脉各二。

所谓冬月少针石者，非痈疽之谓也，痈疽脓成不泻，腐骨烂筋，败经伤脏，性命攸关，急当泻之，不得顷时回护。若痛生不知其所，按之肿痛不应于手，其痛乍来乍已而无定候，刺手太阴中府之傍、足阳明气户、库房之所三痏（痏，刺瘢也），与结缨两傍之脉（缨，冠带也），足阳明水突、气舍之穴各二痏。

掖痈大热，刺足少阳五。刺而热不止，刺手心主三，刺手太阴经络者大骨之会各三。

掖（通腋）下生痈大热，地迎，足少阳经（足少阳脉下胸贯膈循胁），刺足少阳渊腋、辄筋之穴五，泻其相火。刺而热不止，刺手太阴经络与手太阳者大骨之会，肩贞之穴各三。

胞气不足，魄汗不尽，暴痛筋软，随分而痛，治在经腧。

太阳寒水之气，主封闭皮毛，膀胱之胞气不足，皮毛弗固，热蒸窍泄，魄汗不尽。感冒风寒，以致营卫郁阻，暴发痈肿，筋脉软短，随其本经部分而生疼痛，治在本经腧穴，泻其壅闭也。

凡诸疮痈痛疽，皆缘风寒感袭，中其孔窍，营卫阻梗，郁发于穴腧之内，故作肿痛。热蒸肌腠，肉腐脓化，脓泄经通，而后病愈。当其肿痛之时，可刺而平，可汗而消也。

腹暴满，按之不下，取手太阳经络者，胃之募也，刺少阴俞，去脊椎三寸旁五，用圆利针。霍乱，刺腧旁五，足阳明及上旁三。

腹暴胀满，按之不下，土郁而胃逆也。取手太阳经之所络者，任脉之中脘，胃之募也。少阴肾者，胃之关也，刺少阴肾俞，去脊椎三寸，两旁各五。用员利针（第六针，见《灵枢》）。霍乱，腹满之甚而吐泄者也，刺少阴俞旁五，足阳明之胃俞及胃俞上之脾俞旁三，所以泄其寒湿也。

刺痫惊脉五，针手太阴各五，刺手少阴经络旁者一，手指及手外踝上五指，留针，刺足太阳五，足阳明一，上踝五寸，刺三针（手指及手外踝句，旧误在《三部九候论》中）。

刺痫惊之脉五处：针手太阴之鱼际各五，刺少阴经之所络旁者，手太阳之支正一，其穴在手小指及手外踝后五指，同身寸之五寸也（中指中节，为同身寸之一寸），留针以致其气，刺足太阳之承山五，足阳明之解溪一，上外踝五寸，足少阳之光明，刺三针。此痫惊所刺之五脉也（六段旧误在《通评虚实论》，与前四段乃一篇。《刺志论》系《通评虚实论》后文，简错传误，今移正之）。

刺禁论五十八

黄帝问曰：愿闻禁数。岐伯对曰：脏有要害，不可不察。肝生于左，肺藏于右，心部于表，肾治于里，脾为之使，胃为之市。膈肓之上，中有父母，七节之旁，中有小心，从之有福，逆之有咎。

五脏之位，肝在于左，肺在于右，心处于表，肾处于里，脾散精气，以灌四旁，是为之使也，胃受水谷，以养五脏，是为之市也（市，肆）。心下膈上曰肓，膈肓之上，中有父母，肺为父，心为母也。肾居脊骨七节之旁，七节之旁，中有小心，肾间动气，心火之根也（自尾骶骨以上，七节两旁为肾俞穴，其中则命门外俞，是肾之位也）。此皆五脏之要害，从之则有福，逆之则有咎也。

刺中心，一日死，其动为噫。刺中肝，五日死，其动为语。刺中肾，六日死，其动为嚏，刺中肺，三日死，其动为咳。刺中脾，十日死，其动为吞。刺中胃，一日半死，其动为呕。

脾陷则为吞，胃逆则为呕，升降反也。

刺头中脑户，入脑立死。刺臂太阴脉，出血多立死。刺阴股中大脉，血出不止死。刺跗上中大脉，血出不止死。

脑户，督脉之穴，在枕骨上。臂，太阴肺脉也。阴股大脉，足太阴之箕门、血海也。跗上大脉，足阳明之冲阳也。

刺面中溜脉，不幸为盲。刺匡上陷骨中脉，为漏为盲。刺客主人内陷中脉，为内漏为聋。刺舌下中脉太过，血出不止，为瘖。刺足少阴脉，重虚出血，为舌难以言。刺缺盆中内陷，气泄，令人喘咳逆。刺膺中陷中脉，为喘逆仰息。刺腋下胁间内陷，令人咳。刺脊间中髓，为伛。刺乳上中乳房，为肿根蚀。刺少腹中膀胱，溺出，令人少腹满。刺气街中脉，血不出，为肿鼠仆。刺阴股下三寸内陷，令人遗溺。刺肘中内陷，气归之，为不屈伸。刺关节中液出，不得屈伸。刺膝髌出液，为跛。刺郄中大脉，令人仆脱色。刺腨肠内陷，为肿。刺足下布络中脉，血不出，为肿。刺手鱼腹内陷，为肿。

目者，宗脉之所聚也（《灵枢·口问》语），五脏六腑之精气，皆上注于目而为之精（《灵枢·大惑论》语），溜，注也，面中溜脉者，脏腑精气所溜注也，刺之泻其精气，故不幸为盲。匡，目匡也，刺匡上陷骨中脉，宗脉穿漏，故流泪不止，精气脱泻，故失明不见。客主人，足少阳经穴，刺其内陷中脉，经气损伤，故脓水流溢，闭塞不闻。舌下脉者，任脉之廉泉，足少阴之标也，中脉太过，血出不止，伤其肾气，故令人瘖。足少阴上系于舌，络于横骨，终于会厌（《灵枢·忧恚无言》语）。《脉解》：内夺而厥，则为瘖痱，此肾虚也，正是此义，刺足少阴脉，重虚出血，为舌难以言，亦缘此故（足少阴脉循喉咙，系舌本）。缺盆中内陷，大肠手阳明，胃足阳明之脉也，手足阳明皆入缺盆下胸膈，刺伤阳明之气，胃气上逆，则肺金莫降，故喘促咳逆。膺中陷中脉，肺脉也。腋下胁间内陷，亦肺脉也。刺脊间中髓，髓伤骨败，屈而不伸，故为伛偻。乳上，足阳明之脉也，乳房，阳明气血所聚，中之伤其经气，故臃肿腐败，连根俱蚀也。刺少腹误中膀胱，溺出针孔而下窍闭癃，故少腹胀满。气街，足阳明之动脉，刺之血不出，阻碍气道，则鼠鼷作肿（鼠仆亦作鼠鼷，在气街下一寸。王冰注气府、热穴、刺禁、骨空，两用其名）。阴股下三寸内陷，足厥阴之五里也，木主疏泄水道，刺之太深，疏泄失藏，故遗溺也。肘中内陷，手太阴之尺泽、手厥阴之曲泽也，泄其节中津液，邪气归之，故筋骨枯槁，不能屈伸。刺关节中液出，不得屈伸，刺膝髌出液，为跛，皆此义也。郄中大脉，足太阳之委中也（穴在膝后外侧）。腨肠内陷，足太阴之经也（阳明在骱外之前行，太阴在骱内之前行，内陷在胫骨腨肠之交）。足下布络，当内踝前散布之络，足少阴然谷之间。手鱼腹内陷，手太阴经也。

无刺大醉，令人气散。无刺大怒，令人气逆。无刺新饱人。无刺大饥人。无刺大渴人。无刺大惊人。无刺大劳人。

皆刺禁也。

刺要论五十九

黄帝问曰：愿闻刺要。岐伯对曰：病有浮沉，刺有浅深，各至其理，无过其道。过之则内伤，不及则生外壅，壅则邪从之。浅深不得，反为大贼，内动五脏，后生大病。

病有浮沉之别，刺有浅深之异，各至其一定之理，无过其自然之道。过之则内伤正气，不及则里郁未泄，反生外壅，气血壅阻，则同气感召，邪俱从之。浅深不得，反为大害，内动五脏，以致后生太（通大）病也。

故曰：病有在毫毛腠理者，有在皮肤者，有在肌肉者，有在脉者，有在筋者，有在骨者，有在髓者。

此病有浮沉也。

是故刺毫毛腠理无伤皮，皮伤则内动肺，肺动则秋病温疟，溯溯然寒栗。

肺主皮，皮伤则肺动，肺动则孔窍闭敛，秋病温疟，洒然寒栗。

刺皮无伤肉，肉伤则内动脾，脾动则四季之月七十二日病腹胀满烦不嗜食。

脾主肉，肉伤则脾动，脾动则消化失职，四季之月七十二日（土寄旺于四季之月，各十八日，共计七十二日），病腹胀心烦，不嗜饮食。

刺肉无伤脉，脉伤则内动心，心动则夏病心痛。

心主脉，脉伤则心动，心动则君火衰微，夏为寒变（《四气调神论》语），而病心痛。

刺脉无伤筋，筋伤则内动肝，肝动则春病热而筋弛。

肝主筋，筋伤则肝动，肝动则温气郁遏，春病热发，而筋膜弛张。

刺筋无伤骨，骨伤则内动肾，肾动则冬病胀腰痛。

肾主骨，骨伤则肾动，肾动则寒水泛滥，冬病土湿木遏，腹胀腰痛。

以上所谓内动五脏，后生大病也。

刺骨无伤髓，髓伤则消烁胻酸，体解㑊然不去矣。

髓者肾之精，所以养骨，髓伤则精液消烁，胻骨（胫骨）酸软（酸者，水衰而木陷也），身体懈堕，不欲动转也（㑊与迹通。解㑊，形迹懈怠也）。

刺齐论六十

黄帝问曰：愿闻刺浅深之分。岐伯对曰：刺骨者无伤筋，刺筋者无伤肉，刺肉者无伤脉，刺脉者无伤皮，刺皮者无伤脉，刺脉者无伤肉，刺肉者无伤筋，刺筋者无伤骨。

此刺要论刺有浅深之法。刺骨者无伤筋四语，谓宜深者不可浅，浅则不及，刺皮者无伤脉四语，谓宜浅者不可深，深则太过也。

帝曰：余未知其所谓，愿闻其解。岐伯曰：刺骨无伤筋者，针至筋而去，不及骨也。刺筋无伤肉者，至肉而去，不及筋也。刺肉无伤脉者，至脉而去，不及肉也。刺脉无伤皮者，至皮而去，不及脉也。

刺骨无伤筋者，谓刺骨不宜刺筋，若针至筋而去，不及于骨，是刺骨而伤筋也。刺筋无伤肉者，谓刺筋不宜刺肉，若至肉而去，不及于筋，是刺筋而伤肉也。刺肉无伤脉者，谓刺肉不宜刺脉，若至脉而去，不及于肉，是刺肉而伤脉也。刺脉无伤皮者，谓刺脉不宜伤皮，若至皮而去，不及于脉，是刺脉而伤皮也。宜深而浅，此谓不及。

所谓刺皮无伤脉者，病在皮中，针入皮中，无伤脉也。刺脉无伤肉者，过脉中肉也。刺肉无伤筋者，过肉中筋也。刺筋无伤骨者，过筋中骨也。此之谓反也。

宜浅而深，此谓太过。

长刺节论六十一

刺家不诊，听病者言，在头头疾痛，为针之，刺至骨，病已止，无伤骨肉及皮。皮者，道也。

刺家不诊，听病者言而用针。在头，头疾痛，为针之，刺至骨，病已止，无伤骨肉及于皮毛。皮毛者，营卫输泄之道也。

阳刺入一，傍四处，治寒热。深专者，刺大脏，迫脏刺背，背俞也，迫脏刺之脏会。与刺之要，发针而浅出血，腹中寒热去而止。

《灵枢·官针》：五曰阳刺，阳刺者，正内一，傍内四，而浮之，以治寒气之博大者也。阳刺入一，正内一也，傍四处，傍内四也，正入一针，傍内四针，以治寒热也。寒热之深专者，刺其大脏所通之处（大脏，脾脏也）。寒热深专，迫近五脏，则刺背俞。寒热迫脏，又或刺之脏会，脏会季胁（《难经》语），脾之募在季胁之端，是厥阴之章门也。五脏之俞在背，募在腹，独刺脾募者，脾为五脏之长，所谓大脏也。与刺募俞之要，发针而浅出其血，令其腹中寒热去而止也。

治腐肿者刺腐上，视痈小大深浅刺，刺大者多血，小者浅之，必端内针为故止。

治痈疡腐肿者刺其腐上，视痈之小大浅深刺之。刺大者深之，多出其血，小者浅之，少出其血。必端正内针，以中病为故而止。

病在少腹，有积，刺皮髓以下，至少腹而止，刺挟脊两傍四椎间，刺两髂髎季胁肋间，导腹中气热下已。

病在少腹，有积聚，刺皮髓以下，至少腹而止，字书无"髓"字，新校正谓为"骺"字之讹。骺，骨端也，皮骺以下，至于少腹，谓自肋骨之端，下当少腹，正直足厥阴之急脉也。刺挟脊两傍四椎间，足太阳之厥阴俞，《脉要精微论》：心为牡脏，小肠为之使，故曰少腹当有形。心主与心同气，是以少腹有积，厥阴俞亦主之也。刺两髂髎季胁肋间，腰骨曰髂，两髂髎谓足少阳之居髎，季胁肋间谓足少阳之京门，并刺二穴，导引腹中热气下行而已。

病在少腹，腹痛，不得大小便，病名曰疝，得之寒，刺少腹、两股间，刺腰髁骨间，刺而多之，尽炅病已。

病在少腹，腹痛，不得大小便，病名曰疝。得之水寒而木郁，木郁贼土，不能疏泄水道，故腹痛，不得大小便。刺少腹，泻少阴厥阴之寒。刺两股间，泻太阴阳明之湿。刺腰髁骨间，泻太阳寒水之寒。刺而多之，令其少腹尽炅，而病已也。

病在肌肤，肌肤尽痛，名曰肌痹，伤于寒湿，刺大分小分，多发针而深之，以热为故，诸分尽热病已止。无伤筋骨，伤筋骨痈发，若变。

病在肌肤，肌肤尽痛，名曰肌痹，此缘伤于寒湿。刺肉之大分小分。多发针而深刺之，以热至为故，俟其诸分尽热则病已止。无伤其筋骨，伤筋骨则痈疡发作，或若变生他病也。

病在筋，筋挛节痛，不可以行，名曰筋痹。刺分肉间筋上为故，不可中骨也。病起筋炅，病已止。

病在筋，筋挛节痛，不可以行，名曰筋痹。刺分肉之间筋上受痹之处为故，不可中骨也。病起则筋炅，病已则止针。

病在骨，骨重不可举，骨髓酸痛，寒气至，名曰骨痹，其道大分小分，深者刺无伤脉肉为故，骨热病已止。

病在骨，骨重不可举，骨髓酸痛，寒气常至，名曰骨痹。其内针之道，在肉之大分小分，深者刺无伤脉肉为故，骨热病已而止。

病在诸阳脉，且寒且热，诸分且寒且热，名曰狂，刺之虚脉，视诸分尽热病已止。

病在诸阳脉，表闭阳郁，令人且寒且热，诸分（分部）且寒且热，名曰狂。刺之阳虚之脉，以致其气，视诸分尽热，阳气外达而病已乃止。

病初岁一发，不治月一发，不治月四五发，名曰癫病，刺诸分诸脉。其无寒者，以针调之，病已止。

病初岁一发，不治月一发，不治月四五发，名曰癫病。刺诸分部诸脉，以泻其寒（癫病因于水寒）。其无寒者，以刺调之，病已而止。

病风且寒且热，炅汗出，一日数过，先刺诸分理络脉，三日一刺。汗出且寒且热，百日而已。

病风且寒且热，炅汗常出一日数过，先刺诸分理之络脉，三日一刺。其汗出且寒且热，百日而已。

病大风，骨节重，须眉堕，名曰大风，刺肌肉为故，汗出百日，刺骨髓，汗出百日，凡二百日，须眉生而止针。

病大风，骨节重，须眉堕，名曰大风（即癞风）。刺其肌肉，汗出百日，刺其骨髓，汗出百日，凡二百日，须眉已生而止针。

风伤卫气，闭其营血，郁生内热。营热外发，则为疹点。营热不达，隐见皮里，乃生癞风。汗出热泄，则病愈矣。

灸寒热之法，先灸项大椎，以年为壮数，次灸橛骨，以年为壮数，巅上一灸之，视背腧陷者灸之，举臂肩上陷者灸之，两季胁之间灸之，腨下陷脉灸之，外踝上绝骨之端灸之，外踝后灸之，足小指次指间灸之。

大椎，督脉穴，在项后。以年为壮数，年几岁则用几壮。橛骨，尾骶骨也。巅上一，督脉之百会也。背腧陷者，足太阳之背俞下陷者也。举臂肩上陷者，手阳明之肩髃也。两季胁之间，足少阳之京门也。腨下陷脉，足太阳之承筋也。外踝上绝骨之端，足少阳之阳辅也。外踝后，足太阳之昆仑也。足小指次指间，足少阳之侠溪也。

缺盆骨上，切之坚痛如筋者灸之，膺中陷骨间灸之，掌束骨下灸之，脐下三寸关元灸之，毛际动脉灸之，膝下三寸分间灸之，足阳明跗上动脉灸之，犬所啮之处，即以犬伤法灸之，灸之三壮，伤食灸之。凡当灸二十九处。不已，必视其经之过于阳者，数刺其俞而药之。

缺盆骨上，切之坚痛如筋者，此足少阳之上逆，欲作瘰疬，故生寒热，灸之经瘀散布，则寒热去矣。膺中陷骨间，任脉之天突也。掌束骨下，手少阳之阳池也。脐下三寸关元，任脉穴也。毛际动脉，足阳明之气街也。膝下三寸分间，足阳明之三里也。足阳明跗上动脉，冲阳穴也。犬啮伤食，皆发寒热，是以灸之。犬伤即灸犬伤之处，伤食则灸阳明之经穴。凡当灸者，二十九处。不已，必视其经之过于阳盛者，数刺其俞，随其所宜而药之也（此二段旧误在《骨空论》）。

故曰：病之始起也，可刺而已，其盛，可待衰而已。故因其轻而扬之，因其重而减之，因其衰而彰之，其高者因而越之，其下者引而竭之，其慓悍者按而收之，其实者散而泻之，中满者泻之于内，其有邪者渍形以为汗，其在皮者汗而发之，血实宜决之，气虚宜掣引之。阳病治阴，阴病治阳，审其阴阳，以别柔刚，定其血气，各守其乡。（此段旧误在《阴阳应象论》中）。

因其轻而扬之，泻之于表也。因其重而减之，泻之于里也。因其衰而彰之，补其虚也。高者因而越之，散之于上也。下者引而竭之，驱之于下也。慓悍者按而收之，使之内敛也。实者散而泻之，使之外泻也。中满者泻之于内，去其郁也。其有外邪者渍其形以为汗，通其经也。其在皮者汗而发之，泻其表也。血实宜疏决之，行其瘀也。气虚宜掣引之，致其气也。阳病治阴，阴病治阳，缪刺也。审其阴阳，以别柔刚，定其血气，各守其乡，则刺有纪度，而不乱矣。

素问悬解卷七终　江阴陈名侃校字

素问悬解卷八

刺 法

调经论六十二

黄帝问曰：余闻刺法言，有余泻之，不足补之，何谓有余？何谓不足？岐伯对曰：有余有五，不足亦有五，帝欲何问？帝曰：愿尽闻之。岐伯曰：神有余有不足，气有余有不足，血有余有不足，形有余有不足，志有余有不足。凡此十者，其气不等也。

神属心，气属肺，血属肝，形属脾，志属肾。

帝曰：人有四肢九窍，五脏十六部，三百六十五节，乃生百病。百病之生，精气津液，皆有虚实，今夫子乃言有余有五，不足亦有五，何以生之乎？

十六部谓手足十二经、督、任、两跷四奇经，皆营气之所行也。人有四肢九窍，五脏十六部，三百六十五节之数，乃生百病。百病之生，若精若气，若津若液，皆有虚实，今言有余不足各五，何以生此百病之多乎？

岐伯曰：皆生于五脏也。夫心藏神，肺藏气，肝藏血，脾藏肉，肾藏志。志意通，内连骨髓，而成身形。五脏之道，皆出于经隧，以行血气，血气不和，百病乃变化而生，是故守经隧焉。

百病虽多，皆生于五脏也。夫心藏神，肺藏气，肝藏血，脾藏肉，肾藏志，此五神之生于五脏也。五神既具，则化五形，故志意一通，则外自皮肉筋脉，内连骨髓，而成身形，此五神之化五形也。既结此形，五脏之道，皆出于经隧之中，以行血气，血气不和，百病乃变化而生，是故百病之多，但守五脏之经隧焉。

帝曰：神有余不足何如？岐伯曰：神有余则笑不休，神不足则悲。血气未并，五脏安定，邪客于形，洒淅起于毫毛，未入于经络也，故命曰神之微病。帝曰：补泻奈何？岐伯曰：神有余则泻其小络出血，勿之深斥，无中其大经，神气乃平，神不足者，视其虚络，按而致之，刺而利之，无出其血，无泻其气，以通其经，神气乃平。帝曰：刺微奈何？岐伯曰：按摩勿释，着针勿斥，移气于不足，神气乃得复。

心主喜，肺主悲，神有余则笑不休，神不足则悲，火衰而金无制也。血气未至相并，五脏尚在安定，邪客于形，洒淅振慄，起于毫毛，未入于经络也，命曰神之微病。神有余则泻其小络出血，勿之深斥，无中其大经，神气乃平。神不足则视其虚络，按而致之，使其气致，刺而利之，使其气通，无出其血，无泻其气，以通其经，神气乃平。若刺神之微病，则按摩勿释，着针勿斥，移气于不足之处，神气乃得平复也。

帝曰：善。气有余不足奈何？岐伯曰：气有余则喘咳上气，不足则短息少气。血气未并，五脏安定，皮肤微病，命曰白气微泻。帝曰：补泻奈何？岐伯曰：气有余则泻其经隧，无出其血，无泻其气，不足则补其经隧，无伤其经，无出其气。帝曰：刺微奈何？岐伯曰：按摩勿释，出针视之曰：我将深之！适人必革，精气自伏，邪气散乱，无所休息，气泻腠理，真气乃相得。

肺藏气，气有余则肺部壅塞，喘咳上气，不足则肺气虚乏，息短少气。肺主皮毛，其色白，血气未并，五脏安定，皮肤微病，命曰白气微泻。气有余则泻其经隧，无出其血，无泻其气。不足则补其经隧，无伤其经，无出其气。刺皮肤之微病，按摩勿释，出针视之（视，示也），曰：我将深之！及其针之，适人必革而勿深（革，改也），精气自伏藏莫泻，邪气自散乱而无所休息，邪气泻于腠理，真气乃相得也。

帝曰：善。血有余不足奈何？岐伯曰：血有余则怒，不足则恐。血气未并，五脏安定，孙络水溢，则经有留血。帝曰：补泻奈何？岐伯曰：血有余则泻其盛经出血，不足则视其虚经，内针其脉中，久留而视，脉大疾出其针，无令血泻。帝曰：刺留血奈何？岐伯曰：视其血络，刺出其血，无令恶血得入于经，以成其疾。

肝主怒，肾主恐，血有余则怒，不足则恐，寒水旺而风木衰也。血气未并，五脏安定，孙络如水之溢，则经中必有留血。血有余则泻其盛经出血。不足则视其血虚之经，内针于其脉中，久留而视之，俟其脉大，疾出其针，无令血泻。刺经之留血，视其留血之络，刺出其血，无令络之恶血得入于经，以成其疾也。

帝曰：善。形有余不足奈何？岐伯曰：形有余则腹胀泾溲不利，不足则四肢不用。血气未并，五脏安定，肌肉蠕动，命曰微风。帝曰：补泻奈何？岐伯曰：形有余则泻其阳经，不足则补其阳络。帝曰：刺微奈何？岐伯曰：取分肉间，无中其经，无伤其络，卫气得复，邪气乃索。

脾主肉，形有余则脾湿肝郁，腹胀泾溲不利，脾主四肢，不足则四肢不用。血气未并，五脏安定，肌肉蠕动（蠕，虫动貌，音渊），命曰形受微风。形有余则泻其阳明之经，不足则补其阳明之络，刺形之微风，但取分肉之间，无中其经，无伤其络，卫气得复，邪气索然而尽也。

帝曰：善。志有余不足奈何？岐伯曰：志有余则腹胀飧泄，不足则厥。血气未并，五脏安定，骨节有动。帝曰：补泻奈何？岐伯曰：志有余则泻然谷血者，不足则补其复溜。帝曰：刺未并奈何？岐伯曰：即取之，无中其经，邪所乃能立虚。

肾藏志，志有余则水寒土湿，风木陷冲，腹胀飧泄，不足则厥逆而下陷。《灵枢·本神》：肾藏精，精舍志，肾气虚则厥，实则胀。解精微论：厥则阳气并于上，阴气并于下，阳并于上则火独光也，阴并于下则足寒。所谓有余者，肾水有余，不足者，肾气不足，阳根下亏，故水陷而足寒也。肾主骨，血气未并，五脏安定，骨节有变动之意，是为肾之微邪。志有余则泻然谷之血，足少阴之荥穴也。不足则补复溜，足少阴之经穴也。刺血气之未并，宜乘其邪微而即取之，无中其经，邪所乃能立虚也。

帝曰：善。余已闻虚实之形，不知其何以生？岐伯曰：气血以并，阴阳相倾，气乱于卫，血逆于经，血气离居，一实一虚。血并于阴，气并于阳，故为惊狂。血并于阳，气并于阴，乃为炅中。血并于上，气并于下，心烦悗善怒。血并于下，气并于上，乱而喜忘。

气血以并，阴阳相倾，于是气乱于卫，血逆于经。气血本相交也，若血气离居，气与气并，不交于血，两相倾夺，必将一实一虚，物莫能两大，自然之理也。如血并于阴，气并于阳，阳不根阴，故为惊狂。如血并于阳，气并于阴，血郁热发，乃为炅中。如血并于上，气并于下，温气逆升，清气顺陷，则心烦悗而善怒。如血并于下，气并于上，阳气逆升，阴气顺陷，则神乱而喜忘也。

帝曰：血并于阴，气并于阳，如是血气离居，何者为实？何者为虚？岐伯曰：血气者，喜温而恶寒，寒则泣不能流，温则消而去之，是故气之所并为血虚，血之所并为气虚。

血并于阴，气并于阳，如是则血气离居，必有一虚一实者矣，何者为实？何者为虚？血气者，喜温而恶寒，寒则涩不能流，血气梗阻，因而成实，温则消而去之，血气涣散，因而成虚。气血相并，其理亦然，是故气之所并则为血虚，血之所并则为气虚也。

帝曰：人之所有者，血与气耳，今夫子乃言血并为虚，气并为虚，是无实乎？岐伯曰：有者为实，无者为虚，故气并则无血，血并则无气，今血与气相失，故为虚焉，络之与孙脉俱输于经，血与气并，则为实焉。血之与气，并走于上，则为大厥，厥则暴死，气复反则生，不反则死。

有者为实，无者为虚，故气并则其中无血，血并则其中无气。今血与气相失，不得并居，故以其无者为虚焉。凡络脉之与孙脉俱输于经，大经之内，血与气一有相并，则为实焉。血之与气，凡其并走于上，不拘气并血并，则为大厥，厥则暴死。气反则生，逆而不反，则真死矣。

帝曰：实者何道从来？虚者何道从去？虚实之要，愿闻其故。岐伯曰：夫阴与阳，皆有腧会，阳注于阴，阴满之外，阴阳匀平，以充其形，九候若一，命曰平人。夫邪之生也，或生于阴，或生于阳，其生于阳者，得之风雨寒暑，其生于阴者，得之饮食居处，阴阳喜怒。帝曰：风雨之伤人奈何？岐伯曰：风雨之伤人也，先客于皮肤，传入于孙脉，孙脉满则传入于络脉，络脉满则输于大经脉，血气与邪并客于分腠之间，其脉坚大，故曰实。实者外坚充满，不可按之，按之则痛。帝曰：寒湿之伤人奈何？岐伯曰：寒湿之中人也，皮肤不收，肌肉坚紧，营血泣，卫气去，故曰虚。虚者聂辟气不足，按之则气足以温之，故快然而不痛。

阴与阳，皆有穴腧相会，阳注于阴，阴满之外，阴阳匀平，以充其形，九候若一，命曰平人，以其阴阳灌注，彼此无偏也。夫邪之生也，或生于阴分（脏腑），或生于阳分（经络）。其生于阳者，得之风雨寒暑，其生于阴者，得之饮食居处，阴阳喜怒。风雨之伤人也，先客于皮肤，传入于孙脉，孙脉满则传入于络脉，络脉满则输之于经脉，血气与邪并客于分腠之间，郁其经脉，而见坚大，故曰实。实者外实大而内充满，不可按之，按之则痛。寒湿之中人也，缘其皮肤不收，外淫内传，肌肉坚紧，营涩卫去，故曰虚。虚者聂辟气不足（聂辟，虚损之象），按之则气足以温之，故快然而不痛也。

帝曰：善。阴之生实奈何？岐伯曰：喜怒不节，则阴气上逆，上逆则下虚，下虚则阳气走之，故曰实矣。帝曰：阴之生虚奈何？岐伯曰：喜则气下，悲则气消，消则脉虚空，因寒饮食，寒气熏满，则血泣气去，故曰虚矣。

生于阴者，得之饮食居处，阴阳喜怒，其中亦有虚实也。阴之生实，因于喜怒不节，则阴气上逆（少阳心气厥阴肝气上逆），上逆则下虚，阴气下虚则阳气走之，故曰实矣。阴之生虚，因于悲哀则气消乏，气消则脉道虚空，因寒饮食入胃，寒气熏满于经之中，则血涩气去，故曰虚也。

帝曰：经言阳虚则外寒，阴虚则内热，阳盛则外热，阴盛则内寒，余已闻之矣，不知其所由然也？岐伯曰：阳受气于上焦，以温皮肤分肉之间，今寒气在外则上焦不通，上焦不通则寒气独留于外，故寒栗。帝曰：阴虚生内热奈何？岐伯曰：有所劳倦，形气衰少，谷气不盛，上焦不行，下脘不通，胃气热，热气熏胸中，故内热。帝曰：阳盛生外热奈何？岐伯曰：上焦不通利则皮肤致密，腠理闭塞，玄府不通。卫气不得泄越，故外热。帝曰：阴盛生内寒奈何？岐伯曰：厥气上逆，寒气积于胸中而不泻，不泻则温气去寒独留，则血凝泣，凝则脉不通，其脉盛大以涩，故中寒。

阳虚生外寒者，阳受气于上焦，以温于皮肤分肉之间，今阳虚于表，寒气客之，寒气在外，闭其皮毛，则上焦卫气不得外通，寒气独留于外，故生寒栗。阴虚生内热者，因有所劳倦，形气消乏，以致谷气不盛，不盛则上下皆郁，上焦不行，下焦不通，卫气瘀遏而为热，热气熏于胸中，故生内热。阳盛生外热者，因寒气在表，上焦不得通利，则皮肤致密，腠理闭塞，玄府不通（玄府，汗孔），卫气不得泄越，故生外热。阴盛生内寒者，因下焦厥气上逆，寒侵阳位，寒气积于胸中而不泻，则温气去而寒独留，血凝涩而脉不通，经络埋塞，其脉盛大以涩，故生中寒。

帝曰：阴与阳并，血气以并，病形以成，刺之奈何？岐伯曰：刺此者，取之经隧，取血于营，取气于卫，用形哉，因四时，多少高下。

阴与阳并，气血以并，病形以成。刺此者，取之于经隧之中，取血于营分，取气于卫分，用人之形度其丰减，因天之时酌其寒温，以定针刺多少之数，高下之宜也。

帝曰：血气以并，病形以成，阴阳相倾，补泻奈何？岐伯曰：泻实者，气盛乃内针，针与气俱内，以开其门，如利其户，摇大其道，如利其路，针与气俱出，精气不伤，邪气乃下，外门不闭，以出其疾，必切而出，大气乃屈，是谓大泻。

泻实者，乘其气实内针，针与气俱内，以开其门，如利其户，摇大其道，如利其路。门路通利，针与邪气俱出，精气不伤，邪气乃下，外门不闭，以出其疾。必切循而出之，邪之大气乃屈，是谓大泻。

帝曰：补虚奈何？岐伯曰：持针勿置，以定其意，候呼内针，气出针入，针空四塞，精无从去，方实而疾出针，热不得还，气入针出，闭塞其门，邪气布散，精气乃得存，近气不失，远气乃来，动气候时，是谓追之。

补虚者，持针勿置，以定其意，候呼以内针，气出而针入，使针空四塞，而精无从去。气方实而疾出针，则针下之热不得还于别处，气入而针出，闭塞其外门，邪气皆布散，真气乃得存。近气既不失，远气乃当来，动气候时而不失，是谓追之，《灵枢·九针十二原》：追而济之，恶得无实是也。

帝曰：夫子言虚实者有十，生于五脏。夫十二经脉皆生其病，今夫子独言五脏，五脏五脉耳。夫十二经脉者，皆络三百六十五节，节有病必被经脉，经脉之病皆有虚实，何以合之？岐伯曰：五脏者，固得六腑与为表里，经络支节，各生虚实，其病所居，随而调之。病在血，调之络，病在气，调之卫，病在肉，调之分肉，病在筋，调之筋，病在脉，调之血，病在骨，调之骨。病在筋，燔针劫刺其下及于急者，病在骨，淬针药熨，病不知所痛，两跷为上，身形有痛，九候莫病，则缪刺之，痛在于左，而右脉病者，则巨刺之。必谨察其九候，针道备矣。

　　前言不足有五，有余有五，虚实有十，生于五脏。夫十二经脉皆能生病，今独言五脏，五脏止五脉耳。夫十二经脉者，皆络于三百六十五节，每节有病，必被之经脉，经脉之病，又皆有虚实，其为虚实如是之多，而于五脏五脉何以合之？盖五脏者，固得六腑与为表里，爰有十二经脉，络于四肢诸节，经络肢节，各生虚实，虚实虽多，总属五脏，审其病之所居，随而调之。如心主脉，病在脉则调之血。肝主血，病在血则调之络。肺主气，病在气则调之卫。脾主肉，病在肉则调之分肉。肝主筋，病在筋则调之筋。肾主骨，病在骨则调之骨，病在筋，燔针（烧针）劫刺其下及于急缩不伸者。病在骨，淬针（即燔针也）药熨（药囊温熨）温其内寒。病不知所痛，针其两跷为上，阳跷出于足太阳之申脉，阴跷出于足少阴之照海。身形有痛，九候莫病，则缪刺之，缪刺者，左取右，右取左，刺其络脉也。痛在于左，而右脉病者，则巨刺之，巨刺者，亦左取右，右取左，刺其经脉也（义详缪刺论）。必谨察其九候而调之，针道备矣。

　　帝曰：其有不从毫毛而生，五脏阳已竭也，精孤于内，气耗于外，津液充郭，其魄独居，形不可与衣相保，此四极急而动中，是气拒于内而形弛于外，治之奈何？岐伯曰：平治于权衡，温衣，缪刺其处，开鬼门，洁净府，去郁莝陈，疏涤五脏，微动四极。五阳已布，精以时服，以复其形。故精自生，形自盛，骨肉相保，巨气乃平。

　　其有不自毫毛而生（言非外感）而五脏内伤，阳已竭也。阴精孤于内，阳气耗于外，津液充郭（泛溢充周），唯其阴魄独居，形体衰嬴，不可与衣相保（不胜衣也）。此其四极（四肢），胀急而致动中气，壅闭喘促（中气不达于四肢也），是气拒于内而形弛于外，水胀之病也。法宜平治于权衡，均调其偏，温衣厚覆，缪刺其处，开其魄门（汗孔），使汗液外流，洁其净府（膀胱），使溲溺下泄，去郁浊而荃陈宿（针解：郁陈则除之者，去恶血也），疏涤五脏之垢污，微摇动四极。俟五阳已布（五脏之阳），精以时服（反其初服），以复其形。故精自能生（精，正气也），形自然盛，骨肉均平而相保，邪之巨气乃自平也（此段旧误在《汤液醪醴论》中）。

缪刺论六十三

黄帝问曰：余闻缪刺，未得其意，何谓缪刺？岐伯对曰：夫邪之客于形也，必先舍于皮毛，留而不去，入舍于孙脉，留而不去，入舍于络脉，留而不去，入舍于经脉，内连五脏，散于肠胃，阴阳俱感，五脏乃伤。此邪之从皮毛而入，极于五脏之次也，如此则治其经焉。

邪客于形，先舍皮毛，留而不去，自皮毛而入孙脉，自孙脉而入络脉，自络脉而入经脉，自经脉而内连五脏，散于肠胃，表为阳，里为阴，阴阳俱感，五脏乃伤。此邪之自皮毛而入经隧，极于五脏之次第也。如此则治其经脉焉，是巨刺之法也。

今邪客于皮毛，入舍于孙络，留而不去，闭塞不通，流溢于大络，而生奇病。夫邪客大络者，左注右，右注左，上下左右与经相干，不入于经腧，而布于四末，其气无常处，命曰缪刺。

邪客皮毛，入舍孙络，留而不去，皮毛闭塞不通，流溢于大络，而生奇病。夫邪客大络者，左注于右，右注于左，上下左右与经相干，不入于经脉腧穴，而散布于四末（四肢），其气无有常处，是以命曰缪刺。

帝曰：愿闻缪刺，以左取右，以右取左奈何？其与巨刺何以别之？岐伯曰：邪客于经，左盛则右病，右盛则左病。亦有移易者，左痛未已而右脉先病。如此者，必巨刺之，以中其经，非络脉也。络病者，其痛与经脉缪处，故命曰缪刺。

邪客于经脉，左盛则右病，右盛则左病，左病刺左，右病刺右，是其常也。亦有移易而不拘者，左痛未已而右脉先病，右脉既病，则右半亦将痛矣。如此者，必巨刺之，以中其经脉，非络脉也。若络病者，其痛与经脉缪处，故命曰缪刺，缪刺即巨刺之浅者也。

帝曰：愿闻缪刺奈何？取之何如？岐伯曰：邪客于足太阳之络，令人拘挛背急，引胁而痛，刺之从项始，数脊椎挟脊，疾按之应手如痛，刺之旁三痏，立已，左取右，右取左。

足太阳经自头下项，挟脊抵腰，邪客于足太阳之络，令人拘挛背急，引胁而痛，肝主筋，脉行胁肋，水寒而筋急也。刺之从项始，数其脊椎挟脊两傍，疾按之应手如痛，是即邪客之处。刺之旁其处三痏，立已，左取右，右取左。

邪客于足阳明之络，令人鼽衄上齿寒，刺足中指爪甲上与肉交者各一痏，左取右，右取左。

足阳明经循鼻外入上齿，下足跗入中指，邪客其络，令人鼻鼽衄血，上齿寒生，阳明上逆，浊气不降也。刺足中指爪甲上与肉交者各一痏，厉兑穴也。

邪客于足少阳之络，令人留于枢中痛，髀不可举，刺枢中，以毫针，寒则久留针，以月死生为数，立已，左取右，右取左。

足少阳经出气街绕毛际，横入髀厌中，邪客其络，令人邪气留于髀枢之中，痛不可举。刺枢中，以毫针，寒则多留其针以致气，使针下热生，以月死生为痏数（法详后文）立已。

邪客于足太阴之络，令人腰痛引少腹，控䏚，不可以仰息，刺腰尻之解，两胛之上，是腰俞，以月死生为痏数，发针立已，左取右，右取左。

足太阴经入腹属脾，邪客其络，令人腰痛引少腹，控牵胁肋（季胁），不可以仰息，以脾土湿陷，肝木抑遏，沦于肾水之中，升气不遂故也（肾位在腰，肝木生于肾水，脉自少腹行于胁肋，木陷于水，冲击不宁，故腰痛引少腹，控肋，不可以仰息也）。刺腰尻之解，两胛之上，足太阳之下髎穴也。解，骨解（骨缝）。胂，腰下坚肉。刺腰痛论与此段同义，详彼篇。

邪客于足少阴之络，令人卒心痛，暴胀，胸胁支满，无积者，刺然骨之前出血，如食顷而已。不已，左取右，右取左。病新发者，取五日已。

足少阴经上股属肾，贯胸膈入肺中，从肺出络心，邪客其络，令人卒心痛，暴发膜胀，胸胁偏支作满，寒水凌心，火败而木郁也（肝木位于左肋）。无积者，刺然骨之前出血，然谷穴也。

邪客于足厥阴之络，令人卒疝暴痛，刺足大指爪甲上与肉交者各一痏，男子立已，女子有顷已，左取右，右取左。

足厥阴经起于大指，循股阴入毛中，过阴器抵小腹，邪客其络，令人卒疝暴痛，水寒而木郁也。刺足大指爪甲上与肉交者各一痏，大敦穴也。女子有顷已，血盛而邪旺也。

邪客于手太阳之络，令人头项肩痛，刺手小指爪甲上与肉交者各一痏，立已。不已，刺外踝下三痏，左取右，右取左，如食顷已。

手太阳经起于小指，循臑外交肩上，循颈上颊，邪客其络，令人头项肩痛。刺小指爪甲上与肉交者各一痏，少泽穴也。

邪客于手阳明之络，令人喉痹舌卷，口干心烦，臂外廉痛，手不及头，刺手大指次指爪甲上去端如韭叶各一痏，壮者立已，老者有顷已，左取右，右取左。新病，数日已。

手阳明经起于大指之次指，上肩入缺盆，络肺，上颈贯颊，邪客其络，令人喉痹舌卷，口干心烦，臂外廉痛，手不及头，燥旺而筋缩也（手阳明为燥金）。刺手大指次指爪甲上去端如韭叶各一痏，商阳穴也。

邪客于手少阳之络，令人耳聋，时不闻音，刺手小指次指爪甲上去端如韭叶各一痏，立闻。不已，刺中指爪甲上与肉交者，立闻。其不时闻者，不可刺也。耳中生风者，亦刺之如此数，左取右，右取左。

手少阳经起于小指之次指，上项系耳后，入耳中，邪客其络，令人耳聋，时不闻音。刺手小指次指爪甲上去端如韭叶各一痏，关冲穴也。刺手中指爪甲上与肉交者，手厥阴之中冲也，手少阳与手厥阴为表里，故并刺之。其不时闻者，经闭窍塞，故不可刺。耳中生风者，聋之渐也，经阻气滞，故风动耳鸣。

邪客于手太阴之络，令人气满胸中，喘息而支胠，胸中热，刺手大指爪甲上去端如韭叶各一痏，如食顷已，左取右，右取左。

手太阴经起于中焦，上膈属肺，循臂内入寸口，出大指，邪客其络，令人气满胸中，喘息支胠（胠胁偏支壅满），胸中热发。刺手大指爪甲上去端如韭叶各一痏，少商穴也。

邪客于手少阴之络，令人嗌痛不可纳食，无故善怒，气上走贲上，刺足中央之脉各三痏，凡六刺，立已，左刺右，右刺左。嗌中痛，不能内唾，时不能出唾者，刺然骨之前出血，立已。

手少阴经起于心中，上挟咽，系目系，邪客其络，令人嗌痛不可内食，无故善怒，气上走贲上。心主喜，肝主怒，无故生怒者，心火抑郁而不畅也。《难经》胃为贲门，气上走贲门者，气逆于上脘之上也。刺足下中央之脉各三痏，足少阴之涌泉也。手足少阴同经，刺涌泉以泄心火之上炎也。刺然骨之前出血，即足少阴之然谷也。

邪客于手厥阴之络，令人胁痛不得息，咳而汗出，刺手小指次指爪甲上与肉交者各一痏，不得息立已，汗出立止，咳者温衣饮食，一日已，左取右，右取左。不已，复如法。

手厥阴经起于胸中，循胸出胁下腋，出中指，其支者，出小指之次指，邪客其络，令人胁痛不得喘息，咳而汗出，相火之刑肺金也。刺手小指次指爪甲上与肉交者，手少阳之关冲也，手厥阴与手少阳为表里，故刺之。

邪客于手足少阴太阴足阳明之络，此五络皆会于耳中，上络左角，五络俱竭，令人身脉皆动而形无知也，其状若尸，或曰尸厥，刺其足大指内侧爪甲上去端如韭叶，后刺足心，后刺足中指爪甲上，后刺手大指内侧去端如韭叶，后刺手心主，后刺少阴锐骨之端各一痏，立已。不已，以竹管吹其两耳，鬄其左角之发方一寸，燔治，饮以美酒一杯，不能饮者灌之，立已。

邪客于手少阴、足少阴、手太阴、足太阴、足阳明之络，此五络皆会于耳中，上络于左角。五络之气俱竭（竭束而经闭也），令人一身之脉俱动而形体无知觉也，其状如尸，或曰尸厥。《史·扁鹊传》：虢太子病尸厥，即此。刺其足大指内侧爪甲上去端如韭叶，足太阴之隐白也。后刺足心，足少阴之涌泉也。后刺足中指爪甲上，足阳明之厉兑也。后刺手大指内侧去端如韭叶，手太阴之少商也。后刺手心主，手厥阴之中冲也。后刺少阴锐骨之端，手少阴之神门也。以竹管吹其两耳，令五络之气通也。其左角之发方一寸，治以燔针，饮以美酒，以五络上络左角，所以温行五络之寒涩也（鬄与剃同）。

耳聋，刺手少阳。不已，刺其通脉出耳前者。齿龋，刺手阳明。不已，刺其脉入齿中者，立已。缪传引上齿，齿唇寒痛，视其手背脉血者去之，手大指次指爪甲上各一痏，足阳明中指爪甲上各一痏，立已。左取右，右取左。

手少阳从耳后入耳中，出走耳前，通于足少阳之听宫，耳聋，刺手少阳之关冲。不已，刺其通脉出耳前者，足少阳之听宫也。《灵枢·经脉》：三焦手少阳之脉，是动则病耳聋是也。手阳明脉贯颊入下齿，齿龋，刺手阳明之商阳。不已，刺其脉之入下齿中者。足阳明循鼻外入上齿，若缪传足阳明而引上齿，齿唇寒痛，视其手背手阳明之脉，有瘀血者去之。手大指次指爪甲上各一痏，手阳明之商阳也。足阳明中指爪甲上各一痏，足阳明之厉兑也。

邪客于足阳跷之脉，令人目痛从内眦始，刺外踝之下半寸所各二痏，左取右，右取左，如行十里顷而已。

阳跷之脉，足太阳之别，起于太阳之申脉，止于太阳之睛明，邪客其脉，令人目痛从内眦始，睛明在目内眦也。刺外踝之下半寸所各二痏，申脉穴也。

邪客于臂掌之间，不可得屈，刺其踝后，先以指按之痛，乃刺之，以月死生为数，月生一日一痏，二日二痏，十五日十五痏，十六日十四痏。凡痹往来，行无常处者，在分肉间痛而刺之，以月死生为数，一日一痏，二日二痏，渐多之，十五日十五痏，十六日十四痏，渐少之。用针者，随气盛衰以为痏数，针过其日数则脱气，不及日数则气不泻。左刺右，右刺左，病已止。不已，复刺之如法。

邪客臂掌之间，不可得屈，即痹邪也。刺其踝后，内踝之后，手太阴之经渠也，外踝之后，手少阴之通里也。凡痹之往来，行无常处，在分肉间痛者，刺之亦如此法。

人有所堕坠，恶血留内，腹中满胀，不得前后，此上伤厥阴之脉，下伤少阴之络，先饮利药，刺足内踝之下然骨之前血脉出血，刺足跗上动脉。不已，刺三毛上各一痏，见血立已。左刺右，右刺左。善悲惊不乐，刺如上法。

有所堕坠，恶血留结，以致中气壅阻，腹中满胀，不得前后，此上伤厥阴之脉，肝主筋，其志惊也，下伤少阴之络，肾主骨，其志恐也。先饮通利恶血之药，后刺足内踝之下然骨之前血脉出血，足少阴之然谷也，刺足跗上之动脉，足厥阴之太冲也。

不已，刺三毛上各一痏，足厥阴之大敦也。善悲惊不乐，手少阴足厥阴之病，故刺如前法。

邪客于五脏之间，其病也，脉引而痛，时来时止，视其病，缪刺之于手足爪甲上，视其脉，出其血。间日一刺。一刺不已，五刺已。

手足爪甲，统言脏脉之井穴也。

凡刺之数，先视其经脉，切而从之，审其虚实而调之。不调者经刺之，有痛而经不病者缪刺之，因视其皮部有血络者尽取之，此缪刺之数也。

经刺，刺其经脉，即巨刺也。

故善用针者，从阴引阳，从阳引阴，以右治左，以左治右，以我知彼，以表知里，以观过与不及之理，见微得过，用之不殆（此段旧误在《阴阳应象论》）。

见微得过，见于隐微，而得其过差也。

刺疟六十四

足太阳之疟，令人腰痛头重，寒从背起，先寒后热，熇熇暍暍然，热止汗出，其病难已，刺足太阳郄中出血。

足太阳寒水之经自头下项，行身之背，故腰痛头重，寒从背起。熇熇暍暍，热盛也。热止则汗出，其病难已。郄中即太阳之委中，在腘外廉，微动应手。

足阳明之疟，令人先寒，洒淅洒淅寒甚，久乃热，热去汗出，喜见日月光火气，乃快然，刺足阳明跗上。

洒淅，寒栗之貌，足阳明以戊土而化气于燥金，金气收敛，故寒栗极甚。久之乃热，热去汗出，表泄阳虚，故喜见日月光火气，乃快然。刺足阳明跗上，冲阳穴也（动脉应手）。

足少阳之疟，令人身体解㑊，寒不甚，热不甚，恶见人，见人心惕惕然，热多汗出甚，刺足少阳（㑊与亦同）。

解㑊，形迹懈怠也，足少阳甲木化气相火，相火上炎，故身体解㑊。寒不甚，阴邪轻也。热不甚，相火虚也。恶见人，见人惕惕恐惧，甲木拔根而胆怯也（此相火之虚者）。热多汗出甚，相火郁重而透发也（此相火之旺者）。刺足少阳，侠溪也。

足太阴之疟，令人不乐，好太息，不嗜食，病至则善呕，呕已乃衰，多寒热汗出，刺足太阴，即取之。

脾主忧，故令人不乐，好太息。脾病传胃，故不嗜饮食而善呕吐。脾为太阴湿土，水泛土湿则多寒，湿郁热发则多热。刺足太阴，公孙也。即取之，急泻其湿热也。

足少阴之疟。令人呕吐甚，多寒热，热多寒少，欲闭户牖而处，其病难已，刺足少阴。

呕吐甚，水泛土湿而胃逆也。热多寒少，足少阴癸水化气于君火也。欲闭户牖而处，水性幽静也。太阳少阴病俱难已，水主蛰藏，热发火升，阳根上泄，寒水下旺，阴阳不交，是以难已。刺足少阴，太溪也。

足厥阴之疟，令人腰痛少腹满，小便不利，数便如癃状，非癃也，意恐惧，气不足，腹中悒悒，刺足厥阴。

肾为水，位在腰，木陷于水，故腰痛。木主疏泄，陷而不达，不能疏泄水道，故少腹胀满，小便不利，数数便溲而短赤如癃状，实非癃也。肾主恐，木陷于水，则意常恐惧，是其肝气不足（《灵枢·本神》：肝气虚则恐，实则怒也）。郁而贼脾，忧思内动，腹中悒悒不乐。刺足厥阴，太冲也（以上六经之疟）。

肝疟者，令人色苍苍然，善太息，其状若死者，刺足厥阴见血。

苍苍，木色。肝主怒，脾主忧，脾陷肝郁，忧愁不乐，则善太息。肝木主生，生气不遂，故其状若死。刺足厥阴，中封也。

心疟者，令人烦心甚，欲得清水，反寒多，不甚热，刺手少阴。

烦心甚，欲得清水者，君火上炎也。反寒多，不甚热者，手足少阴同经，癸水上升而化丁火，心病则丁火不敌癸水也。刺手少阴，神门也。

脾疟者，令人寒，腹中痛，热则肠中鸣，鸣已汗出，刺足太阴。

寒邪闭束，郁其脾气，脾陷木遏，怒而贼土，故腹中痛。热则脾郁发达，木气通畅，疏泄之令行，故肠鸣而汗出。刺足太阴，商丘也。

肺疟者，令人心寒，寒甚则热，热间善惊，如有所见者，刺手太阴。

肺金不生肾水，寒来水旺，直凌心火，故令人心寒。寒甚则火复而热作。肺病不能收敛胆火下归癸水，胆木拔根，故上热稍间，善生惊怯。神魂失敛，故如有所见。刺手太阴，列缺也。

肾疟者，令人洒洒然手足寒，腰脊痛，宛转大便难，目眴眴然，刺足少阴。

脾主四肢，水泛土湿。四肢失禀，故手足寒。肾位于腰，水寒木陷，郁冲不已，故腰脊痛。肾主二阴，水寒木陷，不能疏泄谷道，故大便难。肝窍于目；木陷风生，故目眴眴。刺足少阴，大钟也（以上五脏之疟）。

胃疟者，令人善饥而不能食，食而支满腹大，刺足阳明太阴横脉出血。

胃土上逆，故善饥而不能食。食则中脘壅塞，甲木莫降，则左胁支满，辛金莫降，则右胁支满。腹大者，胃气胀满也。刺足阳明，解溪也，足太阴横脉，商丘也（王冰注：足阳明厉兑、解溪、三里三穴主之。以上胃腑之疟）。

十二疟者，其发各不同时，察其病形，以知其何脉之病也。先其发时如食顷而刺之，一刺则衰，二刺则知，三刺则已。不已，刺舌下两脉出血，舌下两脉者，廉泉也。不已，刺郄中盛经出血，又刺项以下挟脊者，必已。

十二疟者，总上六经五脏及胃疟而言，其发各不同时，察其病形，以知其何脉之病。先其发时如食顷而刺之，一刺则病衰，二刺则效觉，三刺则病已。不已，刺舌下两脉出血，舌下两脉者，任脉之廉泉也。不已，刺足太阳之郄中盛经出血（郄中即委中），又刺项以下足太阳之挟脊者，大杼、风门，必已也。

刺疟者，必先问其病之所先发者，先刺之。先头痛及重者，先刺头上及两额两眉间出血。先项背痛者，先刺之。先腰脊痛者，先刺郄中出血。先手臂痛者，先刺手少阴阳明十指间出血。先足胫酸痛者，先刺足阳明十指间出血。

刺疟者，先问其病所先发之处，先刺之，而后刺其本经。先头痛及头重者，先刺头上督脉之上星、百会，及两额，取足少阳之悬颅，两眉间，取足太阳之攒竹，出血。先项背痛者，先刺项后督脉之风府，足少阳之风池，背后督脉之神道，足太阳之大杼，出血。先腰脊痛者，先刺足太阳之郄中，出血。先手臂痛者，先刺手少阴阳明经手十指间，出血。先足胫酸痛者，先刺足阳明于十指间，出血也。

骱酸痛甚，按之不可，名曰胕髓病，以镵针针绝骨，出血立已。身体小痛，刺至阴。诸阴之井无出血，间日一刺。

骱骨酸痛甚（即胫骨），按之不可（痛不可按），名曰胕髓病（胕，肿也，谓肿及骨髓），以镵针（九针之第一针），针足少阳之绝骨，出血立已。绝骨本名悬钟，《难经》：髓会绝骨，故出其血则立已，髓中之瘀泄也。身体小痛，则刺足太阳之至阴，至阴，太阳之井也。诸阴经之井，则无出血，但可间日一刺而已。

疟不渴，间日而作，刺足太阳。渴而间日作，刺足少阳。温疟汗不出，为五十九刺。风疟则汗出恶风，刺三阳经背俞之血者（俞与腧同，音输）。

疟不渴，寒水旺也，故刺足太阳，泻其寒水。渴者，相火旺也，故刺足少阳，泻其相火。温疟汗不出，郁热内蒸，当按热病五十九俞，用五十九刺之法，使之汗泄而热退（详见《水热穴论》）。风性疏泄，风疟发则汗出恶风，刺三阳经背俞之血，谓足太阳之胆俞、胃俞、膀胱俞、三焦俞、大肠俞、小肠俞也（六腑之俞，是手足三阳经之气通于背而出于足太阳之经者，故曰三阳经背俞之血也）。

疟脉满大急，刺背俞，用中针，傍五胠俞各一，适肥瘦，出其血也。疟脉小实急，灸足少阴，刺指井。诸疟而脉不见，刺十指间出血，血去必己。先视身之赤如小豆者尽取之。

疟脉满大急，阳盛而表闭也，宜刺足太阳之背俞，以泄其阳。用中针，取其傍五胠之俞各一，谓肺俞、心俞、肝俞、脾俞、肾俞五穴。《水热穴论》：五脏俞，傍五，以泄五脏之热，即谓此也。胠，胁也，其俞旁通胁肋，故曰傍五胠俞，即傍胠五俞也。适肥瘦，出其血，肥者多出，瘦者少出也。疟脉小实急，阴旺而表闭也，灸足少阴之复溜以温肾气，刺足太阳之指井（至阴），以泻寒水也。诸疟而脉不见，寒邪外束而阳陷也，刺十指间出血，泻其寒邪，血去必己。先视身之赤如小豆者尽取之，然后刺其本经也。

欲知背俞，先度其两乳间，中折之，更以他草度去半已，即以两隅相拄也，乃举以度其背，令其一隅居上，齐脊大椎，两隅在下。当其下隅者，肺之俞也。复下一度，心之俞也。复下一度，左角肝之俞也，右角脾之俞也。复下一度，肾之俞也。是为五脏之俞，灸刺之度也。

欲知背俞，先以物度其两乳而中折之，更以他草度如其中折之半，即以中折之两隅，支柱于此草之两端，令其三角均平，乃举以度其背俞，一隅居上，齐脊骨之大椎（第一节），两隅在下。当其下一隅者，肺之俞也。递下而取之，则背俞皆得矣（此段旧误在血气形志中)。

凡治疟，先发如食顷，乃可以治，过之则失时也。疟方欲寒，刺手阳明太阴、足阳明太阴。疟发身方热，刺跗上动脉，开其孔，出其血，立寒。疟脉缓大虚，便宜用药，不宜用针。

先其发，如食顷，病邪未作，乃可以治，过之则邪旺难伏，失其时也。如先寒而后热者，疟方欲寒，刺手阳明太阴、足阳明太阴四经之井俞，刺手足阳明者，泄其阳气之内陷，刺手足太阴者，泄其阴邪之外束也。如先热而后寒者，疟发身方热，刺足阳明跗上之动脉（冲阳），开其孔，出其血，泄其经热，立刻身寒，此先发而早治也。若疟脉缓大虚，则正气亏败，便宜用药，不宜用针，《灵枢·邪气脏腑病形》所谓阴阳形气俱不足，勿取以针，而调以甘药也。

刺热六十五

肝热病者，小便先黄，腹痛多卧身热，热争则狂言及惊，胁满痛，手足躁，不得安卧，其逆则头痛员员，脉引冲头也，庚辛甚，甲乙大汗，气逆则庚辛死，刺足厥阴少阳，出血如大豆，立已。

肝木主疏泄水道，肝热病者，郁陷而生下热，故小便先黄。木郁贼土则腹痛。土气困乏则多卧。温气化火则身热。热入血室，邪正相争，则狂言及惊（血舍魂，魂化神，血室神魂之宅，故热争则狂言及惊，肝胆主惊也）。肝脉行于两胁，经气郁冲，故胁肋满痛。脾主四肢，四肢诸阳之本，肝热传脾，四肢烦乱，故手足躁扰，不得安卧。肝脉与督脉会于巅，病则下陷，肝木陷则胆木逆，其胆木逆升，则头痛员员（员员，头目旋运之貌）。脉引冲头也。庚辛甚，金克木也。甲乙大汗，木旺而邪退也。气逆则庚辛死，木败而金贼也。刺足厥阴少阳，出血如豆大，以泻其热，故病立已也（肝胆同气相应，其逆则头痛员员者，甲木之逆，故并刺足少阳，泻其相火）。

心热病者，先不乐，数日乃热，热争则卒心痛，烦闷善呕，头痛面赤无汗，壬癸甚，丙丁大汗，气逆则壬癸死，刺手少阴太阳。

心主喜，心热病者神伤，故先不乐。心肾同经，病则水动火郁，郁极乃发，故数日乃热。热伤心液，正与邪争，则卒然心痛。君火郁蒸，故生烦闷。君相同气，甲木刑胃，胃土上逆，是以善呕。君相逆冲，故头痛面赤。表闭火郁，是以无汗，壬癸甚，水克火也。丙丁大汗，火旺而邪退也。气逆则壬癸死，火败而水贼也。刺手少阴太阳，以泻其热，则病立已也。

脾热病者，先头重颊痛，颜青身热，烦心欲呕，热争则腰痛不可以俯仰，腹满泄，两颔痛，甲乙甚，戊己大汗，气逆则甲乙死，刺足太阴阳明。

脾陷则胃逆，胃脉从鼻外循颊车上耳前，脾热病者，胃经上逆，故先头重颊痛。土困木贼，故颜青。湿土郁蒸，故身热。湿热传胃，胃气上逆，故烦心欲呕。热烁脾阴，正与邪争，土郁木陷，冲动于肾水之内，则腰痛不可以俯仰。风木贼土，气痞胀生。肝气郁遏，下决魄门，则腹胀而泄。两颔痛者，阳明之逆也。甲乙甚，木克土也。戊己大汗，土旺而邪退也。气逆则甲乙死，土败而木贼也。刺足太阴阳明，以泻其热，则病立已也。

肺热病者，先淅然厥起毫毛，恶风寒，舌上黄，身热，热争则喘咳，痛走胸膺背，不得太息，头痛不堪，汗出而寒，丙丁甚，庚辛大汗，气逆则丙丁死，刺手太阴阳明。

肺主皮毛，肺热病者，皮毛乍敛，故先淅然厥起毫毛而恶风寒。心窍于舌，心火刑金，肺从己土化湿，湿热淫蒸，故舌上发黄而身热。热燔肺津，正与邪争，则喘促咳嗽。肺气上逆，故痛走胸膺脊背，不得太息。肺气逆冲，故头痛不堪。热蒸窍泄，故汗出而寒。丙丁甚，火克金也。庚辛大汗，金旺而邪退也。气逆则丙丁死，金败而火贼也。刺手太阴阳明，以泻其热，则病立已也。

肾热病者，先腰痛胻酸，苦渴数饮身热，热争则头痛而强，胻寒且酸，足下热，不欲言，其逆则项痛员员，澹澹然，戊己甚，壬癸大汗，气逆则戊己死，刺足少阴太阳。诸汗者，至其所胜日汗出也。

肾脉上端内出腘中，贯脊属肾，肾热病者，经气郁陷，故先腰痛胻酸（胻，胫骨）。肾水从君火化气，火旺水衰，故苦渴数饮身热。热耗肺津，正与邪争，热随足太阳逆升，则头痛而强。火泄髓寒，肝木下陷，则胻寒且酸，足下发热，不欲言语。太阳之经，自头下项，癸水陷则壬水逆，其太阳上逆，则项痛员员，澹澹然不定。戊己甚，土克水也。壬癸大汗，水旺而邪退也。气逆则戊己死，水败而土贼也。刺足少阴太阳，以泻其热，其病立已也。诸所谓大汗者，皆至其所胜之日则汗出也。

肝热病者，左颊先赤，心热病者，颜先赤，脾热病者，鼻先赤，肺热病者，右颊先赤，肾热病者，颐先赤。病虽未发，见赤色者刺之，名曰治未病。热病从部所起者，至期而已，其刺之反者，三周而已，重逆则死。

五脏现于面部，肝在左颊，肺在右颊，心在颜（额上），肾在颐，脾在鼻，热病欲发，赤色先见。病虽未发，见赤色者刺之，名曰治未病。热病从其面之部所起者，至其当汗之期而已，刺法不失也。其刺之反者，其期三周而已。重逆则死矣。

太阳之脉色荣颧，骨热病也，荣未交，曰今且得汗，待时而已，与厥阴脉争见者死，期不过三日，其热病内连肾。

太阳之脉色荣颧，太阳之筋结于顸也（颊前筋），肾主骨，与太阳表里，是骨热病也。荣于部所而未交他部，此当至期而瘳，曰今且得汗，待时而已（自王之时）。与厥阴脉争见者死，荣交他部也，期不过三日。风木盗泄，癸水消亡，其热病当内连肾脏，不可医矣。

少阳之脉色荣颊，筋热病也，荣未交，曰今且得汗，待时而已，与少阴脉争见者死。

少阳之脉色荣颊，少阳之脉下加颊车也。肝主筋，与少阳表里，是筋热病也。荣于部所而未交他部，此当至期而瘳，曰今且得汗，待时而已。与少阴脉争见者死，荣交他部也，缘与足少阴争见，相火旺而癸水枯也。

热病先胸胁痛，手足躁，刺足少阳，补足太阴，病甚者为五十九刺。热病先眩冒而热，胸胁满，刺足少阴少阳。热病先身重骨痛，耳聋好暝，刺足少阴，病甚者为五十九刺。

热病先胸胁痛，手足躁者，甲木之克戊土也。以少阳胆脉自胸下胁，化气于相火，甲木逆行而克戊土，故胸胁痛。四肢秉气脾胃，胆以相火传之胃腑，胃热故手足烦躁。刺足少阳，泻其相火，补足太阴，滋其脾精，脾阴旺则胃热消。病甚者，按热病五十九腧，为五十九刺，详见《水热穴论》。

热病先眩冒而热，胸胁满者，胆木刑胃而相火上逆也。相火上逆，升浮旋转，故先眩冒而热。胆木逆冲，与胃土相逼，浊气不降，故胸胁满也。此缘火旺而水亏，刺足少阴，以泻癸水之热，刺足少阳，以泻甲木之火也。热病先见身重骨痛，耳聋好暝，癸水枯而胆火旺也。太阴主肉，少阴主骨，己土克水，湿热郁蒸，故先身重骨痛。肾窍于耳，癸水枯而甲木逆，堵塞听宫，故耳聋。甲木刑胃，土困则多眠（仲景《伤寒》：少阴病，但欲寐，是肾水之旺者，三阳合病，但欲眠睡，是胆火之旺者。此之好暝，缘胆火之旺也）。此亦缘火旺而水亏，刺足少阴，泻肾热以救癸水也。

热病始于头首者，刺足太阳而汗出止。热病始于手臂者，刺手阳明太阴而汗出止。热病始于足胫者，刺足阳明而汗出止。

始于头首者，刺足太阳之天柱（穴在项后）。始于手臂者，刺手阳明之商阳（穴在食指），手太阴之列缺（穴在寸口下）。始于足胫者，刺足阳明之冲阳（穴在足跗）。

热病气穴，项上三椎陷者中也。三椎下间主胸中热，四椎下间，主膈中热，五椎下间，主肝热，六椎下间主脾热，七椎下间，主肾热，荣在骶也。

项上三椎之下陷者之中，当督脉之大椎，是脊骨之第一节也，热病气穴，自大椎数起。足太阳经在督之两旁，挟脊下行。三椎下间，主胸中热，指太阳之肺俞也。肺俞在三椎下间第四椎（连项上三椎，为第七椎）。而曰三椎下间，是皆肺俞所主之地也。下皆仿此。四椎下间，主膈中热，指太阳之心俞也。五椎下间，主肝热，指太阳之肝俞也。六椎下间，主脾热，指太阳之脾俞也。七椎下间，主肾热，指太阳之肾俞也。骶，尾骶脊骨之末节，荣在骶者，言自肾俞以下，以至尾骶，皆肾气之所荣也。此即背俞之法也。

颊下逆颧为大瘕，下牙车为腹满，颧后为胁痛，颊上者，膈上也。

此由椎骨而及面部，以候腹中之病。瘕，聚也。

治诸热病，以饮之寒水乃刺之，必寒衣之，居止寒处，身寒而止也。

以寒胜其热也。

刺腰痛六十六

足太阳脉令人腰痛，引项脊尻背如重状，刺足太阳正经于郄中出血，春无见血。

足太阳脉自头下项，挟脊抵腰，贯臀过髀枢，下合腘中，故令人腰痛，引项脊尻背如重状。刺太阳正经于郄中出血，即委中也。春无见血，水衰于春也。

少阳令人腰痛，如以针刺其皮中循循然，不可以俯仰，不可

以顾，刺少阳成骨之端出血，成骨在膝外廉之骨独起者，夏无
见血。

足少阳脉自头下颈，由胸膈循胁里，下髀厌出膝外廉下，抵
绝骨之端，故令人腰痛，不可以俯仰，不可以顾。如针刺皮中循
循然者，经气之郁冲也。刺少阳成骨之端出血，阳关穴也。成骨
在膝外廉之骨独起者，即骱骨之上节，别名成骨。夏无见血，木
衰于夏也。

阳明令人腰痛，不可以顾，顾如有见者，善悲，刺阳明于骱
前三痏，上下和之出血，秋无见血。

足阳明脉循喉咙入缺盆，下膈挟脐，下气街，循胫外廉，下
足跗，故令人腰痛，不可以顾。顾则如有所见者，阳败而神虚
也。善悲者，戊土衰而庚金旺也（金燥则善悲）。刺阳明于骱骨
之前三痏，三里穴也。上下和之而出其血，谓上下巨虚也。秋无
见血，土衰于秋也。

少阴令人腰痛，痛引脊内廉，刺少阴于内踝上二痏，春无见
血。出血太多，不可复也。

足少阴脉循内踝之后，上股内后廉，贯脊属肾，故令人腰
痛，痛引脊内廉。刺少阴于内踝上二痏，复溜穴也。春无见血，
水衰于春也。

厥阴令人腰痛，腰中如张弓弩弦，其病令人言默默然不慧，
刺厥阴在腨踵鱼腹之外三痏，循之累累然，乃刺之。

足厥阴脉循足跗，上腘内廉，过阴器抵小腹，贯膈布胁肋，
故令人腰痛。腰中如张弓弩弦，肝主筋，筋急而腰直也。其病令
人言默默然不慧，肝藏魂，魂神惑乱而不明也。刺厥阴在腨踵鱼
腹之外三痏，蠡沟穴也（腨，足肚也。腨下踵上，鱼腹之外，足
肚之形如鱼腹也）。循之累累然，经脉行动之象也。

同阴之脉令人腰痛，痛如小锤居其中，怫然肿，刺同阴之
脉，在外踝上绝骨之端，为三痏。

同阴之脉，足少阳之别络也，并少阳上行足外踝上，别走厥阴，并经下络足跗，故曰同阴（王冰注）。此脉令人腰痛，如有小锤居其腰中，怫然肿起（怫然，肿貌）。刺同阴之脉，在外踝上绝骨之端，为三痏，足少阳之阳辅穴也。

阳维之脉令人腰痛，痛上怫然肿，刺阳维之脉，脉与太阳合腨下间，去地一尺所。

阳维之脉，八奇经之一也，发于足太阳之金门穴，循外踝而上行，其脉令人腰痛，痛上怫然作肿。刺阳维之脉，脉与太阳合腨下间，去地一尺所，足太阳之承山穴也。阳维脉别于金门上行，与足太阳合于腨肠下间，正当承山之穴也。

衡络之脉令人腰痛，不可以俯仰，仰则恐仆，得之举重伤腰，衡络绝，恶血归之，刺之在郄阳筋之间，上郄数寸衡居，为二痏出血。

衡络之脉，足太阳之外络也，衡，横也，自腰中横入髀外后廉而下合于腘中。此脉令人腰痛，不可以俯仰，仰则恐仆。得之举重伤腰，衡络断绝，恶血归之。刺之在郄阳两筋之间，上郄数寸衡居，为二痏出血，足太阳之委阳、殷门也（郄阳即委阳，与殷门相并，故曰衡居）。

会阴之脉令人腰痛，痛上漯漯然汗出，汗干令人欲饮，饮已欲走，刺直阳之脉上三痏，在跷上郄下五寸横居，视其盛者出血。

会阴之脉，督任冲三脉之会，故曰会阴（穴名，在大小二便中），督脉行脊背而会此穴。其脉令人腰痛，痛上漯漯然汗出，阳郁而表泄也（督为诸阳之纲）。汗干令人欲饮，津亡而肺燥也。饮已欲走，湿旺而脾郁也。刺直阳之脉上三痏，足太阳之承筋也。太阳之脉挟脊贯臀，下至腘中，循腨肠而入外踝，其脉直行，故曰直阳（王冰注。跷，阳跷，即申脉也，郄，委中也，在跷之上，郄之下，相去五寸，横居其间，正承筋所在。视其经脉之盛者，出其血也。

飞阳之脉令人腰痛，痛上怫怫然，甚则悲以恐，刺飞阳之脉，在内踝上五寸，少阴之前、与阴维之会。

飞阳之脉，足太阳之别络也（穴名，《灵枢·经别》：足太阳之别，名曰飞阳，去踝七寸，别走少阴）。其脉令人腰痛，痛上怫怫然，气郁而不行也。甚则悲以恐，气连于肺肾也（其脉别走少阴，恐者，少阴肾之志也。肾脉贯膈入肺，悲者，太阴肺之志也）。刺飞阳之脉，在内踝上五寸，少阴之前，与阴维之会，足少阴之筑宾穴也。

昌阳之脉令人腰痛，痛引膺，甚则反折，目䀮䀮然，舌卷不能言，刺内筋为二痏，在内踝上，大筋前，太阴后，上踝二寸所。

昌阳之脉，足少阴之别络，即阴跷之脉也。起于然谷之后，上内踝之上，循股阴而行腹，上胸膈而入缺盆。此脉令人腰痛，痛引胸膺，甚则脊背反折，目䀮䀮然，舌卷不能言，火虚而光散，水寒而筋急也。刺内筋为二痏，即阴跷之郄，足少阴之交信穴也。在内踝之上，大筋之前，太阴之后，上踝二寸所，即其处也。

肉里之脉令人腰痛，不可以咳，咳则筋缩急，刺肉里之脉为二痏，在太阳之外，少阳绝骨之后。

肉里之脉，即足少阳之阳辅（穴名），阳维之所发也。此脉令人腰痛，不可以咳，咳则筋缩急，少阳胆木主筋，筋脉挛拘，咳则气升而筋急也。刺肉里之脉为二痏，足少阳之分肉穴也（即阳辅）。在太阳之外，少阳绝骨之后，即其处也。

散脉令人腰痛而热，热甚生烦，腰下如有横木居其中，甚则遗溲，刺散脉，在膝前骨肉分间，络外廉，束脉，为三痏。

散脉，足太阴之别，散行而上，故名。循股内，入腹中，与少阴少阳结于腰下骨空中（王冰注）。其脉令人腰痛而热，热甚生烦，少阳相火之郁也。腰下如有横木居其中，少阳甲木之郁也。甚则遗溺，甲木逆而乙木陷也。刺散脉，在膝前内侧，辅骨之下，腘肉之上，骨肉分间。太阴之络，色青而见。其络之外廉，有大筋撷束膝髌之骨，令其连属，取此大筋系束之脉，为三痏，即是太阴之地机穴也（王冰注）。

解脉令人腰痛，痛而引肩，目䀮䀮然，时遗溲，刺解脉，在膝筋肉分间郄外廉之横脉出血，血变而止。

解脉，足太阳之别，散行而下，故名。循肩髆而下脊背，下属膀胱，从髀后而合腘中。其脉令人腰痛，痛而引肩，目䀮䀮然，时遗溲溺，筋脉紧急而膀胱不藏也。刺解脉，在膝后筋分肉间，腘中横文胬肉高起之处，是太阳之郄也（即委中）。于郄之外廉，血络横见紫黑而盛满者，刺出其血。候其血已黑变而赤，然后止针也（王冰注）。

解脉令人腰痛，痛如引带，常如折腰状，善恐，刺解脉，在郄中结络如黍米，刺之血射以黑，见赤血而已。

解脉之病，其状不同，故复述此证。其脉令人腰痛，痛如引带束腰，其身常如折腰之状，善生恐惧，水寒而筋急也。刺解脉，在郄中（即委中），结络大如黍米者。刺之黑血远射而出，黑血尽去，候见赤血而已。

腰痛，挟脊而痛至头几几然，目䀮䀮欲僵仆，刺足太阳郄中出血。

几几，强直之意，足太阳自头走足，挟脊下行，经气不舒，故挟脊而痛，至于头上。几几不柔。脉起目内眦，故目视䀮䀮，身欲僵仆。

腰痛上寒，刺足太阳阳明，上寒不可顾，刺足阳明。上热，刺足太阴厥阴，不可以俯仰，刺足少阳。中热而喘，刺足少阴郄中出血，大便难，刺足少阴，少腹满，刺足厥阴。

腰痛上寒，此足太阳寒水之上逆，阳明胃土之不降，刺足太阳之郗中，足阳明之阴市。上寒而不可回顾，此阳明上逆，经脉壅塞，颈项失柔也，刺足阳明之三里。上热，此脾土湿而胃土逆，肝木陷而胆火升也，刺足太阴之地机，足厥阴之太冲。若不可以俯仰，此相火升炎而筋膜强直也，刺足少阳之阳关。中热而喘，此心火之刑肺金也，刺足少阴之郗中出血，手足少阴同经，刺足少阴之涌泉、太溪，以泄心火之上炎也。若大便难，此火旺而水衰也，刺足少阴。若少腹满，此土郁而木陷也，刺足厥阴（如上法）。

腰痛如折，不可以俯仰，不可以举，刺足太阳，引脊内廉，刺足少阴。腰痛引少腹控眇，不可以俯仰，刺腰股交者，两髁胂上，左取右，右取左，以月死生为痏数，发针立已。

腰痛如折，不可以俯仰，不可以举，太阳之筋急而不舒也。如折，刺足太阳之束骨。不可以俯仰，刺足太阳之京骨、昆仑。不可以举，刺足太阳之申脉、仆参。腰痛引少腹控眇，不可以俯仰，此邪客于足太阴之络也。缪刺论：邪客于足太阴之络，令人腰痛引少腹控眇，不可以仰息，即此义也。以厥阴肝脉自少腹而行胁肋，土陷木郁，故腰痛前引少腹而旁控眇肋也（控，牵也，眇肋，季协也，眇与秒同，胁，尽度也）。刺腰股交者，两髁胂上，足太阳之下髎穴也。腰股相交之处，乃足太阴厥阴少阳三脉左右之所交结。两髁胂上，谓腰髁骨下坚肉也。髁骨，即腰脊两旁起骨。挟脊两旁，腰髁之下，各有胂肉陇起，斜趋髁后，故曰两髁胂上，非胂之上巅也。膝髁胂下，尻骨两旁，各有四骨空，曰上髎、次髎、中髎、下髎，左右八穴，谓之八髎。八穴悉主腰痛，惟下髎一穴，正当太阴厥阴少阳三脉交结之所，故但刺此穴。左取右，右取左，缪刺之法也。以月死生为痏数，缪刺论：月生一日一痏，二日二痏，渐多之，十五日十五痏，十六日十四痏，渐少之，是其法也（王冰注）。

素问悬解卷八终　太仓陆宝忠校字

素问悬解卷九

雷公问

阴阳类论六十七

孟春始至，黄帝燕坐，临观八极，正八风之气，而问雷公曰：阴阳之类，经脉之道，五中所主，何脏最贵？雷公对曰：春甲乙，青中主肝，治七十二日，是脉之主时，臣以其脏最贵。帝曰：却念《上下经》《阴阳》《从容》，子所言贵，最其下也。

孟春始至，立春之日也。八极，八方。五中，五脏。肝属木，其日甲乙，其色青，其主春，春甲乙木王，青色之中，是肝气主事，司令七十二日（治，司令也），此是肝脉所主之时也。《上经》《下经》《阴阳》《从容》，皆古书也。

雷公致斋七日，旦复侍坐，帝曰：三阳为经，二阳为维，一阳为游部，三阴为表，二阴为里，一阴至绝作晦朔。却具合以正其理，此知五脏终始。

三阳，太阳。二阳，阳明。一阳，少阳。三阴，太阴。二阴，少阴。一阴，厥阴。太阳在后，为经。阳明在前，为维。少阳在侧，为游部，所谓少阳为枢也。太阴在前，为表。少阴在后，为里。厥阴在侧，为晦朔，月终为晦，月初为朔，厥阴阴极阳生，譬如月之晦朔。至绝者，极尽之意，《至真要论》所谓两阴交尽曰厥阴也。三阳三阴，是谓六经，却具合之，以正其理，则知五脏之终始，知其终始，则知其贵贱矣。

雷公曰：受业未能明。帝曰：所谓三阳者，太阳也，三阳脉至手太阴，弦浮而不沉。所谓二阳者，阳明也，至手太阴，弦而沉急不鼓，炅至以病皆死。一阳者，少阳也，至手太阴，上连人迎，弦急悬不绝，此少阳之病也，专阴则死。三阴者，六经之所主也，交于太阴，伏鼓不浮，上空志心。二阴至，其气归膀胱，外连脾胃。一阴独至，经绝气浮，不鼓钩而滑。此六脉者，乍阴乍阳，交属相并，缪通五脏。先至为主，后至为客，决以度，察以心，合之阴阳之论。

　　太阳为三阳，三阳脉至手太阴，弦浮而不沉，太阳主身之皮毛也。阳明为二阳，阳明脉至，弦而沉急不鼓，阳明主身之肌肉也。阳莫盛于阳明，阳郁热至，因而致病，火土合邪，燥热亡阴则死（仲景《伤寒》，阳明大承气证急下诸条是也。炅，热也）。少阳为一阳，少阳脉至手太阴，上连阳明之人迎（脉动喉旁），弦而急悬不绝（不止），此少阳上逆之病也。缘少阳胆木自头走足，随阳明胃土而下行，胃土不降，则胆木必逆，故脉至于手太阴之寸口，而气连于足阳明之人迎。若使专见于太阴，而不连于阳明，则火败阳绝而人死矣（足少阳化气于相火）。太阴为三阴，三阴者，六经之所主也。以太阴脾脉，脾者土也，孤脏以灌四旁（《玉机真脏论》语），故为六经之主。三阴至，交于手太阴，伏鼓而不浮，则脾阳不升，法主上空志心，《四气调神论》所谓心气内洞也。以木火之化神魂，由于己土左旋，脾阳不升，火虚神败，而脾陷胃逆，君火失根，故悬虚空洞而无着也。少阴为二阴，二阴脉至，其气归于膀胱，外连脾胃。以少阴与太阳膀胱为表里，故气归于膀胱（仲景脉法：沉为在脏，浮为在腑。气归膀胱者，相火泄于膀胱，脉浮而不沉也）。土胜则克水，土败则水侮之，故外连于脾胃也。厥阴为一阴，一阴独至，经绝气浮，不鼓钩而滑。以厥阴之经，两阴交尽，是为经绝。风木发生，以此气浮，未能茂长，故不鼓钩（钩，心脉也。心火主长），生气郁动，是以脉滑也。此六脉者，乍阴乍阳，其至无常，彼此交属而相并合，左右缪注而通五脏（缪通者，左注右，右注左也，义如缪刺论）。先至者为主，后至者为客，于其至也，决以度，察以心，合之阴阳之论，审其先后以定主客，则贵贱明矣。

雷公曰：臣悉尽意，受传经脉，颂得从容之道，以合《从容》，不知阴阳，不知雌雄。帝曰：三阳为父，二阳为卫，一阳为纪，三阴为母，二阴为雌，一阴为独使。

三阳为父，阳之纲也。二阳为卫，父之佐也。一阳为纪，佐之次也。三阴为母，阴之主也。二阴为雌，母之副也。一阴为独使，雌之次也。六经之阴阳雌雄如此。

二阳一阴，阳明主病，不胜一阴，脉软而动，九候皆沉。

二阳一阴失调，则阳明主病，以阳明戊土不胜厥阴风木也。法当脉软而动，九候皆沉，以其木贼而脾陷也。

三阳一阴，太阳脉胜，一阴不能止，内乱五脏，外为惊骇。

三阳一阴失调，则太阳脉胜，以水为木母，寒水泛滥，一阴不能止。肝陷胆逆，则内乱五脏而外为惊骇也。

二阴二阳，病在肺，少阴脉沉，胜肺伤脾，外伤四肢。

二阴二阳失调，则病在肺，以少阴脉沉则肾水寒陷，而肾水泛滥，大肠燥金之腑不至受害，肺以辛金而化气于湿土，是以病也。脾肺同经（俱为太阴），肺病则脾伤，脾主四肢，法当外伤于四肢也。

二阴二阳皆交至，病在肾，骂詈妄行，癫疾为狂。

二阴二阳皆交至，则病在肾，以金为水母，母病则传子也。水郁则癫，火郁则狂，肾水寒陷，必生癫疾，而足阳明化气于燥金，燥金上逆，君火不降，则骂詈妄行，癫疾变为狂病也。

二阴一阳，病出于肾，阴气客游于心，下脘空窍闭塞不通，四肢别离。

二阴一阳失调，则病出于肾，以火不胜水，水旺则肾病也。肾水凌火，故阴气客游于心下。水泛土湿，脾陷肝遏，下脘空窍闭塞不通，脾败则四肢失禀，如与身体别离而不用也。

一阴一阳代绝，此阴气至心，上下无常，出入不知，咽喉干燥，病在脾土。

一阴一阳代绝不属（代绝，歇止、断绝），此当阴气至心，以心主脉，脉之代绝，阳败而火衰也。少阳以下行为顺，病则上逆，厥阴以上行为顺，病则下陷，上逆则为出，下陷则为入，阴阳有胜复，则肝胆有衰旺，其上下本无常，其出入则不知。而厥阴以风木主令，少阳从相火化气（足少阳），风火一动，则咽喉干燥。病在脾土，太阴湿土之精液不胜风火之消亡故也。

二阳三阴，至阴皆在，阴不过阳，阳气不能止阴，阴阳并绝，浮为血瘕，沉为脓胕，阴阳皆壮，下至阴阳。上合昭昭，下合冥冥，决死生之期，遂合岁首。

二阳三阴失调，则至阴皆在，以足太阴主令于湿土，足阳明化气于燥金，胃土不司气化，阳旺则从庚金而化燥，阳衰则从己土而化湿，脾土独主令气，故至阴皆在。脾为至阴，燥易衰而湿易盛也。二土不交，太阴不能过阳明之燥，阳明不能止太阴之湿，阴阳并盛，俱臻其绝（绝，盛），则经络壅塞，气滞而凝。脉浮者，阳明燥旺而为血瘕，脉沉者，太阴湿旺而为脓胕（胕与腐通）。若阴阳皆壮，则下至阴阳二器之所，皆当病矣。得此法以候六脉，则上合昭昭，下合冥冥，幽显皆彻，举无遁形。决死生之期，遂合岁首，以历推之，自正月一日为始，排次一年节气，预刻修短之数也。

雷公曰：请问短期。帝曰：冬三月之病，病舍于阳者，至春正月，脉有死征，皆归出春。在理已尽，草与柳叶皆杀。阴阳皆绝，期在孟春。

冬三月之病，病舍于阳经者，阳气失藏，至春正月风木发泄之时，其脉当有死征，而其期则皆归出春。在理推其已尽之日，应至秋深草与柳叶皆杀而死，不及冬也。若阴阳皆绝，则期孟春而已。

春三月之病，曰阳杀，阴阳皆绝，期在草干。

春三月之病，风木发生，阳气疏泄，是曰阳杀，《阴阳应象
论》：阳杀阴藏是也。若阴阳皆绝，则期在草干，秋金肃杀，春
木刑伤故也。

夏三月之病，至阴不过十日，阴阳交，期在溓水（溓，音
廉）。

夏三月之病，火土司气，脾为至阴，位居五脏之中，不过十
日，则五脏再周。若阴阳交者，期在七月溓水。《评热病论》：病
温汗出辄复热而脉躁疾，狂言不能食，病名阴阳交。交者，死
也。溓水，七月水初清也。

秋三月之病，三阳俱起，不治自已。阴阳交合者，立不能
坐，坐不能起。三阳独至，期在石水。二阴独至，期在盛水。

秋三月之病，阴气始凝，而三阳俱起，则不治自已，阳脉不
衰也。其阴阳交合者，阳气上逆，当立不能坐，阴气下陷，当坐
不能起。所谓三阳俱起者，起于三阴之中也。若三阳独至而三阴
不至者，则期在石水之时，寒水当治而不治，则人亡矣。石水
者，水冰如石也，水结冰澌而三阴不至，有阳而无阴也。著至教
论：三阳独至者，是三阳并至，非太阳独至之谓也。若二阴独至
者，则期在盛水，以少阴肾水独旺，而三阳不至，亥子水盛之
月，则人亡矣，有阴而无阳也。

著至教论六十八

黄帝坐明堂，召雷公而问之曰：子知医之道乎？雷公对曰：
诵而颇能解，解而未能别，别而未能明，明而未能彰，足以治群
僚，不足治侯王。愿得受天之度，四时阴阳，合之星辰与日月
光，以彰经术，后世益明，上通神农，著至教，拟于二皇。

四时阴阳，星辰日月，天地之度也。雷公愿受天之度，法其

四时阴阳，合之星辰日月，以彰经术，使后世益明，上通神农，著为至教，拟于二皇之法也（二皇：羲、农）。

帝曰：子不闻《阴阳传》乎？曰：不知。曰：三阳为业，上下无常，合而并至，偏害阴阳。雷公曰：三阳莫当，请闻其解。帝曰：三阳独至者，是三阳并至。太阳脉至，洪大以长。阳明脉至，浮大而短。少阳脉至，乍数乍疏，乍短乍长。并至如风雨，上为巅疾，下为漏病。而阳气当隔，隔者当泻，不亟正治，粗乃败之，故阳蓄积病死（太阳脉至乍短乍长七句，旧误在"平人气象论"。阳气当隔至蓄积病死五句，旧误在"生气通天论"。《阴阳传》，古书）。

三阳为性（业，性也。《南史》：慧业文人，言慧性也），上下无常，手之三阳，自手走头，平则上升，病则下陷，足之三阳，自头走足，平则下降，病则上逆。三气相合而并至，势必偏害阴阳，上逆则害阳，下陷则害阴也。三阳莫当，升降倒置，不当其位也。阴阳类论：三阳独至，期在石水，三阳独至者，是三阳并至也（但有三阳而无三阴，是谓独至）。太阳脉至，洪大以长，阳之终气也。阳明脉至，浮大而短，阳之中气也。少阳脉至，乍数乍疏，乍短乍长，阳之初气也。三阳并至，势如风雨，上逆则为巅顶之疾，下陷则为漏泄之病，是阳气之上下阻隔而不旋转也。而阳气当阻隔之时。其隔碍不通者，当泻而通之，不亟按法正治，粗工乃反扶邪助虐，而益败之，故阳气蓄积而病死也。

雷公曰：请受道，讽诵用解。帝曰：三阳者，至阳也，上下无常，病起疾风，至如霹雳，并于阳则为惊，阳气滂溢，嗌干喉塞，并于阴则薄为肠澼。此谓三阳直心，坐不得起卧者，便身全三阳之病。病伤五脏，筋骨以消，肾且绝，恍恍日暮。从容不出，人事不殷，外无期，内无正，不中经纪，诊无上下，以书别，何以别阴阳，应四时，合之五行！不知合之四时五行，因加相胜，释邪攻正，绝人长命（不知合之四时五行至末，旧误在《离合真邪论》）。

三阳者，至阳也（至，极也），上下无常，病起捷若疾风，病至势如霹雳，所谓并至如风雨也。并于阳分，则魂神失根而为惊悸，阳气滂溢，嗌干喉塞，是上为巅疾之由也。并于阴分，则薄迫冲决而为肠澼，是下为漏病之原也。此谓三阳之直心（直心，犹言真性），以至但能危坐而不能起卧者（上逆刻不得卧，下陷则不得起），便身全三阳之病。病伤五脏阴精，筋骨以之消烁，肾阴且绝，恍恍日暮，势不久存。而从容既不出（脉法不精），人事又不殷（殷，笃至也），外无刻期，内无证据（正与证通），其法不中经纪，则诊无上下，以志分别（三阳之上下，不能诊别之），何以别其阴阳，应乎四时，合之五行！不知合之四时五行，因加相胜，以伐正气，释邪攻正，适以绝人长命耳。

雷公曰：臣治疏愚，说意而已。阳言不别，阴言不理，请起受解，以为至道。帝曰：善。无失之，此皆阴阳表里上下雌雄相输应也。子言不明不别，不知合至道以惑师教，是世之学尽矣。夫道，上知天文，下知地理，中知人事，语子至道之要，子若受传，且以知天下，以教众庶，亦不疑殆。医道论篇，可以为宝，可传后世，可以长久。

阳言不别，阴言不理，阴阳之微言不能辨别而分理也。至道之要，阴阳分表里，配上下，殊雌雄，别彼此相输应也。子言不明不别（解而未能别，别而未能明），不知合至道以惑师教，是妙理不传，世之医学自此尽矣。夫道，上知天文，下知地理，中知人事，语子至道之要，子若受传，且以遍知天下之奥，何止医也！医理既精，以教众庶，亦不疑殆。医道之论篇，可以为宝，并可传之后世，长久不泯也。

示从容论六十九

黄帝燕坐，召雷公而问之曰：汝受术诵书，若能览观杂学，及于比类，通合道理，为余言子所长。五脏六腑，胆胃大小肠脾胞膀胱，此皆人之所生，治之过失，子务明之，可以十全，即不能知，为世所怨。

及于比类，通合道理，援引比类而通合于道理也。五脏六腑之中，胆胃大肠小肠脾胞（女子胞），膀胱，此皆人之所生，治之多致过失。唯务明之，可以十全，即不能知，必将为世所怨也。

雷公曰：臣请诵《脉经》《上下篇》，甚众多矣，别异比类，犹未能以十全，又安足以明之？帝曰：子别试通五脏之过，六腑之所不和，针石之败，毒药所宜，汤液滋味，具言其状，悉意以对，请问不知。

别异，别其异也。比类，比其类也。通，穷究也。

雷公曰：肝虚肾虚脾虚，皆令人体重烦冤，当投毒药、刺灸、砭石、汤液，或已或不已，愿闻其解。帝曰：公何年之长而问之少？余真问以自缪也。吾问子窈冥，子言《上下篇》以对，何也？夫脾虚浮似肺，肾小浮似脾，肝急沉散似肾，此皆工之所时乱也，然从容得之。若夫三脏土木水参居，此童子之所知，问之何也？

肺脉浮，而脾之虚浮似肺。脾脉亦浮，而肾之小浮似脾。肾脉已沉，而肝之急沉散似肾。此皆工之所时淆乱也，然从容之法得之，从容，脉法也。

雷公曰：于此有人，头痛筋挛骨重，怯然少气，哕噫腹满，时惊不嗜卧，此何脏之发也？脉浮而弦，切之石坚，不知其解，复问所以三脏者，以知其比类也。帝曰：夫年长则求之于腑，年少则求之于经，年壮则求之于脏，夫从容之谓也。今子所言皆失，八风郁热，五脏消烁，传邪相受。夫浮而弦者，是肾不足也。沉而石者，是肾气内着也。怯然少气者，是水道不行，形气消索也。咳嗽烦冤者，是肾气之逆也。一人之气，病在一脏也，若言三脏俱行，不在法也。

年长者，肠胃日弱，容纳少而传化迟，腑病为多，故求之于腑。年少者，起居不谨，风寒袭而营卫闭，经病为多，故求之于经。年壮者，情欲不节，劳伤积而气血败，脏病为多，故求之于脏。此之求法，夫乃从容之谓也。雷公所言头痛筋挛诸证，皆失之，八风侵凌，经络菀（菀与郁同），热，以致津液枯干，五脏消烁，是由外邪内传，里气受伤而成，则年少求之于经者也。夫所谓浮之而弦者，是肾精不足，风木失滋也（水枯木槁，郁动不已，故脉弦浮）。沉之而石者（切之石坚，沉取也），是肾气内着，阳根失居也（火升阳泄，孤阴下陷）。怯然少气者，是水道不行，形气消索也（火炎水败，形消气乏）。咳嗽烦冤者，是肾气之逆，相火上泄也（胆火升泄，不根肾水）。盖肾者主水，受五脏六腑之精而藏之（《上古天真论》语）。热盛阴亡，虽五脏皆伤，而肾居其重，故病归肾家。由此言之，是一人之气（年少之人），病在一脏也（肾脏），若言三脏俱行（肝肾脾三脏俱虚），不在诊法也。

雷公曰：于此有人，四肢懈惰，喘咳血泄，而愚诊之，以为伤肺，切脉浮大而紧，愚不敢治，粗工下砭石，多出血，血止身轻病愈，此何物也？帝曰：子所能知，治亦众多，与此病失矣，譬以鸿飞，亦冲于天。夫圣人之治病，循法守度，援物比类，化之冥冥，循上及下，何必守经。今夫脉浮大虚者，是脾气之外绝，去胃外归阳明也。夫二火不胜三水，是以脉绝乱而无常也。四肢懈惰，此脾精之不行也。喘咳者，是气并阳明也。血泄者，脉急血无所行也。若夫以为伤肺者，由失以狂也。不引比类，是知不明也。

子所能知，治亦众多，独与此病失矣，譬以鸿飞，亦冲于天，何其远也，是缘守经而不化耳。夫圣人之治病，循法守度，援物比类，虽顺其常，不遗其变。及其化之冥冥，则循上及下，因时制宜，何必守经，拘而不化也。今夫脉浮大而虚者，是脾气之外绝，去离胃腑而外归阳明之经也。盖阳衰湿旺，脾气不能上达，去胃腑而病下陷，故外绝本经而见虚象。脾陷则胃逆，阳明之经不降，故见浮大。其浮大而上逆者，太阴之湿归于阳明也。阳明上逆，则君相二火不归，以其三水在里也。水起于肾，泛于胃，溢于肺，是谓三水。夫二火不胜三水，则阳不根阴而浮荡无归，是以脉乱而无常也。四肢秉气脾胃，四肢懈惰，此水泛土湿，脾精之不行也。肺随胃土右降，喘咳者，是水气并于阳明，胃土上逆而肺无降路也。心主脉，脉藏血，血泄者，是心火上炎，经脉紧而血无所行也（火炎脉紧，血不得从容流布，故从便泄。以水寒土湿，风木郁陷故也）。若夫以为伤肺者，由失以狂惑也。不引比类以考证之，是知不精明也。

夫伤肺者，脾气不守，胃气不清，经气不为使，真脏坏决，经脉傍绝，五脏漏泄，不衄则呕，此二者不相类也。譬如天之无形，地之无理，白与黑相去远矣。

夫伤肺者，脾气陷而不守，胃气逆而不清，脏腑倒置，则经气不为所使，真脏坏决于内，经脉傍绝于外，五脏漏泄，不衄则呕，由肺金失敛，是以上溢。此二者一为上逆，一为下陷，不相类也。天有文，地有理，以不类为类，譬如上穷九天，以至无形，下穷九地，以至无理，幽明异象，白与黑相去远矣。

疏五过论七十

黄帝曰：呜呼远哉！闵闵乎若视深渊，若迎浮云，视深渊，尚可测，迎浮云，莫知其际。圣人之术，为万民式，论裁志意，必有法则，循经守数，按循医事，为万民副，故事有五过四德，汝知之乎？雷公避席再拜曰：臣年幼小，蒙愚以惑，不闻五过与四德，比类形名，虚引其经，心无所对。

比类形名，以求其义，虚引经文，绝无此说，故无所对（若视深渊六语，与《六微旨论》重）。

帝曰：凡未诊病者，必问尝贵后贱，名曰脱营，虽不中邪，病从内生。尝富后贫，名曰失精，五气留连，病有所并。医工诊之，不在脏腑，不变躯形，诊之而疑，不知病名。身体日减，气虚无精，病深无气，洒洒然时惊。病深者，以其外耗于卫，内夺于营。良工所失，不知病情，此亦治之一过也。

尝贵后贱，抑郁伤心，火动血耗，名曰脱营，虽不中于虚邪，而病从内生。尝富后贫，忧悴伤脾，燥动精亡，名曰失精，五脏之气留连，而病有所并。医工诊之，不在脏腑，不变躯形，诊之而疑，不知病名。身体日减，气虚无精，病深而无气，洒洒然惊。病之深者，以其外耗于卫，内夺于营。良工之所失，不知其病情，比亦治之一过也。

凡欲诊病者，必问饮食居处，暴乐暴苦。始乐后苦，皆伤精气，精气竭绝，形体毁沮。暴怒伤阴，暴喜伤阳，厥气上行，满脉去形。愚医治之，不知补泻，不知病情，精华日脱，邪气乃并，此亦治之二过也。

苦乐萦心，皆伤精气，精气竭绝，则形体毁沮。暴怒则伤阴。木郁风动，故精耗也。暴喜则伤阳，火泄根拔，故神散也。木火升逆，则厥气上行，气满于经脉，而神去于形骸（肝胆皆主怒，怒则肝陷而胆逆，厥气上行者，胆木也）。愚医治之，不知补泻，不知病情，久而精华日脱，邪气乃并，此亦治之二过也。

诊有三常，必问贵贱，封君败伤，乃欲侯王。故贵脱势，虽不中邪，精神内伤，身必败亡。始富后贫，虽不伤邪，皮焦筋屈，痿躄为挛。医不能严，不能动神，外为柔弱，乱至失常，病不能移，则医事不行，此治之三过也。

诊有三常（经常之法），必问贵贱之等差，或是昔日之封君而至败伤，或是今日之朝官而欲侯王。其故贵而脱势者，虽不中邪，而精神内伤，身必败亡。其始富而后贫者，虽不伤邪，而皮焦筋屈，痿躄为挛。医不能严词危论以开导之，则不能动其神思以致改悔，外为柔弱以事将顺，久而血气挠乱至于失常，其病不能移，则医事不行，此治之三过也。

凡诊者，必知终始。又知余绪，切脉何名，当合男女。离绝郁结，忧恐喜怒，血气离守，五脏空虚，工不能知，何术之语！尝富大伤，斩筋绝脉，身体复行，令泽不息，故伤败结，留薄归阳，脓积寒炅。粗工治之，亟刺阴阳，身体解散，四肢转筋，死日有期。医不能明，不问所发，唯言死日，亦为粗工，此治之四过也。

诊病必知其终始，又知其余绪，切脉问名，当合男女（《难经》：男脉在关上，女脉在关下）。其或情意离绝，以致心绪郁结（菀与郁同），久而血气离守，五脏空虚，工于此不能知，何医术之足语！或尝富而大伤，至斩筋而绝脉，身体虽复行走，而令膏泽不得滋息，故伤败结，留连薄迫而归阳经，阳气郁蒸，血肉腐烂，脓积而生寒热。粗工治之，亟刺其阴阳之脉，渐而身体解散，四肢转筋，死有日期，不可挽矣。医不能明，不问所发，唯言死日，亦为粗工，此治之四过也。

善为脉者，必以比类奇恒从容知之。明引比类《从容》，是以名曰诊经，是谓至道也。为工而不知道，此诊之不足贵，此治之五过也（明引比类三句，旧误在《示从容论》）。

善为脉者，必以比类奇恒（奇，异也。恒，常也），从容，审度而知之。明引比类，出以《从容》，是以名曰诊经，是谓至道也。为工而不知道，则诊不足贵，此治之五过也。

凡此五者，皆受术不通，人事不明也。故曰：圣人之治病也，必知天地阴阳，四时经纪，五脏六腑，雌雄表里，刺灸砭石毒药所主，从容人事，以明经道，贵贱贫富，各异品理，问年少长，勇怯之理，审乎分部，知病本始，八正九候，诊必副矣。

八正，八方之正风。九候，三部九候。副，符也。

治病之道，气内为宝，循求其理，求之不得，过在表里。守数据治，无失腧理，能行此术，终身不殆。不知腧理，五脏郁热，痈发六腑。

腧，穴，腧理，腠理，不知腧理，以泻经邪，经邪内逼，故五脏郁热，而痈发于六腑也。

诊病不审，是谓失常，谨守此治，与经相明。《上经》《下经》：揆度阴阳，奇恒五中，决以明堂，审于终始，可以横行。

五中，五脏，方盛衰论：章五中之情是也。《灵枢·五色》：五色独决于明堂，明堂者鼻也，故既察五中之情，又复决以明堂。

《上经》者，言气之通天也。《下经》者，言病之变化也。《金匮》者，决死生也。揆度者，切度之也。所谓揆者，切求之也，言切求其脉理也。度者，得其病处，以四时度之也。奇恒者，言奇病也。所谓奇者，使奇病不得以四时死也。恒者，得以四时死也（此段旧误在《病能论》）。

《上经》《下经》《金匮》，皆古书也。

征四失论七十一

黄帝坐明堂，雷公侍坐。黄帝曰：夫子所通书受事众多矣，试言得失之意，所以得之？所以失之？雷公对曰：循经受业，皆言十全，其时有过失者，愿闻其事解也。帝曰：子年少智未及耶？将言以杂合耶？夫经脉十二，络脉三百六十五，此皆人之所明知，工之所循用也。所以不十全者，精神不专，志意不理，外内相失，故时疑殆，诊不知阴阳逆从之理，此治之一失矣。

言以杂合，言以杂合而淆乱也。

受师不卒，妄作杂术，缪言为道，更名自功，妄用砭石，后遗身咎，此治之二失也。

受师不卒，受于师者，不能卒业也（卒，终也）。

不适贫富贵贱之居，坐之薄厚，形之寒温，不适饮食之宜，不别人之勇怯，不知比类，足以自乱，不足以自明，此治之三失也。

适，合也。

诊病不问其始，忧患饮食之失节，起居之过度，或伤于毒，不先言此，卒持寸口，病何能中，妄言作名，为粗所穷，此治之四失也（卒，音猝）。

毒，毒药。妄言作名，妄立名目。粗，粗工也。

是以世人之语者，驰千里之外，不明尺寸之论，诊无人事，治数之道，从容之葆。妄治时愈，愚心自得，坐持寸口，诊不中五脉，百病所起，始以自怨，遗师其咎。是故治不能循理，弃术于市。

世人之语者，论医者也。诊无人事，治数之道，从容之葆，著至教论所谓从容不出，人事不殷也（疏五过论：从容人事，以明经道）。葆，珍藏也。

呜呼！窈窈冥冥，敦知其道！道之大者，拟于天地，配于四海，汝不知道之谕，受以明为晦，是失吾过矣。以子知之，故不告子（是失吾过三句，旧误在《示从容论》）。

谕，诲谕；受，受业。汝不知道之谕，受以明为晦，是其失（四失），由吾之过矣。平日以子知之，故不告子也。

方盛衰论七十二

雷公请问：气之多少，何者为逆？何者为从？黄帝答曰：阳从左，阴从右，老从上，少从下，是以阳归春夏为生，归秋冬为死，反之则归秋冬为生。气有多少，逆皆为厥。

阳从左升，春夏之令也，阴从右降，秋冬之令也。老者如秋冬，则阴从上降，少者如春夏，则阳从下升。是以，阳归春夏为生，归秋冬为死。阳生于春夏而死于秋冬，少者之气候也。若反之，则归秋冬为生。阴生于秋冬而死于春夏，老者之气候也。老者阴气多而阳气少。少者阳气多而阴气少，气有多少，逆皆为厥，厥者，升降倒行而手足寒冷也。

问曰：有余者厥也耶？答曰：一上不下，寒厥到膝，少者秋冬死，老者秋冬生。气上不下，头痛巅疾，求阳不得，求阴不审，五部隔无征，若居旷野，若伏空室，绵绵乎属不满日。三阳绝，三阴微，是为少气。

有余，气多者也。阴气降敛，阳蛰九地则下暖，厥家阳气一上不下，寒厥到膝。少者秋冬则死，年少而阳下衰，是为逆也。老者秋冬则生，年老而阳下衰，是为顺也。方其气上不下，头痛巅疾（巅，顶也），以为阳多而求阳不得，其下无阳也，以为阴多而求阴不审，其上无阴也。五脏之部，悬隔无征，不知是阳是阴，若居旷野之中，若伏空室之内，绵绵乎气息仅属，似不满日（似不终日），此其阴阳离绝，气血纷乱，莫可名言其证状也（若居旷野，若伏空室，言其神魂飞荡，无依着也）。夫求阳不得，是三阳绝也，求阴不审，是三阴微也，阳绝阴微，是为少气，何谓有余耶！

是以少气之厥，令人妄梦，其极至迷。肺气虚则使人梦见白物，见人斩血籍籍，得其时则梦见兵战。肾气虚则使人梦见舟船溺人，得其时则梦伏水中，若有畏恐。肝气虚则梦见菌香生草，得其时则梦伏树下不敢起。心气虚则梦救火阳物，得其时则梦燔灼。脾气虚则梦饮食不足，得其时则梦筑垣盖屋。是知阴盛则梦涉大水恐惧，阳盛则梦大火燔灼，阴阳俱盛则梦相杀。上盛则梦飞，下盛则梦堕。甚饱则梦予，甚饥则梦取。肝盛则梦怒，肺盛则梦哭。短虫多则梦聚众，长虫多则梦相击毁伤。此皆五脏气虚，阳气有余，阴气不足（是知阴盛至相击毁伤一段，旧误在《脉要精微论》）。

少气者，阴阳俱亏，二气不交，最易发厥。少气之厥，微者神魂飞荡，令人妄梦，其极则阴阳逆乱，至于昏迷。厥逆无知者，气乱而神迷也。

盖精魄阴也，其性敛藏，神魂阳也，其性发越，神魂发越则人寤，精魄敛藏则人寐。平人寐后，神魂敛藏于精魄之中，动变为静，是以梦少。少气之家，阴虚不能抱阳，阳弱不能根阴，身虽卧寐而神魂失藏，浮荡无归，是以多梦。人之阴阳水火，虽虚实不同，而醒时不觉，气血动而精神扰也，寐后血气宁静，独能觉之，于是心随气变，想逐心移，境自心生，形从想化，随其脏腑虚实，结为梦幻。喜怒悲惧，生杀予夺，飞沉荣悴，声色饮食，万状纷纭，不可殚述，皆其脏气使之也。

人身有寐，人心常醒，醒则思，思则梦，梦者，身寐而心不寐也。思有繁简，梦有少多，虽缘心君之静躁不一，而实关中气。中气者，阴阳升降之原，精神交济之枢也。中气虚败，水火失交，土郁思动（脾主思），多梦所由来也。此皆五脏气虚，阳气有余，阴气不足之故。

五脏气虚者，水虚则不上济，火虚则不下根，金虚则不左交，木虚则不右并，土虚则不能媒合四象攒聚五行也。阳气有余者，阳泄而不归也，阴气不足者，阴弛而不守也。阳有余于上，而下则不足，阴不足于上，而下则有余，总之，阴阳离决，均是虚也。

起所有余，知所不足，度事上下，脉事因格。是以形弱气虚死，形气有余，脉气不足死，脉气有余形气不足生。

起于其所有余，而知其所不足，合其上下而揆度之，脉事乃至（格，至也）。盖上有余者，下必不足，下有余者，上必不足，人之常也。上下皆有余，皆不足者，十中之一耳，未可概论也。于其有余之中，而得不足之象，是谓上工。是以形弱气虚死，内外皆不足也。形气有余，脉气不足死，外有余而内不足也。脉气有余，形气不足生，内有余而外不足也。

诊有五度，度人，脉度、脏度、肉度、筋度、腧度。合之五诊，调之阴阳，以在经脉。阴阳气尽，人病自具。至阴虚，天气绝，至阳盛，地气不足。阴阳并交，至人之所行。阴阳并交者，阳气先至，阴气后至。

诊有五度，以度人身。脉度诊其脉象也，藏度候其脏腑也，肉度相其肌肉也，筋度量其筋膜也，腧度测其腧穴也，是为五诊。合之五诊，调之阴阳，则以在经脉，经脉者，脏腑筋肉之所会通，阴阳盛衰悉现于此，则脉度其最要者也。阴阳气尽，人病自具，形影相应，无所逃也。人之阴阳，上下相交，阳降而化浊阴，是为地气，阴升而化清阳，是为天气，至阴虚则阳根下败，天气绝，至阳盛则阴根上亡，地气不足。偏盛偏虚而不交，皆非平气也，惟阴阳并交，则上下调和，乃是至人之所行。阴阳并交者，阳气先至，阴气后至，阳倡阴随，治安之象也。

是以圣人持诊之道，先后阴阳而持之，奇恒之势，乃六十首，诊合微之事，追阴阳之变，章五中之情，取虚实之要，定五度之事，知此其中之论，乃足以诊。是以切阴不得阳，诊消亡，得阳不得阴，守学不湛，知右不知左，知左不知右，知上不知下，知先不知后，故治不久。知病知不病，知丑知善，知高知下，知坐知起，知行知止，用之有纪，诊道乃具，万世不殆（湛，音沉）。

阴阳之至，有先有后，是以圣人持诊之道，先后阴阳而持之。奇恒之势（奇，异也，恒，常也，上古诊法），乃六十首（首，篇也），诊合微之事（合于微妙），追阴阳之变（阴阳变化），章五中之情（五脏性情），取虚实之要（虚实节要），定五度之事（五度，度人）。五者，六十首中之大纲也，必能知此其中之论，乃足以诊也。是以切阴不得其阳，则诊法消亡，得阳不得乎阴，是守学不湛（湛，深也），知右不知左，知左不知右，知上不知下，知先不知后，得半而止，故治不久。知病知不病，知丑知善，知高知下，知坐知起，知行知止，用之有纪（纪，律），诊道乃具（全备），传之将来，万世不殆。

诊有大方，坐起有常，出入有行，以转神明。诊必上下，度民君卿。脉动无常，散阴颇阳，脉脱不具，诊无常行。受师不卒，使术不明，不察逆从，是为妄行。妄行无征，示畏侯王。持雌失雄，弃阴附阳，不知并合，诊故不明，传之后世，反乱自章（妄行无征，示畏侯王二句，旧误在《气交变论》）。

诊有大法（方，法也），坐起有常，出入有行（节度），动止不乱，所以转运一身之神明，使之察微而通幽也。诊必上下审谛，度其为民为君为卿，居养不同，治疗亦异也。人之脉动无常，有散阴颇阳之殊（散阴，阴气耗散也，颇阳，阳气偏颇也），脉法脱不全具（脱，或也），则无常行也（行，法度也）。受业于师，不能卒业，使术不明，不察逆从，是为妄行。妄行而无征验，将示畏于王侯（王侯畏惧不用）。缘其持雌而失雄，弃阴而附阳，不知并合而参观，诊故不明，传之后世，反乱自章也。

必清必静，上观下观，司八正邪，别五中部，按脉动静，循尺滑涩寒温之意，视其大小，合之病能，逆从以得，复知病名，诊可十全，不失人情。故诊之或视息视意，不失条理，道甚明察，故能长久。不知此道，失经绝理，此谓失道，妄言无期。

必清必静，上观下观，司察八正之邪（八方虚邪），辨别五中之部，按脉动静，循尺肤滑涩寒温之意，视其脉之大小，合之病之形能，逆从以得，复知病名，诊可十全，不失人情。故诊之或视其息，或视其意，不失条理，道甚明察，故能长久。不知此道，失经而绝理，此谓失道，妄言而无期也（无验期也）。

解精微论七十三

黄帝坐明堂，雷公请曰：臣受业传之行教，以经论从容，形法阴阳刺灸汤药，所兹行治。人之形体，有贤不肖，所从群下，通使临事，以适道术，未必能十全。若先言悲哀喜怒，燥湿寒暑，阴阳妇女，卑贱富贵，谨闻命矣，请问其所以然者。有龋愚朴陋之问，不在经者，欲闻其状。

臣受业传之行教于世，以经论从容，形法阴阳，刺灸汤药之属所兹行治。但以人之形体秉赋不同，有贤与不肖之分，若以所从群下诸辈，通使临事，以适道术，恐未必能十全，缘天资不肖，不解其所以然也。若先时所言，悲哀喜怒，燥湿寒暑，阴阳妇女，卑贱富贵，如疏五过、征四失诸篇之论，谨闻命矣，请问其所以然者。有龋愚朴陋之问，不在经者，欲闻其状。

帝曰：大矣。公请问：哭泣而泪不出者，若出而少涕，其故何也？帝曰：在经有也。复问：不知水所从生？涕所从出也？帝曰：若问此者，无益于治也，工之所知，道之所生也。

大矣，大其问也。在经有者，《灵枢·口问》也。

夫心者，五脏之专精也，目者，其窍也，华色者，其荣也，是以人有得也，则气和于目，有亡，忧知于色。悲哀则泣下，泣下水所由生。水宗者，积水也，积水者，至阴也，至阴者，肾之精也。水之所以不出者，是精持之也，辅之裹之，故水不行也。

心者，君主之官，是五脏之专精也。心神升露，上开孔窍，以为出入游行之门，目者，是其窍也，目中之华色者，是其荣光也。盖心属火，火清则上光，窍开而光露，故无幽不照。肝窍于目者，肝木乃心火之母，肝藏魂，心藏神，魂犹半暗，神则全明。魂者，神之初气，明之根原，而非光所发露也。神通于目，光华为色，是以人有所得，其和气达于目，有所亡，其忧象知于色。心动而神移，神移而色变，心藏之而目泄焉，此非人力所掩饰也。人之悲哀则泣从目下，泣下是水所由生。水有宗原，水之宗者，积水也，积水者，至阴也，至阴者，肾之精也。精主蛰藏，水之所以不出者，是精持之也，辅之裹之，藏而不泄，故水不行也。

夫水之精为志，火之精为神，水火相感，神志俱悲，是以目之水生也。故谚言曰：心悲名曰志悲，志与心共凑于目也。是以俱悲则神气传于心而志独悲，故泣出也。

水之精为志，火之精为神，肾藏志，心藏神，神以至阳而根发于肾，志者，阳神之祖气也。神与志，本是一气，水火相感，神志俱悲，是以目之水生也。故谚云，心悲名曰志悲，以志与心共凑于目也。是心志俱悲则神气传于心，精上传于志，志与心共凑于目，故泣出也。盖肾主五液，入肝为泪，肝木上生心火，开窍于目，肾液之得至于目者，由肝木而上达也。

涕者，脑也，脑者，阴也，髓者，骨之充也，脑髓涕唾，哭泣悲哀，水所由行，故脑渗为涕。志者，骨之主也，水流而涕从之者，其行类也。夫涕之与泣者，譬如人之兄弟，急则俱死，生则俱生，其志以神悲，是以涕泣俱出而横行也。夫人涕泣俱出而相从者，所属之类也。

涕者，肺气熏蒸，脑液之所流溢也。脑者，肾阴所凝，髓之海也。肾主骨髓，髓者，骨之充也。脑髓为涕唾之源，哭泣悲哀，是水所由行，故脑渗为涕，自鼻而下。志者，骨之主也（主宰），志悲水流而涕从之者，其行类也。夫涕之与泣者，同属于肾，譬如人之兄弟，急则俱死，生则俱生，其志以神悲（为神所使），是以涕泣俱出而横行也。夫人涕泣俱出而相从者，所属之类同故也（脑髓涕唾三句，旧误在《示从容论》）。

雷公曰：大矣。请问人哭泣而泪不出者，若出而少，涕不从之何也？帝曰：夫泣不出者，哭不悲也，不泣者，神不慈也，神不慈则志不悲，阴阳相持，泣安能独来！夫志悲者惋，惋则冲阴，冲阴则志去目，志去则神不守精，精神去目，涕泣出也。且子独不念夫经言乎，厥则目无所见。夫人厥则阳气并于上，阴气并于下。阳并于上，则火独光也，阴并于下，则足寒，足寒则胀也。夫一水不胜五火，故目视盲。是以冲风泣下而不止，夫风之中目也，阳气内守于精，是火气燔目，故见风则泣下也。有以比之，夫疾风生，乃能雨，此之类也。

泣不出者，是其哭不悲也，其不泣者，是其神不慈也，神不慈则志不悲，神志无慈悲之意，则阴阳相持，水液不得上溢，泣安能独来！夫志者，痛切哀惋，哀惋之极，则冲其阴液，泛衍而上。冲阴则志去于目，失其封藏之令，志去则神不守精，亦去于目。精神皆去于目，阴阳不复相持，液道开张，于是涕泣出也。且子独不念夫经言乎？经言有曰：厥则目无所见（《生气通天论》：大怒则形气绝而血郁于上，使人薄厥，目盲不可以视，耳闭不可以听）。夫人厥则阳气并于上，阴气并于下。阳并于上，则无微阴以济之，而火独光也。阴并于下，则无微阳以济之，而足寒，足寒则水泛土湿，乙木郁遏，而生胀满也。夫一水不胜五火，五火上炎，而无水精之内凝，则光散而明失矣，故目视盲。人之伤心痛哭而昏迷厥冷者，正此义也。是以冲风泣下而不止者，以夫风之中于目也。皮毛敛闭，郁其经阳，阳气内守于精而生里热，是火气内燔于目中，亦阳并于上，五火独光之例也。热蒸泪流，故见风则泣下也。有以比之，夫疾风先生，乃能雨下，此之类也。

素问悬解卷九终　　阳湖冯光元校字

素问悬解卷十

运 气

六节脏象论七十四

黄帝问曰：余闻天以六六之节，以成一岁，人以九九制会，计人亦有三百六十五节，以为天地久矣，不知其所谓也？

问义详下文。

岐伯对曰：昭乎哉问也！请遂言之。夫六六之节，九九制会者，所以正天之度，气之数也。

周天三百六十五度四分度之一，一岁六六三百六十日，是为六六之节。其法原于黄钟之管，黄钟之管九寸，一寸九分，九九八十一分，三分损益，上下相生，律度衡量，莫不由之，是为九九制会。以九九之数，推六六之节，所以正周天之度，测四季之数也。

天度者，所以制日月之行也。气数者，所以纪化生之用也。

日月运行，不离宿度，故以天度制日月之行。阴阳化生，不离气数，故以气数纪化生之用。

天为阳，地为阴，日为阳，月为阴，行有分纪，周有道理。

天圆在外，动而不息，是为阳，地方居中，静而不迁，是为阴。阳气外光则为日，阴精内明则为月。日月旋运，循环不息，其行则有分纪，其周则有道理。

盖地居天中，天象浑圆，围包地外，半在地上，半在地下。周回三百六十五度四分度之一，子午为经，卯酉为纬，朝则东升，暮则西降。日一小周，岁一大周，遍历十二辰次，终而复始。

天象杳茫，无迹可寻，而斗纲所指，每月一辰，是即天气之所在也。正月指寅（北极七星，其一曰魁，其五曰衡，其七曰杓，三星谓之斗纲。正月建寅，黄昏杓指寅，夜半衡指寅，平旦魁指寅。余月皆如此），二月指卯，三月指辰，四月指巳，五月指午，六月指未，七月指申，八月指酉，九月指戌，十月指亥，十一月指子，十二月指丑。天气在卯则为春，在午则为夏，在酉则为秋，在子则为冬，四时八节，于此分焉。

日月随天升降，亦是同行。但天行速，日一周天而过日一度，日行迟，日一周天而少天一度，则天日益进，日日益退。自冬至子半，积三百六十五日四分日之一（二十五刻），日退三百六十五度四分度之一，而与天会于子位。月行尤迟，日一周而少天十三度有奇，少日十二度有奇，则日日益进，月日益退。自上月所会辰次，积二十九日有奇，月退一周天，而与日会于下月辰次。故仲冬斗建在子，日月会于星纪（斗宿丑宫），季冬斗建在丑，日月会于玄枵（女宿子宫），孟春斗建在寅，日月会于娵訾（室宿亥宫），仲春斗建在卯，日月会于降娄（奎宿戌宫），季春斗建在辰，日月会于大梁（胃宿酉宫）。孟夏斗建在巳，日月会于实沉（毕宿申宫），仲夏斗建在午，日月会于鹑首（井宿未宫），季夏斗建在未，日月会于鹑火（柳宿午宫），孟秋斗建在申，日月会于鹑尾（翼宿巳宫），仲秋斗建在酉，日月会于寿星（角宿辰宫），季秋斗建在戌，日月会于大火（房宿卯宫），孟冬斗建在亥，日月会于析木（尾宿寅宫），仲冬斗建又临子位，复交冬至，是一年周天之度也。

冬至以后，天气自北而东会，夏至以后，天气自南而西行。日月自南而东会，是以星家以天为顺行，日月为逆行，不知乃进退迟速之不同，非有逆顺之殊也。

周天二十八宿，宿三十六分，共计一千零八分。房至毕，十四宿，为阳，昴至心，十四宿，为阴，阳主昼，阴主夜。一日十二时，漏水下百刻，以分昼夜。春秋二分，日昼行地上五十刻，计五百零四分，夜行地下五十刻，计五百零四分。自春分以后，昼渐长，夜渐短。至夏至午半，昼五十九刻，计五百九十四分有奇，夜四十一刻，计四百一十三分有奇。自秋分以后，昼渐短，夜渐长。至冬至子半，昼四十一刻，计四百一十三分有奇，夜五十九刻，计五百九十四分有奇。是行有分纪也。

天周一百八万里，人一息天行八十里，昼夜百刻，一万三千五百息，日行一千零八分，天周一百八万里，日行不及天，岁退一周，月行不及日，月退一周。是周有道理也。

日行一度，月行十三度而有奇焉，故大小月三百六十五日而成岁，积气余而盈闰矣。

周天三百六十五度四分度之一，日行不及天，日退一度，积三百六十五日二十五刻，乃退一周而与天会。一岁三百六十日，天气常盈五日二十五刻之度。月行又不及日，一日较天退十三度有奇，较日退十二度有奇，积二十九日五十三刻零。乃退一周而与日会。一岁三百六十日，月行又缩五日六十三刻之度，则一岁止得三百五十四日三十七刻。一岁十二月，一月三十日，分之不足，是六大六小。天气所盈，一年十日零八十八刻，是以三年一闰。以三岁计之，合得三十二日六十四刻，一闰而不尽。以五岁计之，合得五十四日四十刻，再闰而未足。积十九年，合得二百六日又七十二刻，二十九日五十三刻为一月，共计七月，七闰时刻不差，是谓一章也。

立端于始，表正于中，推余于终，而天度毕矣。

天气始于甲，地气始于子，自上古甲子推至本年冬至子半，一岁节气，皆自此始，立端于此，以次推之，是历法之原也。

《周礼》：大司空之职，立土圭，正日景，以求地中。日南则景短多暑，日北则景长多寒，日东则景夕多风，日西则景朝多阴。周公营洛，置五表，颍川阳城置中表，中表东西南北各千里置四表，即其法也。

盖子午卯酉，为天地四方。南北二极，正当子午之线，是谓天枢。北极出天三十六度，南极入地三十六度，两极相去一百八十二度半有奇。赤道居其中，去两极各九十一度有奇，冬至日行赤道之南二十四度，去北极一百一十五度有奇，其景最长，其时昼行地上一百四十六度余，夜行地下二百一十九度余，故夜长而昼短。夏至日行赤道之北二十四度，去北极六十七度余有奇，其景最短，其时昼行地上二百一十九度余，夜行地下一百四十六度余，故夜短而昼长。春秋二分，日行于赤道之中，度在两极远近之介，景居二至长短之交，故昼夜平。

土圭测景之法，表长八尺，圭长一尺五寸，立表于四方之中。冬至之日，表景长一丈三尺，夏至之日，表景长一尺五寸。夏至为一年之中，嵩山为四方之中，立表于此。以土圭量其日景，正长一尺五寸，与度相合，所以准四时之节序，正八方之气候也。自此以南，则景短而多暑（南方去日近，故景短而偏热），自此以北，则景长而多寒（北方去日远，故景长而偏寒），自此以东，则景夕而多风（东方日在其西，故虽午中而景如日夕之东倾），自此以西，则景朝而多阴（西方日在其东，故虽午中而景如日朝之西斜），皆非中也。惟表正于中，则节序均而气候得矣。一岁之内，天气盈余，推之于终，以置闰月，即上文气余盈闰之法也。始、中、终皆得其法，则历数明而天度毕矣。

帝曰：余已闻天度矣，愿闻气数何以合之？岐伯曰：天以六六为节，地以九九制会，天有十日，日六竟而周甲，甲六复而终岁，三百六十日法也。

天有十日，谓天干也，天干纪日，甲乙丙丁戊己庚辛壬癸，凡十日。干支相错，凡六十日，天干六竟，正六十日，而六甲之数周。六甲六复，正六六三百六十，而一岁之数终，是一岁之日法也。

夫自古通天者，生之本，本于阴阳，其在九州九窍，皆通乎天气。其生五，其气三，三而成天、三而成地、三而成人。

自古人物之生，悉通于天，以其生之本，本于阴阳。阴阳者，天气也，其在地则有九州，在人则有九窍，皆本此阴阳，则皆通乎天气。阴阳以升降而化五行，以太少而化三气（太阳阳明少阳为三阳，太阴少阴厥阴为三阴），是其生以五，其气为三。以此三气而成天，三气而成地，三气而成人，天地人虽殊，不过此三阴三阳而已。

三而三之，合则为九，九分为九野，九野为九脏，故形脏四，神脏五，合为九脏以应之也。

三三为九，地以此分而为九野（即九州也），人以此分为九脏。故人有形脏四，脑髓骨脉胆（义详《五脏别论》），神脏五，肝心脾肺肾（肝藏魂，心藏神，脾藏意，肺藏魄，肾藏精，是谓五神），合为九脏以应之，是天地人气数相合之妙也（上文帝问气数何以合之？此答其义）。

帝曰：余已闻六六九九之会也，夫子言积气盈闰，愿闻何谓气？请夫子发蒙解惑焉。岐伯曰：此上帝所秘，先师传之也。帝曰：请遂闻之。

上帝，天帝。先师，僦贷季。

岐伯曰：五日谓之候，三候谓之气，六气谓之时，四时谓之岁，而各从其主治焉。

一年节序，五日而候变，故五日谓之候。三候而气改，故三候谓之气。六气而时更，故六气谓之时，四时而岁成，故四时谓之岁。五行相代，各从其主治之时以为气令，寒暑温凉所以殊也（春夏秋冬，五气主治，义详脏气法时论中）。

五运相袭，而皆治之，终期之日，周而复始，时立气布，如环无端，候亦同法。

春为木，夏为火，长夏为土，秋为金，冬为水，五运迭相承袭，而皆治其主令之时，终其期岁之日，周而复始。四时既立，则二十四气流布于中，如环无端，而七十二候亦旋运于内，同此法度也。

故曰，不知年之所加，气之盛衰，虚实之所起，不可以为工矣。

年岁有阴阳，气运有盛衰，此虚实所由起也。医家推步一年气候，欲知天人虚实之原耳，不知此则不足为工矣。

帝曰：有不袭乎？岐伯曰：苍天之气，不得无常也，气之不袭，是谓非常，非常则变矣。

五运相袭，天气之常，苍天之气，不得无常。若其不袭，木已去而火未来，金既退而水不进，是谓非常，非常则为变矣。

帝曰：非常而变奈何？岐伯曰：变至则病，所胜则微，所不胜则甚，因而重感于邪则死矣。故非其时则微，当其时则甚也。

变至则人物感之而为病，是其所胜之邪则病微，其所不胜之邪则病甚，若因而重感于邪，正气再伤，不止甚也，则人死矣。故感非其时，是为所胜，则病微（如春受土邪，夏受金邪，秋受木邪，冬受火邪），感当其时，其所不胜，则病甚矣。

帝曰：何谓所胜？岐伯曰：春胜长夏，长夏胜冬，冬胜夏，夏胜秋，秋胜春，所谓得四时（旧误作五行时，今依金匮真言论改正），之胜，各以其气命其脏。

春木胜长夏土，土胜冬水，水胜夏火，火胜秋金，金胜春木，是谓得四时之胜者，各以五行之气命其五脏。如春得风邪则伤在脾，夏得火邪则伤在肺，长夏得湿邪则伤在肾，秋得燥邪则伤在肝，冬得寒邪则伤在心。得一时之胜气，其所被克之脏必当受病，知其何气为邪，则知何脏受病矣。

帝曰：何以知其胜？岐伯曰：求其至也，皆归始春。未至而至，此为太过，则薄所不胜，而乘所胜也，命曰气淫。至而不至，此谓不及，则所胜妄行，而所生受病，所不胜薄之也，命曰气迫。

一年气候，始于立春，欲知何气之胜，先于立春候之。未应至而至，此谓太过，则薄所不胜，木反侮金，乘其所胜，木邪贼土，命曰木气过盛而为淫也。已应至而不至，此谓不及，则所胜妄行，土邪无畏，所生受病，火败莫炎，所不胜薄之，金邪肆虐，命曰他气乘虚而相迫也。得一气则余气可知矣。

所谓求其至者，气至之时也。谨候其时，气可与期，失时反候，五治不分，邪僻内生，工不能禁也。

求其至者，必于此气应至之时。谨候其时，则气可与之相期，失其时而反其候，则五邪相感，五治不分，邪僻内生，传变诸病，工亦不能禁之也。

帝曰：其有至而至，有至而不至，有至而太过，何也？岐伯曰：至而至者和，至而不至，来气不及也，未至而至，来气有余也。

应至而至，是为来气平和。应至而不至，是为来气不及。未应至而至，是为来气有余。

帝曰：至而不至，未至而至，如何？岐伯曰：应则顺，否则逆，逆则变生，变生则病。帝曰：善。请言其应。岐伯曰：物生其应也，气脉其应也（以上二段，旧误在《六微旨大论》中，今移正也）。

来气愆时，人物必应之，应之则为顺，不应则为逆，逆则变生而病作矣。天地人物，同气相应，欲知其应，观之万物之发生，人身之气脉则知之矣。

帝曰：五运之始，如环无端，其太过不及何如？岐伯曰：五气更立，各有所胜，盛虚之变，此其常也。

五运循环，气化更改，何忽有此太过不及？缘五气更立，各有所胜，胜者为盛，不胜者为虚，盛虚之变，此其常理。盛则太过，虚则不及，无足为怪也。

帝曰：太过不及奈何？岐伯曰：在经有也。帝曰：平气何如？岐伯曰：无过者也。

太过不及之法，详见气交变、五常政论中，故曰在经有也。平气无过，即至而至者，和也。

帝曰：脏象何如？岐伯曰：肝者，罢极之本，魂之居也，其华在爪，其充在筋，此为阳中之少阳，通于春气（罢，音疲）。

肝藏魂而主筋，罢极则伤筋力，故肝为罢极之本，魂之居也。爪者筋之余，故其华在爪，其充在筋。肝为乙木，木旺于春，春时三阴方降，三阳方升，故为阳中之少阳，通于春气。

心者，生之本，神之处也，其华在面，其充在血脉，为阳中之太阳，通于夏气。

心藏神而主脉，其德生长，故心为生之本，神之处也。面者宗脉所聚，故其华在面，其充在血脉。心为丁火，火旺于夏，夏时六阴全降，六阳全升，故为阳中之太阳，通于夏气。

肺者，气之本，魄之处也，其华在毛，其充在皮，为阴中之少阴，通于秋气。

肺藏魄而统气，故肺为气之本，魄之处也。肺主皮而荣毛，故其华在毛，其充在皮，肺为辛金，金旺于秋，秋时三阳方降，三阴方升，故为阴中之少阴，通于秋气。

肾者主蛰，封藏之本，精之处也，其华在发，其充在骨，为阴中之太阴，通于冬气。

肾藏精而主藏，故肾者主蛰，为封藏之本，精之处也。肾主骨而荣发，故其华在发，其充在骨。肾为癸水，水旺于冬，冬时六阳全降，六阴全升，故为阴中之太阴，通于冬气。

脾、胃、大肠、小肠、三焦、膀胱者，仓廪之本，营之居也，名曰器，能化糟粕，转味而入出者也，其华在唇四白，其充在肌，此至阴之类，通于土气。凡十一脏，取决于胆也。

脾藏营而主消磨水谷，故脾为仓廪之本，营之居也。胃者脾之腑，主盛受水谷，水谷消化，谷滓由大肠小肠而下，水滓由三焦膀胱而下，是皆名曰器，能消化水谷糟粕，运转五味，入于上口而出于下窍者也。脾主肌肉，开窍于口，口唇者，肌肉之本，故其华在唇四白，其充在肌。脾为己土，土无专位，故不主时，其寄宫在长夏而旺于四季之月，各十八日。此与胃肠三焦膀胱诸腑，同为至阴之类，通于土气，一岁土旺之时则应之也。精神魂魄意，是为五神，上文所谓神藏五者，即此。此言营不言意者，《灵枢·本神》脾藏营，营舍意，营者意之所在也。上文春胜长夏，长夏胜冬，冬胜夏，夏胜秋，秋胜春，各以其气命其脏，是人之五脏本应四时，故帝问五脏应四时之象，岐伯以五脏之通于四时者答之。胆主决断，诸脏腑所取决，言十一脏者，连胆言也。

天元纪大论七十五

黄帝问曰：天有五行御五位，以生寒暑燥湿风，人有五脏化五气，以生喜怒悲忧恐。论言，五运相袭，而皆治之，终期之日，周而复始，余已知之矣，愿闻其与三阴三阳之候奈何合之？

天有五行，御南北东西中之五位，以生寒暑燥湿风，人有五脏，化寒暑燥湿风之五气，以生喜怒悲忧恐。寒为太阳，北方水也，在人为肾，其志恐。暑为少阴，南方火也，在人为心，其志喜。燥为阳明，西方金也，在人为肺，其志悲。湿为太阴，中央土也，在人为脾，其志忧。风为厥阴，东方木也，在人为肝，其志怒。人之五气，悉本天之三阴三阳也。论言，五运相袭，而皆治之，终期之日，周而复始（《六节脏象论》语），五运承袭，分治一年，其与天三阴三阳之候何以合之耶？

鬼臾区稽首再拜对曰：昭乎哉问也！夫五运阴阳者，天地之道也，万物之纲纪，变化之父母，生杀之本始，神明之府也，可不通乎！

五运之与三阴三阳，乃天地之道也，万物之主，变化之原，生杀之根，神明之府，不可不通也。

故物生谓之化，物极谓之变，阴阳不测谓之神，神用无方谓之圣。

物之始生谓之化，物之终极谓之变。阴阳在天，变化不测谓之神，神用在人，变化无方谓之圣。

夫变化之为用也，在天为玄，在人为道，在地为化，化生五味，道生智，玄生神。

变化为用，在天则为玄，在人则为道，在地则为化。地有此化则生五味，人怀此道则生智慧，天具此玄则生神灵。

神在天为风，在地为木，在天为热，在地为火，在天为湿，在地为土，在天为燥，在地为金，在天为寒，在地为水。故在天为气，在地成形，形气相感，而化生万物矣。

神之在天为风，在地为木，东方之气化也。在天为热，在地为火，南方之气化也。在天为湿，在地为土，中央之气化也。在天为燥，在地为金，西方之气化也。在天为寒，在地为水，北方之气化也。以天之五气而化地之五行，行者形也，故在天只为气，在地乃成形。天地交合，形气相感，而万物化生矣。

五运即五行，五行即五气，五气即三阴三阳也。以春应木而合于风，以夏应火而合于热，以长夏应土而合于湿，以秋应金而合于燥，以冬应水而合于寒。五运之与三阴三阳，无有不合者也。

天地者，万物之上下也。左右者，阴阳之道路也。水火者，阴阳之征兆也。金木者，生成之终始也。气有多少，形有盛衰，上下相召，而损益彰矣。

天地者，万物覆载之上下也。左右者，阴阳升降之道路也。水火者，阴阳发现之征兆也。金木者，万物生成之终始也。在天之气有多少，在地之形有盛衰，上下形气两相感召，而为损为益，于是彰矣。

帝曰：善。何谓气有多少？形有盛衰？鬼臾区曰：阴阳之气，各有多少，故曰三阴三阳也。形有盛衰，谓五行之治，各有太过不及也。

阴阳之气，各有多少，如厥阴为一阴，少阴为二阴，太阴为三阴，少阳为一阳，阳明为二阳，太阳为三阳。以其多少不齐，故曰三阴三阳。五行之治，各有太过不及，如木有太角、少角，火有太征、少征，土有太宫、少宫，金有太商、少商，水有太羽、少羽。以其太少不同，故形有盛衰。

故其始也，有余而往，不足随之，不足而往，有余从之。知迎知随，气可与期。

五运相袭，以甲之有余而往，则乙之不足随之，以乙之不足而往，则丙之有余从之。知迎其未来而察之，随其已去而验之，则气可与期矣。

帝曰：上下相召奈何？鬼臾区曰：寒暑燥湿风火，天之阴阳也，三阴三阳上奉之。木火土金水，地之阴阳也，生长化收藏下应之。

寒暑燥湿风火，天之六气，为三阴三阳之本，故三阴三阳上奉之，谓厥阴奉其风气，少阴奉其火气，太阴奉其湿气，少阳奉其暑气，阳明奉其燥气，太阳奉其寒气也。木火土金水，地之五行，为生长化收藏之原，故生长化收藏下应之，谓春应木为生，夏应火为长，长夏应土为化，秋应金为收，冬应水为藏也。天之五气，热分暑火则为六，地之五行，火分君相亦为六，文异而理同也。

天以阳生阴长，地以阳杀阴藏。天有阴阳，地亦有阴阳，故阳中有阴，阴中有阳，君火以明，相火以位。

岁半以前，天气主之，阳生阴降，故能生能长，岁半以后，地气主之，阳降阴升，故能杀能藏。天有阴阳，地亦有阴阳，故天为阳，而阳中有阴，有阴则降，地为阴，而阴中有阳，有阳则升。升则上天，降则下地，君火以此而明，相火以此而位。盖君火在天而居离宫，离卦之偶爻，阳中之阴也。相火在地而居坎府，坎卦之奇爻，阴中之阳也。坎阳升天而化木火，则能生长，离阴降地而化金水，则能收藏。阴阳本自互根，君相原为同气也。

所以欲知天地之阴阳者，应天之气，动而不息，故五岁而右迁，应地之气，静而守位，故六期而环会。动静相召，上下相临，阴阳相错，而变由生也。

所以欲知天地之阴阳者，天干为阳，主动，五运应天，动而不息，故五岁而右迁。以五运随干转，甲己之年为土运，甲己迁而交乙庚，乙庚之年交金运，乙庚迁而交丙辛，丙辛之年为水运，丙辛迁而交丁壬，丁壬之年为木运，丁壬迁而交戊癸，戊癸之年为火运，戊癸迁而交甲己也。地支为阴，主静，六气应地，静而守位，故六期而环会。以六气随支旋，子午之年，上见少阴，少阴去而太阴会，丑未之年，上见太阴，太阴去而少阳会，寅申之年，上见少阳，少阳去而阳明会，卯酉之年，上见阳明，阳明去而太阳会，辰戌之年，上见太阳，太阳去而厥阴会，巳亥之年，上见厥阴，厥阴去而少阴会也。阳动而上，阴静而下，动静相召，上下相临，天之阴阳与地之阴阳往来错综，而变由此生矣。

帝曰：上下周纪，其有数乎？鬼臾区曰：天以六为节，地以五为制。周天气者，六期为一备，终地纪者，五岁为一周。

天数五，地数六，天以地之六为节，故有六气，地以天之五为制，故有五行。周天气者，六期为一备，从地节也，终地纪者，五岁为一周，从天制也。上下周流之纪，其数如此（天数五，故有十干，地数六，故有十二支。五运随干转，六气随支旋，故天气六期一备，地纪五岁一周也）。

五六相合，而七百二十气，为一纪，凡三十岁，千四百四十气，凡六十岁，而为一周，不及太过，斯皆见矣。

五六相合，其数三十，凡三十岁。七百二十气，为一纪。三十重之，则为六十，凡六十岁，千四百四十气，为一周。合一纪一周而观之，其不及太过之数，皆见之矣。

帝曰：愿闻五运之主时也何如？鬼臾区曰：五气运行，各终期日，非独主时也。

五气运行，各主一年，非独主一时。主一时者，一年之小运，主一年者，五年之大运也。

帝曰：愿闻其所谓也。鬼臾区曰：臣积考《太始天元册文》，曰太虚廖廓，肇基化元，万物资始，五运终天，布气真灵，总统乾元，九星悬朗，七曜周旋，曰阴曰阳，曰柔曰刚，幽显既位，寒暑弛张，生生化化，品物咸彰，臣斯十世，此之谓也。

《太始天元册文》，上古之书。太虚之中，廖廓无际，而万化之元，于此肇基。万物资始发育，攸赖五运终天，循环不穷。布气真灵，实众妙之门。总统乾元，乃大地之主。九星悬朗于上（九星：蓬、芮、衡、辅、禽、心、任、柱、英），七曜周旋其间（七曜：日、月、五星）。曰阴曰阳，天道也，曰柔曰刚，地道也（《易》立天之道，曰阴与阳，立地之道，曰柔与刚）。阴阳分布，幽显以此异象。水火殊宫，寒暑以此迭迁。生生化化不息，百品庶物咸彰。臣斯十世守之，即此五运终期之谓也。

帝曰：夫子之言，上终天气，下毕地纪，可谓悉矣。余愿闻而藏之，上以治民，下以治身，使百姓昭著，上下和亲，德泽下流，子孙无忧，传之后世，无有终时，可得闻乎？

帝欲明运气之理，传之天下后世。

鬼臾区曰：至数之极，迫迮以微，其来可见，其往可追，敬之者昌，慢之者亡，无道行私，必得夭殃。谨奉天道，请言真要

（迮，音谪）。

迫迮以微，切近而幽微也。真要，至真之要也。

帝曰：善言始者，必会于终，善言近者，必知其远，是则至数极而道不惑，所谓明矣。愿夫子推而次之，令有条理，简而不匮，久而不绝，易用难忘，为之纲纪，至数之要，愿尽闻之。

帝欲运气之理昭明无惑，令鬼臾区推次其义，尽闻至数之要。

鬼臾区曰：昭乎哉问！明乎哉道！如鼓之应桴，响之应声也。臣闻之，甲己之岁，土运统之，乙庚之岁，金运统之，丙辛之岁，水运统之，丁壬之岁，木运统之，戊癸之岁，火运统之。

帝问五运主时，鬼臾区言五运终期之义，究竟未明，此方明言之。

帝曰：其于三阴三阳合之奈何？鬼臾区曰：子午之岁，上见少阴，丑未之岁，上见太阴，寅申之岁，上见少阳，卯酉之岁，上见阳明，辰戌之岁，上见太阳，巳亥之岁，上见厥阴。少阴所谓标也，厥阴所谓终也。

甲丙戊庚壬为阳干，乙丁己辛癸为阴干。阳干遇子午则上见少阴，遇寅申则上见少阳，遇辰戌则上见太阳，阴干遇丑未则上见太阴，遇卯酉则上见阳明，遇巳亥则上见厥阴，此五运之合于三阴三阳者也。帝首问此义，鬼臾区究未明言，此方明言之。六气以少阴为首，厥阴为终，标即首也（六十花甲，起于子午，终于巳亥，故少阴为标，厥阴为终）。

厥阴之上，风气主之，少阴之上，热气主之，太阴之上，湿气主之，少阳之上，相火主之，阳明之上，燥气主之，太阳之上，寒气主之，所谓本也，是谓六元。

六气为三阴三阳之本，是谓六元，元即本也。

帝曰：光乎哉道！明乎哉论！请著之玉版，藏之金匮，署曰天元纪。

五运行大论七十六

黄帝坐明堂，始正天纲，临观八极，考建五常。请天师而问之曰：论言，天地之动静，神明为之纪，阴阳之升降，寒暑彰其兆。

明堂，王者布政之堂。天纲，北斗，正斗纲所建，以占天时也。八极即八方，观八方分野，以察地理也。五常，五行之常，考五行常道，以测气运也。论言，《气交变论》之言。天地之动静，以神明为之纪纲。阴阳之升降，以寒暑彰其征兆。神明者，天地之妙用，如九星悬朗，七曜周旋是也。寒暑者，阴阳之气候，所以生长收藏，全在乎此。

余闻五运之数于夫子，夫子之所言，正五气之各主岁尔，首甲定运，余因论之。鬼臾区曰：土主甲己，金主乙庚，水主丙辛，木主丁壬，火主戊癸。

此述天元纪甲己之岁，土运统之一段。

子午之上，少阴主之，丑未之上，太阴主之，寅申之上，少阳主之，卯酉之上，阳明主之，辰戌之上，太阳主之，巳亥之上，厥阴主之，不合阴阳，其故何也？

此述天元纪子午之岁，上见少阴一段。帝问五运之合于三阴三阳如何，而鬼臾区答以子午之岁，上见少阴等语，究竟五运不合三阴三阳，故复问之。

岐伯曰：是明道也，此天地之阴阳也。夫数之可数者，人中之阴阳也，其所合，数之可得者也。夫阴阳者，数之可十，推之可百，数之可千，推之可万。天地阴阳者，不以数推，以象之谓也。

天地阴阳，变化无穷，可以象取，不可以数推，非如人中之阴阳，可以数尽，何讵不合于五运耶！

帝曰：愿闻其所始也。岐伯曰：昭乎哉问也！臣览《太始天元册文》：丹天之气，经于牛女戊分，黅天之气，经于心尾己分，苍天之气，经于危室柳鬼，素天之气，经于亢氐昴毕，玄天之气，经于张翼娄胃。所谓戊己分者，奎壁角轸，则天地之门户也。夫候之所始，道之所生，不可不通也（黅，音今）。

牛女在癸分，戊在乾分，丹气经此，故戊癸化火。心尾在甲分，己在巽分，黅气经此，故甲己化土。危室在壬分，柳鬼在丁分，苍气经此，故丁壬化木。亢氐在乙分，昴毕在庚分，素气经此，故乙庚化金。张翼在丙分，娄胃在辛分，玄气经此，故丙辛化水。此缘上古乾坤初辟，五气经此，故《太始天元册文》据之以立十干化气之论，此五运之所始也。天不足西北，西北戊分，正当奎壁之宿，是谓天门，地不满东南，东南己分，正当角轸之宿，是谓地户，天地有门户，则气候有终始。夫候之所始，即道之所生，于此而测运气之原，不可不通也。

帝曰：善。论言，天地者，万物之上下，左右者，阴阳之道路，未知其所谓也？

论言，《天元纪论》之言。

岐伯曰：所谓上下者，岁上下见阴阳之所在也。左右者，诸上见厥阴，左少阴，右太阳，见少阴，左太阴，右厥阴，见太阴，左少阳，右少阴，见少阳，左阳明，右太阴，见阳明，左太阳，右少阳，见太阳，左厥阴，右阳明。所谓面北而命其位，言其见也。

岁上下见阴阳所在，谓子午之岁，上见少阴，六气随地支迭迁，挨年上见。上谓司天，下谓在泉。下见之法详下文。左右谓司天左右，面北而命其位，则左在西，右在东。六气之序，厥阴、少阴、太阴、少阳、阳明、太阳，厥阴司天，则左少阴，右太阳，少阴司天，则太阴升于左，厥阴降于右，以次转轮，递为左右也。

帝曰：何谓下？岐伯曰：厥阴在上，则少阳在下，左阳明，右太阴，少阴在上，则阳明在下，左太阳，右少阳，太阴在上，则太阳在下，左厥阴，右阳明，少阳在上，则厥阴在下，左少阴，右太阳，阳明在上，则少阴在下，左太阴，右厥阴，太阳在上，则太阴在下，左少阳，右少阴。所谓面南而命其位，言其见也。

岐伯已答左右上见之义，帝复问左右下见之法。厥阴司天，则少阳在泉，左阳明，右太阴，少阴司天，则阳明在泉，太阳降于左，少阳升于右，亦以次轮转，递为左右也。面南而命其位，则左在东，右在西。

上下相遘，寒暑相临，气相得则和，不相得则病。帝曰：气相得而病者何也？岐伯曰：以下临上，不当位也。

司天在上，在泉在下，上下相遇，寒暑相临，生则相得而气和，克则不相得而人病。气虽相得，而以下临上，不当其位，亦不免于病。所谓君位臣则顺，臣位君则逆（《六微旨论》语），以下临上者，臣位君也（火有君火、相火）。

帝曰：动静何如？岐伯曰：上者右行，下者左行，左右周天，余而复会也。

司天者右行，在泉者左行，左右周天，余而复会，所谓六期而环会也（《天元纪论》语）。

帝曰：余闻鬼臾区曰应地者静，今夫子乃言下者左行，不知其所谓也？愿闻何以生之乎？岐伯曰：天地动静，五行迁复，虽鬼臾区，其上侯而已，犹不能遍明。

《天元纪论》：应地之气，静而守位，是应地者静也，岐伯言应下者左行，是言地者亦不静，故帝问之。然鬼臾区谓应天者动，应地者静，言干动而支静，非谓在泉者不行也，此不过借以生论耳。天地之动静，五行之迁复，其理微妙，虽鬼臾区，其位止上侯而已，犹不能遍明。古者官人以德，德大者其官尊，上侯非极位，故不能尽知也。

夫变化之用，天垂象，地成形，七曜纬虚①，五行丽地。地者，所以载生成之形类也，虚者，所以列应天之精气也，形精之动，犹根本之与枝叶也，仰观其象，虽远可知也。

天垂象，故七曜纬虚，虚者，所以列地下应天之精气也。地成形，故五行丽地，地者，所以载天上生成之形类也。形为根之枝叶，精为形之根本，一气相连，动则俱动。仰观其象，虽远可知，言天之七曜，乃五行之精，地之五形，乃七曜之形，七曜固动于上，五行亦动于下，无有不动者也。

帝曰：地之为下否乎？岐伯曰：地为人之下，太虚之中者也。帝曰：凭乎？岐伯曰：大气举之也。

下者左行，以地为下也。上动下静，此为常理，地既为下，则理应静矣，不知地为人之下耳，其实乃在太虚之中者也。盖地为天之中气，天包其外，地上地下皆天也。此非有所凭倚，乃天以大气包举其间，是以不至沦坠也。

燥以干之，暑以蒸之，风以动之，湿以润之，寒以坚之，火以温之。风寒在下，燥热在上，湿气在中，火游行其间，寒暑六入，故令虚而化生也。

寒水在北，风木在东，自下而上，故曰风寒在下，是即下者左行也。热火在南，燥金在西，自上而下，故曰燥热在上，是即上者右行也。上热下寒，两气逼蒸，则生湿气，故土之化湿，其位在中。五行各一，惟火有君相之分，天上之热，君火也，地下之温，相火也。君火为相火之标，相火为君火之本，相火升则君火显明于天上，君火降则相火封藏于地下。君相二火，游行于上下之间，寒来暑往，四时更代，则六气迭入，地道周备，故万物化生。地体虽实，而六气内化，则冲虚而通畅也。

燥胜则地干，暑胜则地热，风胜则地动，湿胜则地泥，寒胜

---

① 七曜纬虚：谓日月及五星像穿梭一样来回地横越于天上的众星之间（太空）。

则地裂，火胜则地固矣。

地在天中，六气迭入，其体不动，而气则无时不动矣。

帝曰：寒暑燥湿风火，在人合之奈何？其于万物何以生化？

天有六气，人秉天气而生，亦当有此六气，何以合之？而六气之于万物，其初生化之理又如何？

岐伯曰：在天为玄，在人为道，在地为化，化生五味，道生智，玄生神。

此段与《天元纪论》同，言地之五行，即天之五神所化也。

东方生风，风生木，木生酸，酸生肝，肝生筋，筋生心。神在天为风，在地为木，在体为筋，在脏为肝，在气为柔。其性为暄，其德为和，其用为动，其化为荣，其政为散，其令宣发，其变摧拉，其眚为陨，其虫毛，其色为苍，其味为酸，其志为怒。怒伤肝，悲胜怒，风伤肝，燥胜风，酸伤筋，辛胜酸。

在天为风，玄生神也。在地为木，其味为酸，化生五味也。在脏为肝，人之合于风木也。风生木，木生酸，酸生肝，肝生筋，筋生心，是其于万物之生化也。悲者肺之志，燥者肺之气，辛者肺之味，悲胜怒，燥胜风，辛胜酸，肺金克肝木也。

南方生热，热生火，火生苦，苦生心，心生血，血生脾。其在天为热，在地为火，在体为脉，在脏为心，在气为息。其性为暑，其德为显，其用为躁，其化为茂，其政为明，其令郁蒸，其变炎烁，其眚燔焫，其虫羽，其色为赤，其味为苦，其志为喜。喜伤心，恐胜喜，热伤气，寒胜热，苦伤气，咸胜苦。

人之合于热火，热火之生化如此。余同上文类推之。

中央生湿，湿生土，土生甘，甘生脾，脾生肉，肉生肺。其在天为湿，在地为土，在体为肉，在脏为脾，在气为充。其性静兼，其德为濡，其用为化，其化为盈，其政为谧，其令云雨，其变动注，其眚淫溃，其虫倮，其色为黄，其味为甘，其志为思。思伤脾，怒胜思，湿伤肉，风胜湿，甘伤脾，酸胜甘。

人之合于湿土，湿土之生化如此。余同上文类推之。

西方生燥，燥生金，金生辛，辛生肺，肺生皮毛，皮毛生肾。其在天为燥，在地为金，在体为皮毛，在脏为肺，在气为成。其性为凉，其德为清，其用为固，其化为敛，其政为劲，其令雾露，其变肃杀，其眚苍落，其虫介，其色为白，其味为辛，其志为忧。忧伤肺，喜胜忧，热伤皮毛，寒胜热，辛伤皮毛，苦胜辛。

人之合于燥金，燥金之生化如此。余同上文类推之。

北方生寒，寒生水，水生咸，咸生肾，肾生骨髓，髓生肝。其在天为寒，在地为水，在体为骨，在脏为肾，在气为坚。其性为凛，其德为寒，其用为藏，其化为肃，其政为静，其令闭塞，其变凝冽，其眚冰雹，其虫鳞，其色为黑，其味为咸，其志为恐。恐伤肾，思胜恐，寒伤血，燥胜寒，咸伤血，甘胜咸。

人之合于寒水，寒水之生化如此。余同上文类推之。

五气更立，各有所先，非其位则邪，当其位则正。帝曰：病之生变何如？岐伯曰：气相得则微，不相得则甚。

五气更立，各有政令所先。非位则邪，如春行金令。当位则正，如春行木令也。相得谓生，不相得谓克也。

帝曰：主岁何如？岐伯曰：气有余则制己所胜而侮所不胜，其不及则己所不胜侮而乘之，己所胜轻而侮之。侮反受邪，侮而受邪，寡于畏也。

五气各有所主之岁，气有余则制己所胜而侮己所不胜，如木制土而侮金也，气不及则己所不胜侮而乘之，己所胜轻而侮之，如木被金克而土亦侮木也。五行之理，有胜有复，侮人者己反受邪，侮人而受邪者，以其肆无忌畏，为人所复也。

帝曰：天地之气，何以候？岐伯曰：天地之气，胜复之作，不形于诊。《脉法》曰：天地之变，无以脉诊，此之谓也。

天人同气，脉本相应，但应常不应卒，胜复者，天地之变，故不形于脉。

帝曰：间气何如？岐伯曰：随气所在，期于左右。帝曰：期之奈何？岐伯曰：从其气则和，违其气则病，不当其位者病，迭移其位者病，失守其位者危，尺寸反者死，阴阳交者死。先立其年，以知其气，左右应见，然后乃可以言死生之逆顺。

间气，谓司天在泉左右之间气。随其气之左右所在，而期于人脉之左右，以天地人同气相应也。从其气者，脉与气应，不从其气者，则谓之违也。不当其位，谓位不相得，左右错乱。迭移其位，谓左右更换。失守其位，谓本部衰弱，反见克贼。尺寸反，谓上下倒置。阴阳交，谓左右贸迁（子午之年，少阴司天，卯酉之年，少阴在泉。则有尺寸反脉。寅申巳亥辰戌丑未之年，少阴在上下之左右，则有阴阳交脉。义详《至真要论》）。先立其年之南政北政，知其气之左右应见，然后可以言其死生之逆顺也。

六微旨大论七十七

黄帝问曰：呜呼远哉！天之道也，如迎浮云，若视深渊，视深渊尚可测，迎浮云莫知其极。夫子数言谨奉天道，余闻而藏之，心私异之，不知其所谓也，愿夫子溢志尽言其事。令终不灭，久而不绝，天之道可得闻乎？

帝欲尽闻运气之理，以垂久远。

岐伯稽首再拜对曰：明乎哉问！天之道也，此因天之序，盛衰之时也。

因天运自然之序，而推其盛衰之时，以测常变也。

帝曰：愿闻天道六六之节盛衰何也？岐伯曰：上下有位，左右有纪。少阳之右，阳明治之，阳明之右，太阳治之，太阳之右，厥阴治之，厥阴之右，少阴治之，少阴之右，太阴治之，太阴之右，少阳治之。此所谓气之标，盖南面而待之也。故曰：因天之序，盛衰之时，移光定位，正立而待之，此之谓也。

三阴三阳，六气之标，南面观之，其序如此。六气迭运，天序代更，盛衰之时自见。将来者进，成功者退，以时光迁移，定其位次，南面正立而待之，天气循环，了然在目也。

少阳之上，火气治之，中见厥阴，阳明之上，燥气治之，中见太阴，太阳之上，寒气治之，中见少阴，厥阴之上，风气治之，中见少阳，少阴之上，热气治之，中见太阳，太阴之上，湿气治之，中见阳明，所谓本也。本之下，中之见也，见之下，气之标也，本标不同，气应异象。

寒暑燥湿风火六气，三阴三阳之本，故三阴三阳之上，六气治之。少阳与厥阴为表里，阳明与太阴为表里，太阳与少阴为表里，三阴三阳之上，六气之下，各见其所相表里之气，是谓中气。中气之上，六气为本，中气之下，三阴三阳为标。本标不同，故人气之应其象亦异也。

帝曰：六气标本，所从不同奈何？岐伯曰：气有从本者，有从标本者，有不从标本者也。帝曰：愿卒闻之。岐伯曰：少阳太阴从本，少阴太阳从本从标，阳明厥阴不从标本，从乎中也。

少阳之本火，太阴之本湿，本末同，故从本。少阴之本热，其标阴，太阳之本寒，其标阳，本末异，故从本从标。阳明之中太阴，厥阴之中少阳，本末与中不同，故不从标本，从中（王冰旧注）。

故从本者化生于本，从标本者有标本之化，从中者以中气为化也。

从本者气化生于本，从标从本者标本皆司气化，从中者以中气为化，标本皆不用事也。

帝曰：善。病生于本，余知之矣，生于标者，治之奈何？岐伯曰：病反其本，得标之病，治反其本，得标之方。

病与本反，故得标病，治与本反，故得标方。

是故百病之起，有生于本者，有生于标者，有生于中气者。

有取本而得者，有取标而得者，有取中气而得者，有取标本而得者，有逆取而得者，有从取而得者。逆正，顺也，若顺，逆也（以上四段，旧误在《至真要论》中，今移正也）。

病生不同，从其所生而所取之者则病得，故取有逆从之殊。善取者，虽逆乎正，其实顺也，不善取者，若顺乎正，其实逆也。

帝曰：善。愿闻地理之应六节气位何如？岐伯曰：显明之右，君火之位也，君火之右，退行一步，相火治之，复行一步，土气治之，复行一步，金气治之，复行一步，水气治之，复行一步，木气治之，复行一步，君火治之。

地理应六节，静而守位，各有专官。君火位于东南，治在春分后六十日，相火位于正南，治在小满后六十日，湿土位于西南，治在大暑后六十日，燥金位于西北，治在秋分后六十日，寒水位于正北，治在小雪后六十日，风木位于东北，治在大寒后六十日，一年六气之在位如此。

相火之下，水气承之，水位之下，土气承之，土位之下，风气承之，风位之下，金气承之，金位之下，火气承之，君火之下，阴精承之。

承者，承其太过而克之也（仲景承气汤义取于此。阴精，水也）。

帝曰：何也？岐伯曰：亢则害，承乃制，制则生化，外列盛衰，害则败乱，生化大病。

五行之理，亢则害生，以胜之者承而克之，其气乃制。制者，有所节制而得其平也。制则六气生化，循其盛衰之常，不至于过，害则六气败乱，生化之机大病，失其常矣。

帝曰：盛衰何如？岐伯曰：非其位则邪，当其位则正，邪则变甚，正则微。帝曰：何谓当位？岐伯曰：木运临卯，火运临午，土运临四季，金运临酉，水运临子，所谓岁会，气之平也。

帝曰：非位何如？岐伯曰：岁不与会也。

天气为客，地气为主，主气之盛衰，值岁会之年，是为当位。当位则为正，不当位则为邪，邪则其变甚，正则其变微。岁会者，木运临卯（丁卯岁），火运临午（戊午岁），土运临四季（甲辰、甲戌、己丑、己未），金运临酉（乙酉岁），水运临子（丙子岁），干支同气，气之平也。

帝曰：土运之岁，上见太阴，火运之岁，上见少阳、少阴，金运之岁，上见阳明，木运之岁，上见厥阴，水运之岁，上见太阳奈何？岐伯曰：天之与会也，故《天元册》曰天符。天符岁会何如？岐伯曰：太乙天符之会也。应天为天符，承岁为岁直，三合为治（应天为天符三句，旧误在《天元纪论》中，今正之）。

运与司天合气曰天符，天符而兼岁会曰太乙天符，此以应天而为天符，又以承岁而为岁直，是司天与中运年支三气相合而为治也。

帝曰：其贵贱何如？岐伯曰：天符为执法，岁会为行令，太乙天符为贵人。帝曰：邪之中也奈何？岐伯曰：中执法者其病速而危，中行令者其病徐而持，中贵人其病暴而死。

位愈贵，则祸人愈剧。

帝曰：位之易也何如？岐伯曰：君位臣则顺，臣位君则逆，逆则其病进其害速，顺则其病远其害微。所谓二火也。

客气加于主气，迁易无定，君上臣下则顺，臣上君下则逆。逆则病进而害速，顺则病远而害微。所谓君臣之顺逆者，君相二火也。

帝曰：五运行同天化者命曰天符，余知之矣，愿闻同地化者何谓也？岐伯曰：太过而同天化者三，不及而同天化者亦三，太过而同地化者三，不及而同地化者亦三，此凡二十四岁也。

甲丙戊庚壬五阳年为太过，乙丁己辛癸五阴年为不及。

帝曰：愿闻其所谓也？岐伯曰：甲辰甲戌太宫下加太阴，壬寅壬申太角下加厥阴，庚子庚午太商下加阳明，如是者三，癸巳癸亥少征下加少阳，辛丑辛未少羽下加太阳，癸卯癸酉少征下加少阴，如是者三。

太过而同地化者三，不及而同地化者亦三。

戊子戊午太征上临少阴，戊寅戊申太征上临少阳，丙辰丙戌太羽上临太阳，如是者三，丁巳丁亥少角上临厥阴，乙卯乙酉少商上临阳明，己丑己未少宫上临太阴，如是者三。除此二十四岁，则不加不临也。

太过而同天化者三，不及而同天化者亦三。

帝曰：加者何谓？岐伯曰：太过而加同天符，不及而加同岁会也。帝曰：临者何谓？岐伯曰：太过不及，皆曰天符，而变行有多少，病形有微甚，生死有早晏耳。

太过而加在泉为同天符，不及而加在泉为同岁会。太过不及而临司天，皆曰天符，其变行有多少，则中之者病形有微甚，死生有早晏也（以上四段，旧误在六元正纪中。今移正之）。

帝曰：善。愿闻其步何如？岐伯曰：所谓步者，六十度而有奇，故二十四岁积盈百刻而成日也。

上文复行一步，所谓步者，六十度而有奇分。天行一日一度，六十度者，六十日也。一岁六步，三百六十日也。四年二十四步，积盈百刻而成一日，盖一岁三百六十五日二十五刻，故四年之内积盈百刻。

帝曰：六气应五行之变何如？岐伯曰：位有终始，气有初中，上下不同，求之亦异也。

天之六气与地之五行，其相应有常有变。以地之六位有终始，天之六气有初中，主客加临，错综变化，其上下之动静不同，则人之求之其法亦异也。

帝曰：求之奈何？岐伯曰：天气始于甲，地气始于子，子甲相合，命曰岁立。谨候其时，气可与期。

甲为天干之首，故天气始于甲。子为地支之首，故地支始于子。子甲相合，以纪年岁，六十年之岁气于此立焉。于年岁之中，谨候其时节之代更，则天地之气皆可与期。盖气随时交，候其时至，而气之太过不及俱见矣。

帝曰：愿闻其岁六气始终早晏何如？岐伯曰：明乎哉问也！甲子之岁，初之气，天数始于水下一刻，终于八十七刻半，二之气，始于八十七刻六分，终于七十五刻，三之气，始于七十六刻，终于六十二刻半，四之气，始于六十二刻六分，终于五十刻，五之气，始于五十一刻，终于三十七刻半，六之气，始于三十七刻六分，终于二十五刻，所谓初六，天之数也。

甲子岁，六十年之始，天气始于甲，地气始于子，故推衍六十年。岁气以甲子为始，一年六步，一步六十日零八十七刻半，是谓一气。初之一气，始于漏水下一刻（大寒寅初初刻），终于六十日零八十七刻半。二之气，始于八十七刻六分（春分子正初刻），终于七十五刻（亦六十日零八十七刻半。以后六气俱同），三之气，始于七十六刻（小满亥初初刻），终于六十二刻半。四之气，始于六十二刻六分（大暑酉正初刻），终于五十刻。五之气，始于五十一刻（秋分申初初刻），终于三十七刻半，六之气，始于三十七刻六分（小雪午正初刻），终于二十五刻。一岁六气，始终早晏如此，所谓初年之六气，天数然也。

乙丑岁，初之气，天数始于二十六刻，终于一十二刻半，二之气，始于一十二刻六分，终于水下百刻。三之气，始于一刻，终于八十七刻半，四之气，始于八十七刻六分，终于七十五刻，五之气，始于七十六刻，终于六十二刻半，六之气，始于六十二刻六分，终于五十刻，所谓六二，天之数也。

乙丑岁，初之气，天数始于二十六刻（大寒巳初初刻），终于一十二刻半。二之气，始于一十二刻六分（春分卯正初刻），终于水下百刻。三之气，始于一刻（小满寅初初刻），终于八十七刻半。四之气，始于八十七刻六分（大暑子初初刻），终于七十五刻。五之气，始于七十六刻（秋分亥初初刻），终于六十二刻半。六之气，始于六十二刻六分（小雪酉正初刻），终于五十刻。一岁六气，始终早晏又如此，所谓二年之六气，天数然也。

丙寅岁，初之气，天数始于五十一刻，终于三十七刻半，二之气，始于三十七刻六分，终于二十五刻，三之气，始于二十六刻，终于一十二刻半，四之气，始于一十二刻六分，终于水下百刻，五之气，始于一刻，终于八十七刻半，六之气，始于八十七刻六分，终于七十五刻，所谓六三，天之数也。

丙寅岁，初之气，天数始于五十一刻（大寒申初初刻），终于三十七刻半。二之气，始于三十七刻六分（春分午正初刻），终于二十五刻。三之气，始于二十六刻（小满巳初初刻），终于一十二刻半。四之气，始于一十二刻六分（大暑子正初刻），终于水下百刻。五之气，始于一刻（秋分寅初初刻），终于八十七刻半。六之气，始于八十七刻六分（小雪子正初刻），终于七十五刻。一岁六气，始终早晏又如此，所谓三年之六气，天数然也。

丁卯岁，初之气，天数始于七十六刻，终于六十二刻半。二之气，始于六十二刻六分，终于五十刻，三之气，始于五十一刻，终于三十七刻半，四之气，始于三十七刻六分，终于二十五刻，五之气，始于二十六刻，终于一十二刻半，六之气，始于一十二刻六分，终于水下百刻，所谓六四，天之数也。次戊辰岁，初之气，复始于一刻。常如是无已，周而复始。

丁卯岁，初之气，天数始于七十六刻（大寒亥初初刻），终于六十二刻半。二之气，始于六十二刻六分（春分酉正初刻），终于五十刻。三之气，始于五十一刻（小满申初初刻），终于三十七刻半。四之气，始于三十七刻六分（大暑午正初刻），终于二十五刻。五之气，始于二十六刻（秋分巳初初刻），终于一十二刻半。六之气，始于一十二刻六分（小雪卯正初刻），终于水下百刻。一岁六气，始终早晏又如此，所谓四年之六气，天数然也（六二、六三、六四，犹言六气二周、六气三周、六气四周），次戊辰岁，初之气，复始于一刻，与甲子年同。常如是循环无已，四年一周，周而复始。

帝曰：愿闻其岁候何如？岐伯曰：悉乎哉问也！日行一周，天气始于一刻，日行再周，天气始于二十六刻，日行三周，天气始于五十一刻，日行四周，天气始于七十六刻，日行五周，天气复始于一刻，所谓一纪也。是故寅午戌岁气会同，卯未亥岁气会同，辰申子岁气会同，巳酉丑岁气会同，终而复始。

岁候，一岁之大候。日行一周，谓一年也。甲子年，日行一周，天气始于一刻，终于二十五刻。乙丑年，日行再周，天气始于二十六刻，终于五十刻。丙寅年，日行三周，天气始于五十一刻，终于七十五刻。丁卯年，日行四周，天气始于七十六刻，终于百刻。戊辰年，日行五周，天气复始于一刻。天数四年一周，所谓一纪也。四年之后，又复会同始初，是故寅午戌三年岁气会同，卯未亥，三年岁气会同，辰申子三年岁气会同，巳酉丑三年岁气会同（会同者，六气始终，刻数皆同也）。终而复始（子丑寅卯一终，辰巳午未一终，申酉戌亥一终），如环无端（阴阳家以此为三合，因其会同故也）。

帝曰：何谓初中？岐伯曰：初凡三十度而有奇，中气同法。帝曰：初中何也？岐伯曰：所以分天地也。帝曰：愿卒闻之。岐伯曰：初者地气也，中者天气也。

上文气有初中，此复问初中之义。一日一度，一步六十度有奇，计六十日零八十七刻半。初凡三十度有奇，谓前半步，计三十日零四十三刻四分刻之三。中气谓后半步，亦与此同法。初者地气，地主升，升则化阳，故谓升者为地，中者天气，天主降，降则化阴，故谓降者为天，日初中者，所以分天地之气也。

帝曰：其升降何如？岐伯曰：气之升降，天地之更用也。帝曰：愿闻其用也。岐伯曰：言天者求之本，言地者求之位，言人者求之气交。

地气上升，天气下降，气之升降，天地之更相为用也。天之六气，为三阴三阳之本，六气之降，天之用也，故言天者求之本。地之六步，为五行之位，六步之升，地之用也，故言地者求之位。天地以升降为用，则二气之升降，上下相交，人在其间，故言人者求之气交。以气交则变生，人受何气之交则生何病，是以求之于此。

帝曰：何谓气交？岐伯曰：上下之位，气交之中，人之居也。故曰：天枢之上，天气主之，天枢之下，地气主之，气交之分，人气从之，万物由之，此之谓也。

气交者，上下之位，二气相交之中，人之居也。气交之分，是谓天枢，故曰，天枢之上，天气主之，天枢之下，地气主之，气交之分，人气从之，万物由之，以为生化，正此谓也（《至真要论》：身半以上，天之分也，天气主之，身半以下，地之分也，地气主之。半，所谓天枢也。脐为天枢，居人上下之中，一身气交之分，此借以喻天地气交之中也。

帝曰：善。寒湿相遘，燥热相临，风火相值，其有间乎？岐伯曰：气有胜复，胜复之作，有德有化，有用有变，变则邪气居之。

寒湿燥热风火六气相交，正淫不同，以气交不无胜复，有胜则必有复，胜复一作，则有德有化，有用有变，变则邪气居之。人居气交之中，受其邪气，所以病也。

帝曰：愿闻其用何如？岐伯曰：升已而降，降者谓天，降已而升，升者谓地。天气下降，气流于地，地气上升，气腾于天。故高下相召，升降相因，而变作矣。

所谓有用有变，升降者，天地之用也。地主升，升已而降，自上降者谓天，天主降，降已而升，自下升者谓地。天气下降，则气流于地，地气上升，则气腾于天。上下相召，升降相因，错综加临，而变由此作，是有用有变之义。

帝曰：何谓邪乎？岐伯曰：夫物之生，从于化，物之极，由乎变，变化之相薄，成败之所由也，故气有往复，用有迟速。四者之有，而化而变，风之来也。

物之初生从于化，物之终极由乎变（《天元纪论》：物生谓之化，物极谓之变），变化之相薄迫，成败之所由也，故气有往复之殊，用有迟速之差。有此四者，错综相临，变化不已，一遇胜复乖常，厉气淫生，此风邪所从来也，是变则邪气居之之义也。

帝曰：迟速往复，风所由生，而化而变，故因盛衰之变耳。成败倚伏游乎中何也？岐伯曰：成败倚伏生乎动，动而不已，则变作矣。

迟速往复，风所由生，是固然矣，而变化之相薄，不过因其盛衰之异耳（变，异也。物生而化，是其盛时也，物极而变，是其衰期也。变化不同，故盛衰亦异），此何关于成败之数！而成败倚伏，遂游乎中，是何故也？盖成败倚伏生乎动，变化相薄，益以迟速往复，错综加临，是动也，动而不已则变作，变作则成败倚伏于其中矣（变微则不失为成，变甚则必至于败，一有变作，则成败之机倚伏于此，《老子》祸兮福之所倚，福兮祸之所伏是也。

帝曰：有期乎？岐伯曰：不生不化，静之期也。帝曰：不生化乎？岐伯曰：出入废则神机化灭，升降息则气立孤危。故非出入则无以生长壮老已，非升降则无以生长化收藏。

帝问：变作于动，亦有静期乎？生化则动，不生不化则静，唯至不生不化，乃是静之期也。帝问：亦能不生化乎？此何能不生化也！天地人物，不外神气，人物之神机化灭，天地之气立，赖阴阳之升降，升降息则气立孤危（五常政论：根于中者，命曰神机，神去则机息，根于外者，命曰气立，气止则化绝，亦同此义也）。故人物非出入则无以生长壮老已，天地非升降则无以生长化收藏。天地无不升降之时，是无不生化之时，人物无不出入之时，亦无不生化之期矣。

是以升降出入，无器不有。器者，生化之宇，器散则分之，生化息矣，故无不出入，无不升降。化有小大，期有近远，四者之有，而贵常守，反常则灾害至矣。故曰无形无患，此之谓也。

天地不能无升降，人物不能无出入，是以升降出入，无器不有（器即物也，天地人物，皆物也，即皆器也）。既有升降出入，则必有生化，是器者，生化之宇也。除是器散，则升降出入分离，生化之机乃息矣（散者，蔽坏而破散也，散则升者不降，降者不升，出者不入，入者不出，故曰分）。故非器散，则无不升降，无不出入。无不升降出入，是无不生化也，有此生化之日，则有此极变之时。变化相薄，则有此成败倚伏之期，但其生化有大小，则此期有近远耳。小大近远四者之有，不能无也，而贵守其常，不逐其变（静则常，动则变），反常则灾害至而祸败作矣。然则物生而化，以至物极而变，天地人物所不能免也。变化相薄，则成败倚伏于此生焉，以其有形也，故曰无形无患，此之谓也（《老子》：吾所以有大患者，为吾有身，及吾无身，吾有何患，即此义）。

帝曰：善。有不生不化乎？岐伯曰：悉乎哉问也！与道合同，惟真人也。帝曰：善。

帝问：人不能无形也，亦有有形而不生不化者乎？有形而不生不化者，虚无清静，与道合同，此惟真人乃能也。

素问悬解卷十终 阳湖钱增祺校字

素问悬解卷十一

运 气

气交变大论七十八

（《六微旨论》：言人者，求之气交。气有胜复，胜复之作，有用有变。此论专言气交之变，故取名如此）。

黄帝问曰：五运更治，上应天期，阴阳往复，寒暑迎随，真邪相薄，内外分离，六经波荡，五气倾移，太过不及，专胜兼并，愿言其始，而有常名，可得闻乎？

五运代治，上应天干，逐年轮转，各终期日。其间阴阳往复，寒暑迎随，变化相乘，惩伏失正，因而真邪薄迫，内外相离，六经波荡，五气倾移，则人受其灾矣。而其气运循环盛衰不同，太过则专胜乎己，不及则兼并于人，愿言其乖违之始，而令有一定之名，使天道昭著，人得遵守也。

岐伯稽首再拜对曰：昭乎哉问也！是明道也。此上帝所贵，先师传之，臣虽不敏，往闻其旨。

上帝，天帝。先师，僦贷季也。

帝曰：余闻得其人不教，是谓失道，传非其人，慢泄天宝，余诚菲德，未足以受至道，然而众子哀其不终，愿夫子保于无穷，流于无极，余司其事，则而行之奈何？

众子，百姓也。不终，不得终其天年也。帝欲岐伯传运气之法，保赤子于无穷，流恩泽于无极，帝主司其事，则而行之，以惠万民也。

岐伯曰：请遂言之也。《上经》曰，夫道者，上知天文，下

299

知地理，中知人事，可以长久，此之谓也。

道者，有道者也。

帝曰：何谓也？岐伯曰：本气位也。位天者，天文也，位地者，地理也，通乎人气之变化者，人事也。故太过者先天，不及者后天，所谓治化而人应之也。

位于天者，谓之天文，位于地者，谓之地理，天降地升，人在其中，通于人气之变化者，人事也。五运之治化，居天地上下之间，与人同位，故其太过者先天，不及者后天，而人应之也（运气即人气也）。

帝曰：五运之化，太过何如？岐伯曰：岁木太过，风气流行，脾土受邪，民病飧泄食减，体重烦冤，肠鸣腹支满，上应岁星，甚则忽忽善怒，眩冒巅疾，冲阳绝者死不治。化气不政，生气独治，云物飞动，草木不宁。甚而摇落，反胁痛而吐甚，上应太白星。

风木太过，则克脾土，脾败不能消化水谷，故飧泄肠鸣。肝位在左，土被木贼，脾气不运，故左胁支满。岁星，木星也。肝主怒，故忽忽善怒。厥阴之脉会于巅，故眩冒巅疾。冲阳，足阳明胃经动脉（在足跗上，仲景谓之跗阳），木贼土败，故死不治。土主化，木主生，化气失政，生气独治，云物飞动，草木不宁。风木太过，湿土被贼，则燥金来复，故草木摇落。反胁痛而吐甚，肝脉循胁肋上行，胁痛者，肺金克肝木也。太白，金星也。

岁火太过，炎暑流行，肺金受邪，民病虐，少气咳喘血溢，血泄注下，嗌燥耳聋，中热肩背热，上应荧惑星，甚则胸中痛，胁支满胁痛，膺背肩胛间痛，两臂内痛，身热骨痛而为浸淫，太渊绝者死不治。收气不行，长气独明，雨水霜寒，病反谵妄狂越，咳喘息鸣，下甚血溢泄不已，上应辰星。

热火太过，则克肺金，肺病不能下降，收敛失政，故少气咳喘血溢。大肠不敛，故血泄注下。足少阳从相火化气，其脉下耳循颈，入缺盆，相火上炎，故嗌燥耳聋。肺气逆行，上冲肩背，故肩背热。荧惑，火星也。肺居胸中，自右胁下行，故胸中痛，右胁支满而痛。胸前曰膺，肩后曰胛，肺脉从臂内下行，肺经逆冲，故膺背肩胛臂内皆痛。热淫疮生，皮内湿烂，黄水流溢，随处浸渍，则曰浸淫。太渊，手太阴肺经动脉，即寸口之关部也。金主收，火主长，收气不行，长气独明，热火太过，燥金被贼，则寒水来复，故雨水霜寒。水胜火奔，拔根上炎，故谵妄狂越，咳喘息鸣。水旺土败，升降倒行，金逆则血溢于上，木陷则血泄于下。辰星，水星也。

岁土太过，雨湿流行，肾水受邪，民病腹痛，清厥，意不乐，体重烦冤，上应镇星，甚则肌肉萎，足痿不收，行善瘈，脚下痛，饮发中满食减，四肢不举，太溪绝者死不治。变生得位，藏气伏，化气独治，泉涌河衍，涸泽生鱼，鳞见于陆，风雨大至，土崩溃，病腹满溏泄肠鸣，反下甚，上应岁星。

湿土太过，则克肾水，土郁脾滞，故腹痛，脾主四肢，四肢诸阳之本，脾气四达，故手足温，脾病不能行气于四肢，故手足清厥。脾主忧，故不乐。镇星，土星也。脾主肌肉，湿旺脾郁，故肉萎。瘈，筋脉急缩也。湿盛则水停气阻，故饮发中满。太溪，足少阴肾经动脉（在内踝后陷中）。土无专官，寄旺四季之月，各十八日，是即其位也。土主化，水主藏，变生而得土旺之位，藏气伏，化气独治，泉涌河衍，涸泽生鱼，鳞见于陆。湿土太过，寒水被贼，则风木来复，故风雨至，土崩溃。肝木克脾土，故腹满溏泄肠鸣，反下甚也。

岁金太过，燥气流行，肝木受邪，民病胸痛引背，两胁下满，痛引少腹，目赤眦疡，耳无所闻，上应太白星，甚则喘咳逆气，肩背痛，尻阴股膝髀腨胻足皆痛，太冲绝者死不治。收气峻，生气下，草木敛，苍干凋陨，病反胠胁暴痛，不可反侧，咳逆甚而血溢，上应荧惑星。

燥气太过，则克肝木，胸痛引背，肺自病也。两胁下满，痛引少腹，木受金刑，肝木郁陷也。肝窍于目，肝病则火胎抑郁，温化为热，故目赤眦疡。胆脉循耳，与肝为表里，肝陷胆逆，浊气升塞，故耳聋。喘咳逆气，肩背痛，肺金上逆也。尻、尾骶骨，髀，股骨，骭，足胫骨，尻阴股膝髀腨骭足皆痛，肝气下陷也。太冲，足厥阴肝经动脉（在足跗上，大指后高骨）。收气峻，生气下，草木敛，苍干凋陨，燥金太过。风木被贼，则热火来复，故胠胁（脉行右胁），暴痛，不可反侧。金受火刑，故咳逆。甚则收气全失，故血上溢而为衄也。

岁水太过，寒气流行，心火受邪，民病身热烦心躁悸，阴厥上下中寒，谵妄心痛，寒气早至，上应辰星，甚则腹大胫肿，喘咳寝汗出憎风，神门绝者死不治。大雨至，埃雾朦郁，湿气变物，病反腹满肠鸣，溏泄食不化，渴而妄冒，上应镇星。

寒水太过，则克心火，水旺火奔，故身热烦心躁悸。水寒阴盛，故上下厥冷（上谓手，下谓足）。水泛土湿，故腹大胫肿。土湿胃逆，肺失降敛，故喘咳盗汗。汗泄表疏，故憎风。神门，手少阴心经动脉（在掌后锐骨之端）。寒水太过，热火被贼，则湿土来复，故大雨至，埃雾朦郁。湿气变物，水受土刑，湿旺脾郁，故腹满肠鸣，溏泄而食不化也。湿胜水败，脏气失政，心火上炎则渴，神不根精，故谵妄昏冒也。

帝曰：善。其不及何如？岐伯曰：悉乎哉问也！岁木不及，燥乃大行，生气失应，凉雨时至，草木晚荣，肃杀而甚，则刚木辟着，柔萎苍干，上应太白星，民病中清，胠胁痛，少腹痛，肠鸣溏泄，上临阳明，生气失政，化气乃急，白露早降，收杀气行，寒雨害物，其谷白坚，其主苍早。复则炎暑流行，柔脆草木焦槁，下体再生，华实齐化，病寒热疮疡痱疹痈痤，心气晚治，上胜肺金，咳而鼽，白气乃屈，素谷不成，上应荧惑、太白星。

风木不及，则燥金乘之，故生气失应，草木晚荣。金刑木败，故刚木难凋，则辟着而枯槁，柔木易萎，故苍干而陨落。金气清凉，故病中清。肝经被伤，故胠胁痛。肝气下陷，郁冲脾土，故少腹痛生，肠鸣溏泄。上临阳明，燥金司天，合邪刑木，故生气失政，化气乃急（金性收敛劲急，故上从金化也）。金色白而性坚，故其谷白坚。木色苍，木败故苍谷早凋。金胜木贼，则热火来复，草木焦槁，下体再生，根萌重发也。火胜金负，则荧惑光芒，太白暗淡，后文仿此。

岁火不及，寒乃大行，长政不用，物荣而下，凝惨而甚，则阳气不化，乃折荣美，上应辰星，民病寒中，胸中痛，胁支满，两胁痛，膺背肩胛间及两臂内痛，郁冒朦昧，心痛暴喑，胸腹大，胁下与腰背相引而痛，屈不能伸，髋髀如裂，上临太阳，则雨雪冰霜不时降，大寒数举，蛰虫早藏，地积坚冰，则阳光不治，其谷秬。复则埃郁，大雨且至，病鹜溏腹满，饮食不下，寒中肠鸣，注泄腹痛，暴挛痿痹，足不任身，黑气乃辱，玄谷不成，上应镇星、辰星。

热火不及，则寒水乘之，故长政不用，物荣而下（下谓零落）。水刑火败，故阳光不治，乃折荣美。寒水凌心，心脏受伤，上冲胸背，故胸背肩胛皆痛。心脉从臂内后廉走手小指，故臂内痛。足少阳化气相火，其经循胁下行，故两胁满痛。足太阳寒水之经行身之背，挟脊抵腰，寒水胜火，故胁下与腰背相引而痛。足太阳经贯臀，循髀外，入腘中，足少阳经循髀外，出膝外廉，故髋髀如裂。上临太阳，寒水司天，合邪刑火，故雨雪冰霜时降，大寒数举，蛰虫早藏。水色黑，秬，黑谷也。水胜火贼，则湿土来复，埃郁昏朦，大雨且至。鹜溏，大便泄利，溏如鸭粪也。

岁土不及，风乃大行，化气不令，草木茂荣，飘扬而甚，则秀而不实，上应岁星，虫食甘黄，脾土受邪，民病食少失味，飧泄霍乱，体重腹痛，筋骨繇复，肌肉瞤酸，上临厥阴，流水不冰，蛰虫来见，草木再荣，脏气不用，其谷苍。复则收政严峻，名木苍凋，病胸胁暴痛，下引少腹，善太息，苍谷乃陨，上应太白、岁星。

湿土不及，则风木乘之，故化气失令，草木茂荣。木刑土败，故秀而不实。虫因木化，甘为土味，黄为土色，风木贼土，故虫食甘黄。土病不能消纳水谷，故食少失味（脾主五味），飧泄霍乱。脾土湿陷，不能升运，故体重。下遏肝气，为乙木冲击，故腹痛。风木飘扬，故筋骨繇复，肌肉瞤酸（繇与摇同。复者，动摇不已也。瞤，动也，肝主筋，脾主肉，风木克土，故筋摇肉动。木郁于土，故作酸）。上临厥阴，风木司天，合邪刑土，故流水不冰，蛰虫来见，春木发生，则冰泮蛰启故也。木胜土贼，则燥金来复，收政严峻，名木苍凋也。

岁金不及，炎火乃行，生气乃用，长气专胜，庶物以茂，燥烁以行，上应荧惑星，民病肩背瞀重，鼽嚏，便血注下，上临少阴少阳，火燔炳，水泉涸，物焦槁，收气乃后，其谷丹。复则寒雨暴至，乃零冰雹霜雪杀物，藏气举事，蛰虫早附，阴厥且格，阳反上行，病寒中口疮，甚则心痛，头脑户痛，延及脑顶，发热，赤气后化，丹谷不成，上应荧惑、辰星。

岁金不及，则热火乘之，故生气乃用，长气专胜。火刑金败，故庶物以茂，燥烁以行。肺气上逆、故肩背瞀重（瞀，闷也）。肺气郁遏，上出鼻窍，故鼽嚏作（鼽，鼻塞流涕也。嚏，鼻鸣涕喷也）。肺与大肠表里，大肠失敛，故便血主下。上临少阴君火、少阳相火司天，合邪刑金，故火燔水涸，草木焦槁。火胜金贼，则寒水来复，寒雨暴至，冰雪飘零。寒水下凝，阳格火升，故生口疮头痛上热之证也。

岁水不及，湿乃大行，长气反用，化气乃速，暑雨数至，上应镇星。民病腹满身重濡泄，寒疡流水，腰股痛发，腘腨股膝不便，烦冤。足痿清厥，脚下痛，甚则跗肿，上临太阴，藏气不政，肾气不衡，其谷黅。复则大风暴发，草偃木零，生长不鲜，面色时变，筋骨并辟，肉瞤瘈，目视䀮䀮，物疏璺，肌肉胗发，气并膈中，痛于心腹，黄气乃损，黅谷不登，上应岁星、镇星（瞤，如云切。瘈，音炽。䀮，音荒。璺，音问）。

岁水不及，则湿土乘之，故长气反用，化气乃速。土刑水败，故暑雨数至。湿旺脾郁，故腹满身重濡泄。湿瘀肌肤，皮肉溃烂，故寒疡流水。湿流关节，故腰膝腘腨足跗痛痿躄肿。上临太阴，湿土司天，合邪刑水，故脏气失政，肾气不平。土胜水贼，则风木来复，飘风暴发，草偃木零。肝主五色，故面色时变。风动燥发，故筋骨并辟（并，挛缩也。辟，偏斜也）。肝窍于目，故目视䀮䀮（䀮䀮，目不明也）。风木催裂，故物疏璺（璺，裂也）。风伤卫气，卫闭营郁，故肌肉生胗（胗与疹同，营热泄于汗孔，则发疹点也）。肝胆双刑脾胃，故心腹俱痛。黅，黄色也。

帝曰：善。愿闻其时也。岐伯曰：悉乎哉问也！木不及，春有鸣条畅律之化，则秋有雾露清凉之政，春有惨凄残贼之胜，则夏有炎暑燔烁之复，其眚东，其脏肝，其病内舍胠胁，外在关节（胠，音区）。

帝问：五行不及，各有胜复，愿闻其胜复之时。木旺于春，木不及，春有鸣条畅律之化，是金不刑木而木得其政也，则秋有雾露清凉之政，是火不刑金而金得其政也，春有惨凄残贼之胜，是金胜木也，则夏有炎暑燔烁之复，是火胜金也。五行之理，不胜则不复，有胜则有复，自然之数如是（下文仿此）。木位于东，故其眚东。在脏为肝，故其脏肝。肝脉上循胁肋，故其病内舍胠胁（腋下胁上为胠）。肝主筋，诸筋者皆属于节（五脏生成语），故外在关节。

火不及，夏有炳明光显之化，则冬有严肃霜寒之政，夏有惨凄凝裂之胜，则不时有埃昏大雨之复，其眚南，其脏心，其病内舍膺胁，外在经络。

火旺于夏，火不及，夏无水胜，则冬无土复，夏有水胜，则不时有土复。土不主时，寄旺四季，故复无定时。火位于南，在脏为心。心脉从心系上肺，下出腋下，故其病内舍膺胁。心主脉，故外在经络。

土不及，四维有埃尘润泽之化，则春有鸣条鼓拆之政，四维发振拉飘腾之变，则秋有肃杀霖霆之复，其眚四维，其脏脾，其病内舍心腹，外在肌肉四肢。

土寄旺于四季，土不及，四维无木胜，则春无金复，四维有木胜，则秋有金复。土位于四维，在脏为脾。脾脉入腹上膈，注胸中，故其病内舍心腹。脾主肌肉，行气于四肢，故外在肌肉四肢。

金不及，夏有光显郁蒸之令，则冬有严凝整肃之应，夏有炎烁燔燎之变，则秋有冰雹霜雪之复，其眚西，其脏肺，其病内舍膺胁肩背，外在皮毛。

金旺于秋，金不及，夏无火胜，则冬无水复，夏有火胜，则秋有水复。金位于西，在脏为肺。肺脉上膈，横出腋下，故其病内舍膺胁肩背（肺位在胸，《脉要精微论》：背者胸中之府，背曲肩随，府将坏矣，故其病内舍膺胁肩背）。肺主皮毛，故外在皮毛。

水不及，四维有湍润埃云之化，则不时有和风生发之应，四维发埃昏骤注之变，则不时有飘荡振拉之复，其眚北，其脏肾，其病内舍腰脊骨髓，外在溪谷踹膝（湍，通官切。踹与腨同，音篆）。

水旺于冬，水不及，四维无土胜，则不时无木复，四维有土胜，则不时有木复。水位于北，在脏为肾。肾脉上腨内（腨，胫肚也）。出腘中（膝后为腘），上股贯脊，肾主骨髓，故其病内舍腰脊骨髓，外在溪谷踹膝（溪谷者，膝踝关节之处，肾水所注也）。

夫五运之政，犹权衡也，高者抑之，下者举之，化者应之，变者复之。此生长化成收藏之理，气之常也，失常则天地四塞矣。

权、称锤也。衡，称杆也。衡以称物，物有轻重，则衡有高低，权得其宜，则衡平矣。五运之政，犹权衡之平，高者抑之使低，下者举之使上（抑其太过，扶其不及），化者应之以祥和，变者复之以刑威。此生长化成收藏之理，气之常也，失常则天地四塞，造化不灵矣。

故曰，天地之动静，神明为之纪，阴阳之往复，寒暑彰其兆，此之谓也。

四句是《五运行论》。

帝曰：夫子之言五气之变，四时之应，可谓悉矣。夫气之动乱，触遇而作，发无常会，卒然灾合，何以期之？岐伯曰：夫气之动变，固不常在，而德化政令灾变，不同其候也。

五气之变，谓岁木太过以下十段。四时之应，谓木不及，春有鸣条畅律之化以下五段。

帝问：五气之动，乱其常理，随遇而作，发无定时，卒然灾合，何以期之？夫气之动作变乱，固不常在，但虽卒然而合，而其为德为化，为政为令，为灾为变。亦自不同其候，未始难期也。

帝曰：何谓也？岐伯曰：东方生风，风生木，其德敷和，其化生荣，其政舒启，其令风，其变振发，其灾散落。

木气之德化、政令、灾变不同，其候如此。

南方生热，热生火，其德彰显，其化蕃茂，其政明曜，其令热，其变销烁，其灾燔炳。

火气之德化、政令、灾变不同，其候如此。

中央生湿，湿生土，其德辱蒸，其化丰备，其政安静，其令湿，其变骤注，其灾霖溃。

土气之德化、政令、灾变不同，其候如此。

西方生燥，燥生金，其德清洁，其化紧敛，其政劲切，其令燥，其变肃杀，其灾苍陨。

金气之德化、政令、灾变不同，其候如此。

北方生寒，寒生水，其德凄沧，其化清谧，其政凝肃，其令寒，其变凛冽，其灾冰雪霜雹。

水气之德化、政令、灾变不同，其候如此。

是以察其动也，有德有化，有政有令，有变有灾，而物由之，而人应之也。

察五气之动，既有德化、政令、灾变之不同，则物必由之，人必应之，虽卒然灾合，发无常会，无不可期也。

帝曰：夫子之言岁候不及太过，上应五星，今夫德化、政令、灾眚变易非常而有也，卒然而动，其亦为之变乎？岐伯曰：承天而行之，故无妄动，无不应也，卒然而动者，气之交变也，其不应焉。故曰应常不应卒，此之谓也。

帝问：岁候之太过不及，上应五星（谓岁木太过、岁木不及十段），而德化、政令、灾变不常有也，卒然而动，五星亦为之变乎？盖五运承天而行之，故无妄动，五星无不应也，至于卒然而动者，是乃二气相交，偶然之变也，则五星不应焉。故曰，应常不应卒，此之谓也。

帝曰：其应奈何？岐伯曰：各从其气化也。帝曰：其行之疾徐逆顺何如？岐伯曰：以道留久，逆守而小，是谓省下。以道而去，去而速来，曲而过之，是谓省遗过也。久留而环，或离或附，是谓议灾与其德也。

各从其气化者，五行之星，各从五行之气化也。五星之行，有疾徐逆顺之异，以其所行之道，迟留延久，逆守本度而光芒甚小，是谓省其下之分野君臣有过与有德也。以道而去，去而速来，委曲而过之，是谓省察其所遗漏之过失也。久留而环绕，或违离，或附合，回旋不去，是谓议其灾殃与其福德也。

应近则小，应远则大，芒而大倍常之一，其化甚，大常之二，其眚即也。小常之一，其化减，小常之二，是谓临视，省下之过与其德也，德者福之，过者伐之。是以象之见也，高而远则小，下而近则大，大则喜怒迩，小则祸福远。

应近则星小（近谓微也）。应远则星大（远谓甚也）。光芒而大倍常之一，则其化甚，大常之二，则其眚即（其眚在即）。小常之一，则其化减，小常之二，则其眚遥，是谓临视分野，省下之过与其德也，有德者福之，有过者伐之。是以星象之见，高而远则小，下而近则大，大则天之喜怒迩，小则天之祸福远也。

岁运太过，则运星北越，运气相得，则各行以道。故岁运太过，畏星失色而兼其母，不及则色兼其所不胜。

运星，主运之星。岁运太过，则运星不守本度而北犯紫微、太乙之座，运气相得，则运星各行以道，不越位也，运星盛衰，视乎岁运，故岁运太过，则畏星失其本色而兼其母色（畏星，所畏之星，如运星属木，则土为畏星，失其黄色而兼母之赤色也），岁运不及，则运星之色兼其所不胜（如木不及则兼金色）。

帝曰：其灾应何如？岐伯曰：亦各从其化也。故时至有盛衰，凌犯有逆顺。留守有多少，形见有善恶，宿属有胜负，征应有吉凶矣。

其灾变之应，亦各从其五行之化。其时至则有盛衰（当时则盛，非时则衰），凌犯则有逆顺（金凌木为顺，金犯火为逆），留守则有多少（久留为多，暂守为少），形见有善恶（喜泽为善，怒燥为恶），宿属有胜负（二十八宿分属十二辰次，五星所临，有胜地有败地），合而论之，征应乃有吉凶之殊矣。

帝曰：其善恶何谓也？岐伯曰：有善有怒，有忧有丧，有泽有燥。此象之常也，必谨察之。

星有喜怒、忧丧、燥泽之异，喜泽为善，忧丧怒燥为恶。此星象形见之常，宜谨察之也。

帝曰：六者高下异乎？岐伯曰：象见高下，其应一也，故人亦应之。

帝问：喜怒忧丧燥泽六者，设星之高下不同，其应亦当异乎？盖星象虽见高下，其应则一也，故人亦应之，无有殊也。

帝曰：善。其德化政令之动静损益皆何如？岐伯曰：夫德化政令灾变，不能相加也，胜复盛衰，不能相多也，往来大小，不能相过也，用之升降，不能相无也，各从其动而复之耳。

德化、政令、灾变，视乎五气之动静，既有动静不同，自应有损益轻重之差，似乎不得一例而不然也。德化、政令、灾变，报施均平，一毫不能相加也。胜复盛衰之数，循环有宅，一毫不能相多也。往来大小之分（往来，进退消长也），张弛有常，一毫不能相过也。上下升降之用，气化有准，一毫不能相无也。各从其动之微甚而报复之耳。

帝曰：其病生何如？岐伯曰：德化者气之祥，政令者气之彰，变易者复之纪，灾眚者伤之始，气相胜者和，不相胜者病，重感于邪则甚也。

德化者气之祥和，政令者气之彰显，变易者招复之纪，灾眚者感伤之始。胜复之气，势力均平，足以相敌者和，不相敌者病，重感于邪则病甚也。

帝曰：善。所谓精光之论，大圣之业，宣明大道，通于无穷，究于无极也。余闻之，善言天者，必应于人，善言古者，必验于今，善言气者，必彰于物，善言应者，同天地之化，善言化言变者，通神明之理，非夫子孰能言至道欤！乃择吉日良兆而藏之灵兰之室，每旦读之，命曰气交变，非斋戒不敢发，慎传也。

五常政大论七十九

黄帝问曰：太虚寥廓，五运回薄，衰盛不同，损益相从，愿闻平气何如而名？何如而纪也？岐伯对曰：昭乎哉问也！木曰敷和，火曰升明，土曰备化，金曰审平，水曰静顺。

回薄者，回旋而薄迫也。以其衰盛不同，故有损益相殊。衰则不及，盛则太过，其非盛非衰，是谓平气。平气者，木曰敷和（敷宣和气，木之德也），火曰升明（升达明显，火之德也），土曰备化（化成丰备，土之德也），金曰审平（刑杀平审，金之德也），水曰静顺（安静柔顺，水之德也）。

帝曰：其不及奈何？岐伯曰：木曰委和，火曰伏明，土曰卑监，金曰从革，水曰涸流。

阳和委废，故曰委和。光明曲伏，故曰伏明。卑微监制，故曰卑监（土气遏陷，下为木气所刑，是谓卑监。如唐人命将，以阉官监军，动则牵制。将卑权轻也）。从顺变革，是曰从革（金性顺降，革而不降，是谓从革）。源流涸竭，是曰涸流。

帝曰：太过何谓？岐伯曰：木曰发生，火曰赫曦，土曰敦阜，金曰坚成，水曰流衍。

生气畅茂，是曰发生，阳光炎烈，是曰赫曦。气化丰厚，是曰敦阜。收成坚实，是曰坚成。源流浩衍，是曰流衍。

帝曰：三气之纪，愿闻其候。岐伯曰：悉乎哉问也！敷和之纪，木德周行，阳舒阴布，五化宣平，其气端，其性随，其应春，其类木，其用曲直，其化生荣，其候温和，其政发散，其令风，其脏肝，肝其畏清，其主目，其养筋，其病里急支满，其虫毛，其畜犬，其谷麻，其果李，其实核，其物中坚，其色苍，其味酸，其音角，其数八。

肝其畏清，木不胜金也。里急者，肝气不舒，支满者，肝脉循胁也。八者，木之成数也（《河图》数，天三生木，地八成之）。

升明之纪，正阳而治，德施周布，五化均衡，其气高，其性达，其应夏，其类火，其用燔灼，其化蕃茂，其候炎暑，其政明曜，其令热，其脏心，心其畏寒，其主舌，其养血，其病瞑瘛，其虫羽，其畜马，其谷麦，其果杏，其实络，其物脉，其色赤，其味苦，其音征，其数七。

心其畏寒，火不胜水也。瞤者，肌肉动惕，瘛者，筋脉急挛。七者，火之成数也（地二生火，天七成之）。

备化之纪，气协天休，德流四政，五化齐修，其气平，其性顺，其应长夏，其类土，其用高下，其化丰满，其候溽蒸，其政安静，其令湿，其脏脾，脾其畏风，其主口，其养肉，其病痞，其虫倮，其畜牛，其谷稷，其果枣，其实肉，其物肤，其色黄，其味甘，其音宫，其数五。

土为四象之母，故德流四政（四政，金木水火）。脾其畏风，土不胜木也。痞者，脾气不运，则病痞塞。五者，土之生数也（天五生土，地十成之）。

审平之纪，收而无争，杀而无犯，五化宣明，其气洁，其性刚，其应秋，其类金，其用散落，其化坚敛，其候清切，其政劲肃，其令燥，其脏肺，肺其畏热，其主鼻，其养皮毛，其病咳，其虫介，其畜鸡，其谷稻，其果桃，其实壳，其物外坚，其色白，其味辛，其音商，其数九。

肺其畏热，金不胜火也。九者，金之成数（地四生金，天九成之）。

静顺之纪，藏而勿害，治而善下，五化咸整，其气明，其性下，其应冬，其类水，其用沃衍，其化凝坚，其候凝肃，其政流衍，其令寒，其脏肾，肾其畏湿，其主二阴，其养骨髓，其病厥，其虫鳞，其畜彘，其谷豆，其果栗，其实濡，其物濡，其色黑，其味咸，其音羽，其数六。

肾其畏湿，水不胜土也。其主二阴，当云肾主耳（肾开窍于二阴，但他脏皆上主五官，此独云主阴，于例不伦）。濡，物之津液也。六者，水之成数（天一生水，地六成之）。

故生而勿杀，长而勿罚，化而勿制，收而勿害，藏而勿抑，是谓平气。

制，即监也，有制曰卑监，无制曰备化。

委和之纪，是谓胜生，生气不政，化气乃扬，长气自平，收令乃早，凉雨时降，风云并兴，草木晚荣，苍干凋落，物秀而实，肤肉内充，其气敛，其用聚，其主雾露凄怆，其脏肝，其发惊骇，其动软戾拘缓，其病摇动注恐，其虫毛介，其畜鸡犬，其谷稷稻，其果枣李，其实核壳，其色白苍，其味酸辛，其声角商，从金化也。少角与判商同，上角与正角同，上商与正商同，上宫与正宫同，其病肢废痈肿疮疡，邪伤肝也。萧瑟肃杀，则炎赫沸腾，眚于三，所谓复也，其主飞蠹蛆雉，乃为雷霆。

胜生，金刑木也（木主生）。木衰不能制土，故生气不政，化气乃扬（土主化）。木衰不能生火刑金，故长气自平（火主长），收令乃早（金主收）。燥金司权，则凉雨时降。湿土无制，则风云并兴。肃杀兼化，则草木晚荣，苍干凋落。金主收成，故物秀而实。肤肉内充，土气旺也。软戾拘缓，筋病也（肝主筋。软，弱。戾，强。拘，挛。缓，松也）。摇动注恐，风飘而神怯也（肝病则风生而动摇。肝主怒，肾主恐，肝气盛则怒，虚则下陷于水而恐生。注者，木郁贼土，而为泄利也）。木不及，则曰少角，金气乘之，半与金化相同（判，半也），故少角与判商同（化同少商）。厥阴司天，则曰上角（丁巳、丁亥年），木不及而得司天同气之助，则以少角而同正角，故曰少角与正角同。阳明司天，则曰上商（丁卯、丁酉年），木不及而遇司天胜己之克，则以上商而同正商，故曰上商与正商同。太阴司天，则曰上宫（丁丑、丁未年），木不制土而值湿土司天之时，则以上宫而同正宫，故曰上宫与正宫同。凡此或燥或湿，皆伤肝气，其病肢节残废，痈肿疮疡（筋挛则肢废，关节壅阻，则生痈肿疮疡）。金胜之极，萧瑟肃杀，则火来复之，炎赫沸腾。眚于三者，金火胜复，皆缘木弱，故灾归震宫，飞蠹蛆雉，悉秉火气而生。雷霆者，阳气之郁发，亦伏火之鼓宕也（春阳升动，为重阴所闭，冲激而出，则为雷霆。雷生于震木者，以中有火胎故也）。

伏明之纪，是谓胜长，长气不宣，藏气反布，收气自政，化令乃衡，寒清数举，暑令乃薄，承化物生，生而不长，成实而稚，遇化已老，阳气屈伏，蛰虫早藏，其气郁，其用暴，其至冰雪霜寒，其脏心，其发痛，其动彰伏变易，其病昏惑悲忘，其虫羽鳞，其畜马彘，其谷豆稻，其果栗桃，其实络濡，其色玄丹，其味苦咸，其声征羽，从水化也。少征与少羽同，上商与正商同，邪伤心也。凝惨栗冽，则暴雨霖霪，眚于九，其主骤注雷霆震惊，沉阴淫雨。

胜长，水刑火也（火主长）。火败水胜，故长气不宣，藏气反布。火败不能制金生土，故收气自政，化令乃平（衡，平也），火不敌水，故寒清数举，暑令乃薄。火衰土弱，则承化物生。生而不长（物承土化而生者，虽生不长），长气失政，则成实而稚，遇化已老（金能成而火不能长，故成实而稚。土欲化之，而其气非旺，易就衰竭，是遇化已老也）。其发痛者，寒水凌火，则痛作矣。显明为彰，屈抑为伏，变易者，火衰不能显达，明暗无常也。昏惑者，火虚而神迷也。火衰金旺则悲生（金主悲），神不蛰藏则善忘也。火不及，则曰少征，水气乘之，则与少羽同化，故少征与少羽同。火不制金，而值燥金司天之时（癸卯、癸酉年），则以上商而同正商，故曰上商与正商同，水胜之极，凝惨栗冽，则土来复之，暴雨霖霪。眚于九者，灾归离宫也。骤注沉阴淫雨者，土湿旺也。雷霆震惊者，雷伏于土中也。

卑监之纪，是谓减化，化气不令，生政独彰，长气整，雨乃愆，收气平，风寒并兴，草木荣美，秀而不实，成而秕也。其气散，其用静定，其主飘怒振发，其脏脾，其发濡滞，其动疡涌，分溃痈肿，其病留满痞塞，其虫倮毛，其畜牛犬，其谷豆麻，其果李栗，其实濡核，其色苍黄，其味酸甘，其声宫角，从木化也。少宫与少角同，上宫与正宫同，上角与正角同，其病飧泄，邪伤脾也。振拉飘扬，则苍干散落，其眚四维，其主败折，虎狼清气乃用，生政乃辱（秕，音比）。

减化，木胜土也（土主化）。土败木胜，故化气不令，生政独彰。木能生火，故长气整。土衰，故雨慇。土不生金，故收气平。土受木制，不能克水，故风寒并兴。草木荣美，土主成实，土虚，故秀而不实，成而秕也（秕，镰秕也。谷得秋金收成，坚老而其颗粒丰满，全由于土）。土主肌肉，肌肉臃肿，则生疡痈溃涌。脾土不运，为木所迫，则病留滞胀满，痞塞不通。土不及，则曰少宫，木气乘之，则与少角同化，故少宫与少角同。土不敌木，而遇湿土司天之助（乙丑、乙未年），则以上宫而同正宫，故曰上宫与正宫同。若值风木司天之克（己巳，己亥年），则以上角而同正角，故曰上角与正角同。脾土刑于肝木，水谷不消，故病飧泄。木胜之极，振拉飘扬，则金来复之，苍干散落。眚于四维者，灾归土位也。败折者，燥金之刑杀。虎狼，秉金气而生者也。

从革之纪，是谓折收，收气乃后，生气乃扬，长化合德，火政乃宣，庶类以蕃，其气扬，其用躁切，其主明曜炎烁，其脏肺，其发咳喘，其动铿禁瞀厥，其病嚏咳衄，其虫介羽，其畜鸡羊，其谷麻麦，其果李杏，其实壳络，其色白丹，其味苦辛，其声商征，从火化也。少商与少征同，上商与正商同，上角与正角同，邪伤肺也。炎光赫烈，则冰雪霜雹，眚于七，其主鳞伏彘鼠，岁气早至，乃生大寒（铿，音坑。瞀，音茂）。

折收，火刑金也。火能刑金，金不制木，故收气乃后，生气乃扬。火旺土生，故长化合德，火政乃宣，庶类以蕃。肺主声，铿者，其声铿然。禁者，禁栗寒战。肺主气，瞀厥者，气逆而昏冒也。金不及，则曰少商，火气乘之，则与少征同化，故少商与少征同。金不敌火，而遇燥金司天之助（乙卯、乙酉年），则以少商而同正商，故曰少商与正商同。金不制木，而值厥阴风木司天之时（乙巳、乙亥年），则以上角而同正角，故口上角与正角同。火胜之极，炎光赫烈，则水来复之，冰雪霜雹。眚于七者，灾归兑宫也，鳞伏蛙鼠，皆秉水气而生者也。

涸流之纪，是谓反阳，藏令不举，化气乃昌，长气宣布，蛰虫不藏，土润水泉减，草木条茂，荣秀满盛，其气滞，其用渗泄，其主埃郁昏医，其脏肾，其发燥槁，其动坚止，其病痿厥注下，其虫鳞倮，其畜彘牛，其谷黍稷，其果枣杏，其实濡肉，其色黅玄，其味甘咸，其声羽宫，从土化也。少羽与少宫同，上宫与正宫同，其病癃闭，邪伤肾也。埃昏骤雨，则振拉摧拔，眚于一，其主毛显狐貉，变化不藏。

反阳，土刑水也（水为阴，水败则阴反为阳）。水败土胜，故藏令不举，化气乃昌。水败不能制火，故长气宣布，蛰虫不藏。土邪贼水，故土润水减。藏气失职，冬行夏令，故草木条茂，荣秀满盛。坚止者，土气痞塞而坚硬也。痿厥者，湿伤筋骨，骸足不用也。注下者，湿盛而濡泄也。水不及，则曰少羽，土气乘之，则与少宫同化，故少羽与少宫同。水不敌土，而遇湿土司天之时（辛丑、辛未年），则以上宫而同正宫，故曰上宫与正宫同。湿旺木郁，疏泄不行，则便癃闭（小便不通）。土湿之极，埃昏骤雨，则木来复之，振拉摧拔。眚于一者，灾归坎宫也。木盛则毛虫显著，狐貉变化不藏，狐貉秉木气而生者也。

故乘危而行，不速而至，暴虚无德，灾反及之。微者复微，甚者复甚，气之常也。

五运不及，相胜者乘其孤危而行，不待召延而至，暴虐无德，至于其子来复，灾反及之。胜微者复微，胜甚者复甚，气化循环之常也。

发生之纪，是谓启敕，土疏泄，苍气达，阳和布化，阴气乃随，生气淳化，万物以荣，其化生，其象春，其气美，其政散，其令条舒，其德鸣靡启坼，其变振拉摧拔，其脏肝脾，其经足厥阴少阳，其动掉眩巅疾，其病怒，其虫毛介，其畜鸡犬，其谷麻稻，其果李桃，其物中坚外坚，其色青黄白，其味酸甘辛。上征则其气逆，其病吐利。不务其德，则收气复，称气劲切，甚则肃杀，清气大至，草木凋零，邪伤肝也（敷，古陈字）。

启敷，启发陈布也（《四气调神论》：春三月，此谓发陈，与此同义）。土疏泄，苍气达者，木气升达，则土气疏泄也。阳和布化，则阴气消退，故后随也。生气之化淳，故万物以荣。其物中坚者，木也，外坚者，金也（木之心坚，金之壳坚，木齐金化，则中外皆坚也）。少阴君火少阳相火司天，是谓上征。火为木子，子居母上，则其气逆，其病为吐利（壬子、壬午、壬寅、壬申）。木不务德而克土，则金来复之，故劲切肃杀，草木凋零，清邪伤肝也。

赫曦之纪，是谓蕃茂[1]，阴气内化，阳气外荣，炎暑施化，物得以昌，其化长，其象夏，其气高，其政动，其令鸣显，其德喧暑郁蒸，其变炎烈沸腾，其脏心肺，其经手少阴太阳，手厥阴少阳，其动炎灼妄扰，其病笑疟疮疡血流狂妄目赤，其虫羽鳞，其畜羊彘，其谷麦豆，其果杏栗，其物脉濡，其色赤白玄，其味苦辛咸。上羽与正徵同，其收齐，其病痓，上徵而收气后也。暴烈其政，藏气乃复，时见凝惨，甚则雨水霜雹切寒，邪伤心也。

阴气内化，阴退于内，阳气外荣者，阳畅于外也。鸣显者，阳气之外光也（鸣显，当作明显）。炎灼妄扰者，火炎热盛，谵妄扰乱也。心主笑，笑疟疮疡血流狂妄目赤，皆火证也。火运太过，得寒水司天以制之，则与正徵同化，故上羽与正徵同（戊辰、戊戌）。火既有制，则金不受刑，收令自齐（齐，备也）。若感冒风寒，郁其火令，则为痓病（痓，音炽，义与痉同）。痓

---

① 蕃茂：繁荣茂盛。

者，头摇口噤，脊背反折之病也。若遇二火司天，运临上徵，火旺金衰，则收气乃后。火政暴烈而克金，则水来复之，故凝惨寒冽，雨水霜雹，寒邪伤心也。

敦阜之纪，是谓广化，厚德清静，顺长以盈，至阴内实，物化充成，埃朦郁，见于厚土，大雨时行，湿气乃用，燥政乃辟，其化圆，其象长夏，其气丰，其政静，其令周备，其德柔润重淖，其变震惊飘骤崩溃，其脏脾肾，其经足太阴阳明，其动濡积并稸，其病腹满四肢不举，其虫倮毛，其畜牛犬，其谷稷麻，其果枣李，其物肌核，其色黅玄苍，其味甘咸酸（此下阙数语），大风迅至，邪伤脾也。

广化，土化广大也。土旺故厚德清静，顺长气而丰盈。土为至阴（《六节脏象论》：此至阴之类，通于土气），至阴内实，故物化充满而成就。土气蒸腾，则化云雾，故埃朦郁，见于厚土（厚土，高山也）。燥气乃辟者，湿胜燥也。震惊飘骤者，湿胜木郁，烈风雷雨并作也。崩溃者，堤崩水决，湿胜则土自伤也。濡积并稸者，湿旺脾瘀，蓄积壅塞也。腹满四肢不举，土湿脾伤，中气不运，脐腹胀满，四肢失秉也。土不务德而克水，则木来复之，故大风迅至，风邪伤脾也。

坚成之纪，是谓收引，天气洁，地气明，阳气随，阴治化，燥行其政，物以司成，收气繁布，化洽不终，其化成，其象秋，其气削，其政肃，其令锐切，其德雾露萧瑟，其变肃杀凋零，其脏肺肝，其经手太阴阳明，其动暴折疡疰，其病喘喝胸凭仰息，其虫介羽，其畜鸡马，其谷稻麦，其果桃杏，其物壳络，其色白青丹，其味辛酸苦。上徵与正商同，其生齐，其病咳。政暴变则名木不荣，柔脆焦首，长气斯救，大火流炎，烁且至，蔓将槁，邪伤肺也。

收引者，金气收敛，引阳气于地下也。阴气司权而主治化，则阳气随之归于水中，燥行其政，故万物告成。收气既盛，故土之化洽不终。其气削者，收敛而陨落也。暴折者，金之刑伤。疡疟者，皮肤之疾也。喘喝者，肺气之逆。胸凭仰息者，胸膈壅满，凭物仰身而布息也。金运太过，得二火司天以制之，则与正商同化，故上征与正商同（庚子、庚午、庚寅、庚申）。金既有制，则木不受刑，生政自齐。若感冒风寒，郁其金气，则病咳嗽（肺金制于二火，故病咳嗽也）。金政暴变而克木，则火来复之，故火流蔓槁，热邪伤肺也。

流衍之纪，是谓封藏，寒司物化，天地严凝，脏政以布，长令不扬，其化凛，其气坚，其政谧，其象冬，其令流注，其德凝惨寒雱，其变冰雪霜雹，其脏肾心，其经足少阴太阳，其动漂泄沃涌，其病胀，其虫鳞倮，其畜彘牛，其谷豆稷，其果栗枣，其物濡肉，其色黑丹黅，其味咸甘苦。上羽而长气不化也。政过则化气大举，而埃昏气交，大雨时降，邪伤肾也。

水胜火败，故藏政以布，长令不扬，谧，静也。雱雨飞雪，飞扬之象。漂泄沃涌，下泄利而上涌吐也。胀者，水旺土湿，脾气不运也，水运太过，若遇寒水司天，运临上羽，水旺火衰，则长气不化。水政过暴而克火，则土来复之，故埃昏大雨，湿邪伤肾也。

故曰：不恒其德，则所胜来复，政恒其理，则所胜同化，此之谓也。

恒，常也。太过之运，暴虐失常，则胜己者必来复之，政不失常，则胜己者亦同其化，不相克也。

帝曰：善。其岁有不病，而脏气不应者何也？岐伯曰：天气制之，气有所从也。

岁运当病而不病，脏气当应而不应者，司天之气制之，则从乎天气，而不从乎岁气也。

帝曰：愿卒闻之。岐伯曰：少阳司天，火气下临，肺气上从，白起，金用革，木乃眚，火见燔焫，大暑以行，咳嚏衄衊鼻窒，口疡寒热胕肿。风行于地，尘沙飞扬，心痛胃脘痛，厥逆膈不通，其主暴速。

少阳相火司天，火气下临，而克肺金，肺气上从，白色应之，金用变革。金败于火，则克其所胜，木乃被害。火见燔炳，大暑以行，肺金受伤，则咳嚏衄蚵鼻窒，疮疡寒热胕肿（肺窍于鼻而外司皮毛，故为病如是）。少阳司天，则厥阴在泉，风行于地，尘沙飞扬。足少阳与足厥阴为表里，足厥阴下陷，则足少阳上逆，以甲木而克戊土，故胃脘当心而痛（心下者，胃之上脘，戊土刑于甲木，胃气逆冲，心下逼迫，故心与胃脘皆痛也）。胃气上逆，土木填塞，故胸膈不通。少阳相火与厥阴风木，其性皆迅速，故二气司天在泉，皆主速也。

阳明司天，燥气下临，肝气上从，苍起，木用革，土乃眚，凄沧数至，木伐草萎，胁痛目赤，掉振鼓栗，筋痿不能久立。火行于地，暴热至，土乃暑，流水不冰，蛰虫乃见，阳气郁发，小便变，寒热如疟，甚则心痛。

阳明燥金司天，燥气下临，而克肝木，肝气上从，苍色应之，木用废革。木败于金，则克其所胜，土乃被害。燥金得政，凄沧数至，木伐草萎。肝气受伤，则胁痛目赤，掉振鼓栗，筋脉痿软，不能久立（掉振鼓栗，风木战摇之象）。阳明司天，则少阴在泉，火行于地，则暴热忽至，土气乃暑，流水不冰，蛰虫乃见。阳气郁发于湿土之中，小便变常，黄赤不利。阳郁不达，寒热如疟，甚则心痛也。

太阳司天，寒气下临，心气上从，丹起，火用革，金乃眚，寒清时举，胜则水冰，火气高明，心热烦，嗌干善渴，衄嚏，喜悲数欠，热气妄行，寒乃复，霜不时降，善忘，甚则心痛。土乃润，水丰衍，寒客至，沉阴化，湿气变物，水饮内稸，中满不食，皮㿏（㿏，痹也）肉苛，筋脉不利，甚则胕肿身后痈。

太阳寒水司天，寒气下临，而克心火，心气上从，丹色应之，火用斥革。火败于水，则克其所胜，金乃被害。水旺故寒清时举。寒甚则水为之冰。火为水刑，逆而上炎，心热烦生，嗌干善渴。火逆肺伤，则鼽嚏喜悲（肺主悲）。阴盛于下，召引阳气，则数为呵欠（义详《灵枢·口问》）。热气妄行，克伤肺脏，寒水乃复，霜不时降。寒水凌火，神失蛰藏，故心痛而善忘也。太阳司天，则太阴在泉，湿旺土润，水气丰衍。客寒至此（司天为客，在泉为主，太阳司天，故寒为客气），为沉阴所化（沉阴，湿土也），不能司令，则太阴当权，湿气变物，水饮内稸，中满不食（水停则土湿脾郁，故中满不食）。湿气郁阻，皮㿏（㿏，痹也）肉苛，筋脉不利，甚则皮肤浮肿，身后痈生也（水性流湿，身后，太阳寒水之经，寒水得湿，则生痈疽）。

厥阴司天，风气下临。脾气上从，黄起，土用革，水乃眚，风行太虚，云物摇动，目转耳鸣，体重肌肉萎，食减口爽。火纵其暴，地乃暑，蛰虫数见，流水不冰，大热消烁，赤沃下，其发机速。

厥阴风木司天，风气下临，而克脾土，脾气上从，黄色应之，土用改革。土败于木，则克其所胜，水乃被眚。木旺则风行太虚，云物摇动，目转耳鸣。土为木刑，则体重肉萎，食减口爽（口不知味曰爽）。厥阴司天，则少阳在泉，相火纵暴，地气乃暑，蛰虫数见，流水不冰。人感其气，大热消烁，赤沃泄下（赤沃者，湿热所瘀蒸也）。其病机发作甚速也。

少阴司天，热气下临，肺气上从，白起，金用革，木乃眚，大暑流行，金烁石流，喘呕寒热，嚏鼽衄鼻窒，甚则疮疡燔灼。地乃燥，凄沧数至，肃杀行，草木变，胁痛善太息。

少阴君火司天，热气下临，而克肺金，肺气上从，白色应之，金用更革。金败于火，则克其所胜，木乃被眚。火旺则大暑流行，金烁石流。肺气受伤，喘呕寒热，嚏喷鼽衄鼻窒。甚则皮肤被灾，疮疡燔灼。少阴司天，则阳明在泉，金旺地燥，凄沧数至，肃杀以行，草木胥变。木为金刑，肝气受害，胁肋疼痛而善太息（肺主悲，脾主忧，悲忧郁结，中气不舒，故太息以出之）。太息者，金旺而木衰也。

太阴司天，湿气下临，肾气上从，黑起，水变革，火乃眚，埃昏云雨，胸中不利，阴痿，气大衰而不起不用，当其时反腰椎痛，厥逆，动转不便也。地乃藏阴，大寒且至，蛰虫早附，地裂冰坚，心下痞痛，少腹痛，时害于食，乘金则止水增，味乃咸，行水减也。

太阴湿土司天，湿气下临，而克肾水，肾气上从，黑色应之，水用变革。水败于土，则克其所胜，火乃被眚。土旺湿蒸，则埃昏云雨。湿盛胃逆，胸中不利。土湿木郁，阴痿气衰，不起不用。若当土旺之时（长夏、四季），肾水受伤，风木下陷，反腰椎疼痛，手足厥逆，动转不便。太阴司天，则太阳在泉，寒水封蛰，地乃藏阴，大寒且至，蛰虫早附，地裂冰坚。寒水凌心，则心下痞满。水寒木陷，则少腹疼痛。寒水侮土，则时害于食。若乘金运相生（乙丑、乙未），寒水有助，则止水增加，味乃作咸（止水，海水，海水味咸），行水消减也（行水，百川也。水曰润下，润下作咸，润下之水，莫过于海，故海水作咸。此以太阳在泉，应在润下之水，故止水独增，味乃作咸也）。

帝曰：善。气始而生化，气散而有形，气布而蕃育，气终而象变，其致一也。然而五味所资，生化有薄厚，成熟有多少，始终不同，其故何也？岐伯曰：地气制之也，非天不生而地不长也。

万物枯荣，皆由于气，气始而有生化，气散而有形质（散谓发散），气布而物蕃育（布谓舒布），气终而象变易（终谓气尽），万物秉赋，其致一也。然而五行滋息，而生五味（百族之繁，五味尽之），五味所资，生化则有薄厚，成熟则有多少，散布非一，始终不同，其故何也？此缘在泉之气制之，非天之不生而地之不长也（天地之生长，一也，而在泉之气，六者不同，故物有薄厚多少之殊也)。

帝曰：愿闻其道。岐伯曰：寒热燥湿，不同其化也。

在泉之气，寒热燥湿，其化不同，故生化成熟亦殊。

故少阳在泉，寒毒不生，其味辛，其治苦酸，其谷苍丹。

少阳相火在泉，热甚，故寒毒不生（性之极寒者，则有毒。下文仿此）。金受火刑，则作辛味，故其味辛。少阳在下，则厥阴在上，相火味苦而色丹，风木味酸而色苍，故其治苦酸（治者，乘权而主治也），其谷苍丹（与木火同气，是以独旺也）。

阳明在泉，湿毒不生，其味酸，其治辛苦甘，其谷丹素。

阳明燥金在泉，燥盛，故湿毒不生。木受金刑，则作酸味，故其味酸。阳明在下，则少阴在上，燥金味辛而色素，君火味苦而色丹，故其治辛苦，其谷丹素。土味甘，土者，火之子金之母，位居火金之间，故兼甘味。

太阳在泉，热毒不生，其味苦，其治淡咸，其谷黔秬。

太阳寒水在泉，寒盛，故热毒不生。火受水刑，则作苦味，故其味苦。太阳在下，则太阴在上，寒水味咸而色秬（秬，黑黍也），湿土味淡而色黔，故其治淡咸，其谷黔秬。

厥阴在泉，清毒不生，其味甘，其治酸苦，其谷苍赤。

厥阴风木在泉，风盛，故清毒不生。土受木刑，则作甘味，故其味甘。厥阴在下，则少阳在上，故其治咸苦，其谷苍赤。

少阴在泉，寒毒不生，其味辛，其治辛苦甘，其谷白丹。

少阴君火在泉，热盛，故寒毒不生。金受火刑，则作辛味，故其味辛。少阴在下，则阳明在上，故其治辛苦（其义见前），其谷白丹。

太阴在泉，燥毒不生，其味咸，其治甘咸，其谷黔秬。

太阴湿土在泉，湿盛，故燥毒不生。水受土刑，则作咸味，故其味咸。太阴在下，则太阳在上，故其治甘咸，其谷黔秬。

其气专，其味正，化淳则咸守，气专则辛化而俱治。

六气惟太阴湿土在泉，则为得位（以土归土故也），其气最专，其味最正（土主五味，其味为甘，甘得五味之中）。土主化，化生五味，自得为甘，化淳则水不侮土，咸得其守，气专则金有所生，与辛化俱治也。

帝曰：岁有胎孕不育，治之不全，何气使然？岐伯曰：六气五类，有相胜制也。同者盛之，异者衰之，此天地之道，生化之常也。

六气化生动物有五，毛虫之类，麟为之长，羽虫之类，凤为之长，倮虫之类，人为之长，介虫之类，龟为之长，鳞虫之类，龙为之长。毛虫属木，羽虫属火，倮虫属土，介虫属金，鳞虫属水。其于六气，各有胜制生化之殊，同其气则盛，异其气则衰，此天地之道，生化之常也。

故厥阴司天，毛虫静，羽虫育，介虫不成，在泉，毛虫育，倮虫不育。

风木司天，与毛虫同气，故静。相火在下，与羽虫同气，故育。金受火刑，故介虫不成。风木在泉，故毛虫育。土受木刑，故倮虫不育。

岁半之前，天气主之，岁半之后，地气主之。司天主上半年，在泉主下半年。

少阴司天，羽虫静，介虫育，毛虫不成，在泉，羽虫育，介虫不育。

君火司天，故羽虫静。燥金在下，故介虫育。木受金刑，故毛虫不成。君火在泉，故羽虫育。金受火刑，故介虫不育。

太阴司天，倮虫静，鳞虫育，羽虫不成，在泉，倮虫育，鳞虫不成。

湿土司天，故倮虫静。寒水在下，故鳞虫育。火受水刑，故羽虫不成。湿土在泉，故倮虫育。水受土刑，故鳞虫不成。

少阳司天，羽虫静，毛虫育，倮虫不成，在泉，羽虫育，介虫不育。

相火司天，故羽虫静。风木在下，故毛虫育。土受木刑，故倮虫不成。相火在泉，故羽虫育。金受火刑，故介虫不育。

阳明司天，介虫静，羽虫育，在泉，介虫育，毛虫不成。

燥金司天，故介虫静。君火在下，故羽虫育。燥金在泉，故介虫育。木受金刑，故毛虫不成。

太阳司天，鳞虫静，倮虫育，在泉，鳞虫育，羽虫不育。

寒水司天，故鳞虫静，湿土在下，故倮虫育。寒水在泉，故鳞虫育。火受水刑，故羽虫不育。

诸乘所不成之运，则甚也。故气主有所制，岁立有所生，地气制己胜，天气制胜己。天制色，地制形。各有制，各有胜，各有主，各有成。五类盛衰，各随其气之所宜也。

五类为天地之气所制，再乘所不成之运，则更甚也。如风木主令（司天、在泉），再乘木运，则倮虫不成，二火主令，再乘火运，则介虫不成，湿土主令，再乘土运，则鳞虫不成，燥金主令，再乘金运，则毛虫不成，寒水主令，再乘水运，则羽虫不成。以六气而合五运，其制胜尤甚也。六气分主有所制，岁运中立有所生（岁立，《六微旨论》：子甲相合，命日岁立是也），地气制乎己胜，天气制乎胜己（六气司天，乘权秉令，故不但制己胜，兼制胜己）。在天成象，故天制五色（色即象也）。在地成形，故地制五形。有生则盛，有制则衰，五类之盛衰，各随其气之所宜也（五类与六气相宜则盛，如青色毛形与木气相宜是也）。五脏之从革，天气制之。五味之始终，地气制之。五类之盛衰，天气地气皆制之也。

故有胎孕不育，治之不全，此气之常也，所谓中根也。根于外者亦五，故生化之别，有五气、五味、五色、五类、五宜也。

六气有制胜，五类有同异，气同则盛，气异则衰，故有胎孕不育。缘为天地所制，治化不全，此六气之常也，所谓根于中也

（动物根于中，以神机为主）。根于外者，亦有五等（植物根于外，以气立为主），故生化之殊别，有五气（臊、焦、香、腥、腐）、五味（酸、苦、甘、辛、咸）、五色（青、赤、黄、白、黑）五类、五宜之不同，与六气错综，必有盛衰也。

帝曰：何谓也？岐伯曰：根于中者，命曰神机，神去则机息，根于外者，命曰气立，气止则化绝。故曰不知年之所加，气之同异，不足以言生化，此之谓也。

根于中者，以神为机，故有知觉，神去则机息，根于外者，由气而化，故有枝干，气止则化绝。所以然者，以年运有加临，六气有同异，则万物有盛衰也。若不知年之加临，气之同异，则不足以言生化之妙也。

帝曰：天不足西北，左寒而右凉，地不满东南，右热而左温，其故何也？岐伯曰：阴阳之气，高下之理，太少之异也。

天不足西北，故乾为天门，此天气之所缺也。地不满东南，故巽为地户，此地气之所缺也。背乾面巽而观之，北在左，西在右，是左寒而右凉也，南在右，东在左，是右热而左温也。此以阴阳之气各有分位（东南为阳，西北为阴），高下之理（西北高，东南下），太少之异也（南为太阳，东为少阳，北为太阴，西为少阴）。

东南方阳也，阳者其精降于下，故右热而左温。西北方阴也，阴者其精奉于上，故左寒而右凉。是以地有高下，气有温凉，高者气寒，下者气热。

阳自上而下降，东南方下，故右热而左温。阴自下而上奉，西北方高，故左寒而右凉。以地有高下，气有温凉，高者气寒，下者气热，一定之数也。

故适寒凉者胀满，温热者疮，下之则胀已，汗之则疮已。此腠理开闭之常，太少之异耳。

感冒寒凉，则腠理闭而内生胀满，感伤温热，则腠理开而外生疮疡，下之则胀内已，汗之则疮外已。此腠理开闭，随乎地势之常，阴阳太少之异耳（阴主闭，阳主开）。

帝曰：其于寿夭何如？岐伯曰：阴精所奉其人寿，阳精所降其人夭。

阴精所奉，表固阳密，故其人寿。阳精所降，表疏阳泄，故其人夭。

帝曰：善。一州之气，生化寿夭不同，其故何也？岐伯曰：高下之理，地势使然也。崇高则阴气治之，污下则阳气治之，阳盛者先天，阴盛者后天。此地理之常，生化之道也。

一州地势，亦有高下，其生化寿夭之不同者，此方域高下之理，地势使之然也。盖崇高之处常寒，则阴气治之，污下之处常热，则阳气治之，阳盛者气化先天而至，阴盛者气化后天而至。此地理之常，生化之道也。

帝曰：其有寿夭乎？岐伯曰：高者其气寿，下者其气夭，地之小大异也。小者小异，大者大异。

大凡高者则其气寿，下者则其气夭，一州与天下皆然，但地之小大异也。小如一州，则寿夭小异，大如天下，则寿夭大异。

帝曰：善。其病也，治之奈何？岐伯曰：西北之气，散而寒之，东南之气，收而温之，所谓同病异治也。

西北气寒，表闭而内热，治宜发散而寒中，东南气热，表泄而内寒，治宜敛表而温里，所谓同病而异治也。

气寒气凉，治以寒凉，行水渍之。气温气热，治以温热，强其内守。必同其气，可使平也。假者反之。

地气寒凉，人多内热，治以寒凉，行水渍之（热汤熏渍取汗），以泄其表。地气温热，人多内寒，治以温热，强其内守（使其气不外走），以固其里。必同其地气之寒热，乃可使平也。若东南而有假热，西北而有假寒，则宜反之，不拘此例也。

治热以寒，温而行之，治寒以热，凉而行之，治温以清，冷而行之，治清以温，热而行之。故消之削之，吐之下之，补之泻之，久新同法。气反者，病在上，取之下，病在下，取之上，病在中，傍取之。

以寒治热，温而行之，同其内热也。以热治寒，凉而行之，同其内寒也。以清治温，冷而行之，异其里温也。以温治清，热而行之，异其里清也。满者消之，坚者削之，高者吐之，低者下之，虚者补之，实者泻之，病有新久，其法则同也。气之反者，病在上而取之下，病在下而取之上，病在中而傍取之，所谓假者反之也。

故曰，补上下者从之，治上下者异之，以所在寒热盛衰而调之。上取下取，内取外取，以求其过。能毒者以厚药，不胜毒者以薄药。此之谓也（能，音耐）。

虚则宜补，补上下者从之，顺其外之寒温，以热疗寒，以寒疗热也（寒药温行，热药凉行，亦从治之法也），实则宜攻，攻上下者异之（治即攻也），反其外之寒温，以热治寒，以寒治热也（清药冷行，温药热行，亦反治之法也），以其所在之寒热盛衰而调之（因地制宜）。上取下取（或取之上，或取之下，或病在上，取之下，或病在下，取之上），内取外取（或病在表，固其里，或病在里，泄其表，或病在中，旁取之，或病在旁，中取之），以求其过（求其有过之处），能毒者，治之以气厚之药（西北人多能毒），不胜毒者，治以气薄之药（东南人多不胜毒，此其大概也），随其肠胃之坚脆不同也。

故治病者，必明天道地理，阴阳更胜，气之先后，人之寿夭，生化之期，乃可以知人之形气矣。

治病者，必明天地之道理，阴阳之更胜（西北阴盛，东南阳盛），气化之先后（阳盛者先天，阴盛者后天），人命之寿夭（高者其气寿，下者其气夭），生化之期候（土地有寒温，生化有迟早），乃可以知人气之虚实矣（东南之形气虚，西北之形气实）。

帝曰：病在中而不实不坚，且聚且散奈何？岐伯曰：悉乎哉问也！无积者求其脏，虚则补之，药以祛之，食以随之，行水渍之，和其中外，可使毕已。

病在中，不坚不实，且聚且散，未成积聚也。无积者求其脏，气虚则补之（无积则非实证，不可泻也），用药以祛之，用食以随之，行水以渍之。表里兼医，令其中外调和，可使尽愈也（承病在中，旁取之二句）。

帝曰：有毒无毒，服有约乎？岐伯曰：病有新久，方有大小，有毒无毒，固有常制矣。大毒治病，十去其六，常毒治病，十去其七，小毒治病，十去其八，无毒治病，十去其九，谷肉果菜，食养尽之。无使过之，伤其正也。不尽，行复如法。

约，制也。病有新久不同，方有大小不一，有毒无毒之药，服之固有常制。大毒治病，十去其六而止，常毒治病，十去其七而止，小毒治病，十去其八而止，无毒治病，十去其九而止。其未去者，以谷肉果菜，饮食调养尽之。无使毒药过剂，伤其正气也。若其不尽，则行复如法，用药以祛之，用食以随之（承能毒者以厚药，不胜毒者以薄药二句）。

必先岁气，无伐天和，无盛盛，无虚虚，而遗人夭殃，无致邪，无失政，绝人长命。

用药之法，必以岁气为先（法运气之盈虚，顺阴阳之消长），无伐天和（天和者，天运自然之气数也，逆岁气则伐伤天和矣）。无盛其所盛，无虚其所虚，而遗人夭殃。无助其邪，无损其正，而绝人长命。盛盛虚虚，助邪损正，所谓逆岁气而伐天和者也。

帝曰：妇人重身，毒之何如？岐伯曰：有故无殒，亦无殒也。帝曰：愿闻其故何谓也？岐伯曰：大积大聚，其可犯也，衰其大半而止，过者死（此段旧误在《六元正纪大论》）。

妇人重身（怀子也），病宜毒药，毒之恐其胎殒，若有病则病受之，不至殒伤，有故而胎不殒（故即病也），则用药而胎亦不殒也。盖大积大聚，虽在重身之人，亦可犯也，但须衰其大半而止，过者则死耳。

帝曰：其久病者，其气从不康，病去而瘠奈何？岐伯曰：昭乎哉圣人之问也！化不可代，时不可违。夫经络以通，血气以从，复其不足，与众齐同，养之和之，静以待时，谨守其气，无使倾移，其形乃彰，生气以长，命曰圣王。故《大要》曰，无代化，无违时，必养必和，待其来复，此之谓也。帝曰：善。

久病伤损，气从不康，病去而形体羸瘦，此非医药所能遽复也。盖造化之理，盈虚消长，自有定时，化不可代，时不可违。夫经络既通，血气既顺，复其不足，与众相同，此须养之和之，静以待时，谨守其气，无使倾移，其形体已彰，其生化自长，如此命曰圣王之定法。故《大要》曰（《大要》，古书），无代化，无违时，必养必和，待其精神血肉之来复，正此义也（承病有久新句推之）。

素问悬解卷十一终　　归安徐巽言校字

素问悬解卷十二

运 气

至真要大论八十

黄帝问曰：五气交合，盈虚更作，余知之矣。六气分治，司天地者，其化何如？愿闻上合昭昭，下合冥冥奈何？岐伯再拜对曰：明乎哉问也！此天地之大纪，人神之通应，道之所生，工之所疑也。

上合昭昭谓司天，下合冥冥谓在泉。

帝曰：愿闻其道也。岐伯曰：厥阴司天，其化以风，少阴司天，其化以热，太阴司天，其化以湿，少阳司天，其化以火，阳明司天，其化以燥，太阳司天，其化以寒。

六气司天之化。

帝曰：地化奈何？岐伯曰：司天同候，间气皆然。帝曰：间气何谓？岐伯曰：司左右者，是谓间气也。帝曰：何以异之？岐伯曰：主岁者纪岁，间气者纪步也。

司地之化，与司天同候。在司天司地之左右者，谓之间气。地之间气，亦与天之间气相同。间气之异于司天司地者，司天司地是主岁者，统纪一岁，间气是主岁者，但纪一步也（司天主前半岁，司地主后半岁，是谓主岁者纪岁。间气主步，一步六十日，是谓间气者纪步）。

帝曰：主岁奈何？岐伯曰：厥阴司天为风化，在泉为酸化，司气为苍化，间气为动化。少阴司天为热化，在泉为苦化，不司气化，居气为灼化。太阴司天为湿化，在泉为甘化，司气为黅化，间气为柔化。少阳司天为火化，在泉为苦化，司气为丹化，间气为明化。阳明司天为燥化，在泉为辛化，司气为素化，间气为清化。太阳司天为寒化，在泉为咸化，司气为玄化，间气为藏化。

司天主前半岁，在泉主后半岁，所谓主岁也。而一岁六气，司天主三之气，在泉主终之气，所谓司气也。其主初气、二气、四气、五气者，是间气也。少阴君火，六气之主，君主无为，宰相代行其令，故少阴不司气化。如北政之岁，少阴在泉，则寸口不应，南政之岁，少阴司天，则寸口不应，是不司气化之证据也（旧注：气有六，运有五，不可气化者，不主运也。夫主运者五行，非六气也，六气皆不主运，何但少阴耶！）

故治病者，必明六化分治，五味五色所生，五脏所宜，乃可以言盈虚之作，病生之绪也。

治病者，必明六化之分治，五味五色之所由生，五脏之所宜，乃可以言六气盈虚之更作，病生衰旺之条绪也（相生者气盈，被克者气虚，感而生病，盛衰不同，此条绪所由分也）。

帝曰：厥阴在泉而酸化先，余知之矣。风化之行也何如？岐伯曰：风行于地，所谓本也。余气同法。本乎天者，天之气也，本乎地者，地之气也，天地合气，六节分而万物化生矣。

天之六气，化生地之五行，如厥阴之风行于地而化木，所谓木之本也。余气与此同法。五行本乎天，本乎天者，天之气也。六气本乎地，本乎地者，地之气也（天数五，地数六，天之六气应乎十二支，原为地数也）。天地合气，则六节分、五行列，而万物由此化生矣。

帝曰：主岁害脏何谓？岐伯曰：以所不胜命之，则其要也。帝曰：其主病何如？岐伯曰：以所临脏位命其病者也。故曰，谨候气宜，无失病机，此之谓也。司岁备物，则无遗主矣。

人之脏气，与天地相通，脏气不胜主岁之气，则脏气受害，所谓主岁害脏也。观其主岁之气，以所不胜之岁命之，则知主岁之所害为何脏矣。百病之生，悉由于此，欲知所主何病，但以主岁所临之脏位命之，何脏不胜，则何病生焉。故曰，谨候气宜（六气之宜），无失病机，此之谓也（病机解在篇末）。治法备诸司岁之物，则主岁所主之病，无有所遗矣。

帝曰：先岁物何也？岐伯曰：天地之专精也。帝曰：非司岁物何谓也？岐伯曰：散也，故质同而异等也。

主岁所生者，谓之岁物，所以先用之者，以其得天地之专精也。非司岁所生之物，则气散矣，故物质虽同，而其等则异也。

帝曰：司气者何也？岐伯曰：司气者主岁同，然有余不足也。故气味有厚薄，性用有躁静，治保有多少，力化有浅深，此之谓也。

司天主前半岁，在泉主后半岁，所谓主岁也，而司天又司三气，在泉又司终气，所谓司气也。司气者即主岁之气，故其生物皆同。然但秉一气之力，不得主岁全气，故大同之中，则有有余不足之殊（主岁者有余，司气者不足）。其间气味有厚薄，性用有躁静，治保有多少，力化有浅深，其品不齐也（旧注以司气为主运，运有太过有不及，何得较之岁物概属不足？此最不通之论也）。

帝曰：善。天气之变何如？岐伯曰：厥阴司天，风淫所胜，则太虚埃昏，云物以扰，寒消春气，流水不冰，蛰虫不去，民病胃脘当心而痛，上支两胁，膈咽不通，饮食不下，舌本强，食则呕，腹胀水闭，冷瘕溏泄。病本于脾，冲阳绝，死不治。

厥阴司天，风淫所胜，则湿土受害，故民生木刑土败之病。心痛支胁，膈咽不通，饮食不下，舌强食呕者，胆胃之上逆。腹胀水闭，冷瘕溏泄者，肝脾之下陷。冲阳，足阳明胃脉，在足跗上，其动应手，绝则胃气败竭，故死也。

少阴司天，热淫所胜，怫热至，火行其政，民病胸中烦热，嗌干，右胠满，皮肤痛，寒热咳喘，鼽衄嚏呕，唾血泄血，溺色变，甚则疮疡胕肿，肩背臂臑及缺盆中痛，心痛，肺䐜腹大满，膨膨而喘咳。病本于肺，尺泽绝，死不治。

少阴司天，热淫所胜，则燥金受害，故民生火刑金败之病。肺行右胁，司皮毛，故右胠满，皮肤痛。溺色变者，肺热则溺黄赤也。肩背臂臑缺盆者，肺经所行也。手足太阴，两经同气，肺脾气郁，故肺䐜腹满大也。尺泽，手太阴肺脉，在肘内廉横文中，其动应手。

太阴司天，湿淫所胜，则沉阴且布，雨变枯槁，胕肿骨痛，阴痹，阴痹者，按之不得，腰脊头项痛，大便难，阴器不用，饥不欲食，咳唾则有血，心如悬，时眩。病本于肾，太溪绝，死不治。

太阴司天，湿淫所胜，则寒水受害，故民生土刑水败之病。时雨沾润，故枯槁变易。腰脊头项骨痛者，肾主骨也。大便难，阴器不用者，肾窍于二阴也（土湿木郁，不能疏泄谷道，故大便难。肝主筋，木郁筋痿，故阴器不用。饥不欲食，咳唾则有血者，土湿胃逆，肺金不降也。肺胃上逆，则收敛失政，君相浮升，故心悬头眩。太溪，少阴肾脉，在足内踝后陷中，其动应手。

少阳司天，火淫所胜，则温气流行，金政不平，民病头痛，发热恶寒而疟，皮肤痛，色变黄赤，传而为水，身面胕肿，腹满仰息，泄注赤白，疮疡，咳唾血，烦心胸中热，甚则鼽衄。病本于肺，天府绝，死不治。

少阳司天，火淫所胜，则燥金受害，故民生火刑金败之病。天府，太阴肺脉，在臂臑内廉腋下三寸，其动应手。

阳明司天，燥淫所胜，则大凉革候，木乃晚荣，草乃晚生，生郁于下，名木敛，草焦上首，蛰虫来见，民病寒清于中，筋骨内变，左胠胁痛腰痛，心胁暴痛，不可反侧，腹中鸣，注泄鹜溏，丈夫癞疝，妇人少腹痛，感而疟，咳，嗌干面尘，目眜眦疡，疮痤痈肿。病本于肝，太冲绝，死不治。

阳明司天，燥淫所胜，则风木受害，故民生金刑木败之病。肝主筋，行于左胁，故筋骨变，左胁痛。木陷于水，故腰痛（肾位在腰）。君火失生，故心痛。木陷而风生，下泄后窍，故腹鸣注泄，肝气寒凝，故成癞疝。木主色，故面尘。肝窍于目，故目眜眦疡。太冲，厥阴肝脉，在足大指本节后二寸，其动应手。

太阳司天，寒淫所胜，则寒气反至，水且冰，运火炎烈，雨暴乃雹，民病厥心痛，心澹澹大动，胸腹满，胸胁胃脘不安，龂衄善悲，时眩仆，呕血泄血，血变于中，发为痈疡，手热肘挛腋肿，面赤目黄，甚则色炲，嗌干善噫，渴而欲饮。病本于心，神门绝，死不治。所谓动气，知其脏也。

太阳司天，寒淫所胜，则君火受害，故民生水刑火败之病。火不胜水，若遇运火炎烈，而为寒气所迫，则化为冰雹。火被水克，故心痛不宁。火衰水旺，寒湿壅阻，浊阴上填，故胸腹胀满。甲木郁冲，故胸胁胃脘不安。肺无降路，埋塞失敛，故龂衄善悲。君相失根，神气飘摇，故时眩仆。湿盛土瘀，胃逆脾陷，故呕血泄血。不经呕泄，则积血腐败，发为痈疡。手热肘挛腋肿者，心脉所经，壅遏不运也。面赤者，火上炎也。目黄者，土湿旺也。色炲者，黑黯如煤，水胜火也。火上炎，故嗌干善渴。胸腹满，故噫气不除。神门，少阴心脉，在掌后锐骨之端，其动应手。以上诸脉，所谓经络动气，切其动气有无，则知脏气存亡矣。

帝曰：善。治之奈何？岐伯曰：司天之气，风淫所胜，平以辛凉，佐以苦甘，以甘缓之，以酸泻之。热淫所胜，平以咸寒，佐以苦甘，以酸收之。湿淫所胜，平以苦热，佐以酸辛，以苦燥之，以淡泄之。湿上甚而热，治以苦温，佐以甘辛，以汗为故而止。火淫所胜，平以酸冷，佐以苦甘，以酸收之，以苦发之，以酸复之。热淫同。燥淫所胜，平以苦湿，佐以酸辛，以苦下之。寒淫所胜。平以辛热，佐以苦甘，以咸泻之。

湿淫所胜，以淡渗湿。湿气上逆，侵犯阳位，得君相二火蒸而为热，以表药发之，泄其湿热。火淫所胜，解表泄热，恐脱经阳，故以酸收之（仲景桂枝汤之芍药是也）。热去营泄，故以酸复之（仲景新加汤之芍药是也）。

帝曰：善。司地之气，内淫而病何如？岐伯曰：岁厥阴在泉，风淫所胜，则地气不明，平野昧，草乃早秀，民病洒洒恶寒，善伸数欠，身体皆重，心痛支满，两胁里急，膈咽不通，饮食不下，食则呕，腹胀善噫，得后与气，则快然如衰。

厥阴在泉，风淫所胜，则脾土被克，故民生土败之病。伸谓举手撮空。欠谓开口呵气。后谓大便。气谓肛门泄气。

岁少阴在泉，热淫所胜，则焰浮川泽，蛰虫不藏，阴处反明，民病少腹痛，腹大，腹中常鸣，气上冲胸，喘，不能久立，恶寒发热如疟，皮肤痛，颇肿目瞑齿痛。

少阴在泉，热淫所胜，则肺金被克，故民生金败之病。脾肺同气，湿盛脾郁，木气不达，故腹大常鸣。木气遏陷，冲击脾土，故少腹痛。目下曰颇，足阳明脉起承泣（穴在目下，即颇也），入上齿，手阳明脉起迎香（在鼻旁），入下齿，阳明燥金受刑，故颇肿目瞑齿痛也。

岁太阴在泉，湿淫所胜。则埃昏岩谷，黄反见黑，至阴之交，民病饮积，阴病血见，少腹痛肿，不得小便，病冲头痛，心痛，浑浑焞焞耳聋，嗌肿喉痹，目似脱，项似拔，腰似折，髀不可以回，腘如结，腨如裂（焞，音屯）。

太阴在泉，湿淫所胜，则肾水被克，故民生水败之病。肾开窍于二阴，土湿脾陷，肝血不升，故二阴下血。头痛心痛耳聋，嗌肿喉痹，目脱项拔，皆甲木上冲之证。腰折髀强，腘结腨裂，皆太阳经脉所行，湿土克水之证。

岁少阳在泉，火淫所胜，则焰明郊野，寒热更至，民病少腹痛，注泄赤白，溺赤，甚则便血。少阴同候。

少阳在泉，火淫所胜，则肺金被克，故民生金败之病。少腹痛，注泄赤白，溺赤便血，皆相火刑金，阳明大肠失敛之证也。

岁阳明在泉，燥淫所胜，则雾雾清暝，民病喜呕，呕有苦，善太息，心胁痛不能反侧，甚则嗌干面尘，身无膏泽，足外反热。

阳明在泉，燥淫所胜，则肝木被克，故民生木败之病。呕苦太息心胁痛，皆甲木受刑之证。嗌干面尘，身无膏泽，皆乙木受刑之证。足外反热者，胆脉行于足外也。

岁太阳在泉，寒淫所胜，则凝肃惨栗，民病少腹控睾，引腰脊，上冲心痛，血见，嗌痛颔肿。

太阳在泉，寒淫所胜，则心火受克，故民生火败之病。少腹控牵睾丸（阴囊也），后引腰脊，此肾与膀胱经证。上冲心痛，咳唾血见，嗌痛颔肿，此心与小肠经证。膀胱脉从腰挟脊贯臀，肾脉贯脊络心，心脉挟咽系目，小肠脉循咽上颊，水胜火负，则病如此。

帝曰：善。治之奈何？岐伯曰：诸气在泉，风淫于内，治以辛凉，佐以苦甘，以苦缓之，以辛散之。热淫于内，治以咸寒，佐以苦甘，以酸收之，以苦发之。湿淫于内，治以苦热，佐以酸淡，以苦燥之，以淡泄之。火淫于内，治以咸冷，佐以苦辛，以酸收之，以苦发之。燥淫于内，治以苦温，佐以甘辛，以苦下之，以辛润之。寒淫于内，治以甘热，佐以苦辛，以咸泻之，以苦坚之。

司地之气，淫胜而病，治法如此。

帝曰：其司天邪胜何如？岐伯曰：风化于天，清反胜之，治以酸温，佐以苦甘。热化于天，寒反胜之，治以甘温，佐以苦辛。湿化于天，风反胜之，治以苦甘，佐以辛酸。火化于天，寒反胜之，治以甘热，佐以苦辛，燥化于天，热反胜之，治以辛寒，佐以苦甘。寒化于天，湿反胜之，治以苦热，佐以酸淡。

司天之气，为邪所胜，治法如此。

帝曰：善。司地邪气反胜，治之奈何？岐伯曰：风司于地，清反胜之，治以酸温，佐以苦甘，以辛平之。热司于地，寒反胜之，治以甘热，佐以苦辛，以咸平之。湿司于地，风反胜之，治以苦寒，佐以咸甘，以酸平之。火司于地，寒反胜之，治以甘热，佐以苦辛，以咸平之。燥司于地，热反胜之，治以咸寒，佐以酸甘，以苦平之。寒司于地，湿反胜之，治以苦热，佐以甘辛，以苦平之。以和为利。

司地之气，为邪所胜，治法如此。总以和调为利也。

帝曰：善。六气相胜奈何？岐伯曰：厥阴之胜，大风数举，倮虫不滋，少腹痛，肠鸣飧泄，注下赤白，小便黄赤，胃脘当心而痛，上支两胁，胠胁气并，化而为热，胃脘如塞，膈咽不通，耳鸣头眩，愦愦欲吐，甚则呕吐。

厥阴木胜则土败，腹痛肠鸣，泄注赤白，小便黄赤者，肝脾下陷之病。心痛支胁，膈咽不通，耳鸣头眩，呕吐者，胆胃上逆之病也。

少阴之胜，炎暑至，木乃津，草乃萎，介虫乃屈，心下热善饥，呕逆躁烦，气游三焦，脐下反痛，腹满溏泄，传为赤沃。

少阴火胜则金败，心下发热，呕逆躁烦者，君相上逆，肺金被克之病。脐痛腹满，溏泄赤沃者，相火下陷，大肠被克之病（手少阳三焦以相火主令，病则下陷，足少阳胆从相火化气，病则上逆）。赤沃，红痢也。

太阴之胜，雨数至，鳞虫乃屈，火气内郁，病在胠胁，疮疡于中，流散于外，甚则心痛热格喉痹，项强头痛，痛留巅顶，互引眉间。独胜则湿气内郁，胃满，饮发于中，胕肿于上。寒迫下焦，腰椎重强，少腹满，内不便，善注泄。

太阴湿胜则水败，湿盛胃逆，则火气内郁。病在胠胁者，胆木化为相火，君相合邪，病在左胁。肺金刑于二火，君相交侵，病在右胁。湿热郁蒸，肌肉腐烂，故中外疮疡。甚则君火不降，心痛热格，咽喉肿痹。项强头痛，留连巅顶，牵引眉间者，太阳膀胱经络上逆也（足太阳脉起目内眦，上额交巅下项，行身之背）。此阳旺火盛者。若阳虚火衰，太阴独胜，则但有湿气内郁，胃腑胀满，痰饮内发，胕肿外生。寒水下凝，腰脽重强，少腹膜满。肝木抑遏，下冲后窍，注泄必生也。

少阳之胜，暴热消烁，草萎水涸，介虫乃屈，热客于胃，谵妄善惊，烦心欲呕，呕酸善饥，目赤耳痛，心痛，少腹痛溺赤，下沃赤白。

少阳火胜则金败，足少阳化气相火，相火上逆，热客于胃，神扰胆怯，故谵妄善惊。甲木刑胃，故烦心欲呕。木郁土歉，故呕酸善饥。足少阳起目锐眦，循耳后下行，故目赤耳痛。胆木乘胃，上脘填塞，君火不降，故心痛。肝木下陷，郁遏不达，故腹痛溺赤，下沃赤白（木郁膀胱，温化为热，则溺赤。木郁于大小二肠，脂血陷泄，则便赤白。惊烦呕饥，目赤心痛，皆胆经上逆，肺胃受刑之证。腹痛溺赤，下沃赤白，皆三焦下陷，大肠受刑之证也。

阳明之胜，大凉肃杀，华英改容，毛虫乃殃，清发于中，左胠胁痛，胸中不便，嗌塞而咳，内为溏泄，外发癞疝。

阳明金胜则木败，左胠胁痛，胸闷嗌塞，咳嗽者，肺胃上逆，甲木被克之证，溏泄癞疝者，大肠下陷，乙木受刑之证也（肝肾寒湿，内结少腹，坚硬不消则为疝。外发肾囊，臃肿不收则为癞）。

太阳之胜，凝溧且至，非时水冰，羽乃后化，寒厥入胃，则内生心痛，腹满食减，血脉凝泣，络满色变，皮肤痞肿，筋肉拘苛，热反上行，胸项头顶脑户中痛，目如脱，疧发，寒入下焦，传为濡泻，或为血泄，痔，阴中乃疡，隐曲不利，互引阴股（泣与涩同）。

太阳水胜则火败，寒入上焦，侵凌君火，则内生心痛。水泛土湿，腹满食减。血脉凝涩（心主脉），络满色变（经络论：寒多则凝泣，凝泣则青黑）。皮肤痞肿，筋肉拘苛（皮肤筋肉，寒湿凝结，故硬肿拘挛）。火被水逼，热反上行，胸项头脑皆痛，目胀如脱，疟疾发动（甲木上冲则目胀。足少阳为寒水所闭，则疟疾发作也）。此皆寒水上逆，心胆受刑之证（君相二火被克）。寒入下焦，侵凌相火（三焦），则土陷木郁，传为濡泄，或为血泄，肛门生痔，阴中乃疡，隐曲不利（二阴不便），互引阴股。此皆寒水下流，三焦受刑之证也。

帝曰：治之奈何？岐伯曰：厥阴之胜，治以甘清，佐以苦辛，以酸泻之。少阴之胜，治以辛寒，佐以苦咸，以甘泻之。太阴之胜，治以咸热，佐以辛甘，以苦泻之。少阳之胜，治以辛寒，佐以甘咸，以甘泻之。阳明之胜，治以酸温，佐以辛甘，以苦泻之。太阳之胜，治以甘热，佐以辛酸，以咸泻之。

六气相胜，治法如此。

帝曰：六气之复何如？岐伯曰：悉乎哉问也！厥阴之复，偃木飞砂，倮虫不荣，少腹坚满，里急暴痛，厥心痛，饮食不入，入而复出，筋骨掉眩，清厥，汗发，甚则入脾，食痹而吐，冲阳绝，死不治。

厥阴复则木刑土败，肝木贼脾，故少腹坚满，里急暴痛。肝气冲心，故厥心痛。脾陷胃逆，故饮食不入，入而复出。风木动摇，故筋骨掉眩。阴胜则四肢清厥（土败阳虚，不能行气四肢），阳复则皮毛汗发（汗为心液，肝木生心火，风气疏泄则汗发）。甚则土败脾伤，食道痹塞，而作呕吐也。

少阴之复，火见燔焫，热气大行，赤气后化，流水不冰，介虫不复，懊热内作，烦躁哕噫，心痛嗌燥，膈肠不便，少腹绞痛，分注时止，气动于左，上行于右，咳，衄嚏，暴喑，郁冒不知人，乃洒洒恶寒，振栗谵妄，寒已而热，渴而欲饮，少气骨痿，外为浮肿，皮肤痛，病痱疹疮疡，痈疽痤痔，甚则入肺，咳而鼻渊，天府绝，死不治。

少阴复则火刑金败，膈肠不便。少腹绞痛者，肺与大肠俱伤也。二便分注，时而俱止，气动于左，上行于右者，君火生于风木，自东而升，自西而降，相火不陷下而刑大肠，故分注时止。君火必逆上而刑肺金，故咳嗽衄嚏，忽而喑哑，郁冒昏愦无知，徐而洒洒恶寒，振栗谵妄。寒退热作，渴而欲饮。肺肾消烁，少气骨痿，外则皮肤肿痛，痱疹疮疡，痈疽痤痔俱发。甚则热蒸肺败，咳而鼻渊。鼻渊者，肺气熏蒸，浊涕淫泆不止也。

太阴之复，湿变乃举，大雨时行，鳞见于陆，体重中满，食饮不化，阴气上厥，胸中不便，饮发于中，咳喘有声，呕而密默，唾吐清液，头项痛重，掉瘛尤甚，甚则入肾，窍泻无度，太溪绝，死不治。

太阴复则土刑水败，湿盛饮发，中气胀满。肺胃上逆，故咳喘呕吐。浊气冲突，上凌清道，故头项痛重。阳气阻格，不得下降，升浮旋转，故掉眩瘛疭。甚则水伤肾败，封藏失职，后窍泄利，前窍遗精不止也（土为水火中气，升降阴阳，全赖乎此。湿旺气阻，中脘不运，故肾气陷泄也）。

少阳之复，大热将至，枯燥燔热，介虫乃耗，火气内发，心热烦躁，惊瘛咳衄，上为口糜，呕逆血溢，厥气上行，面如浮埃，目乃瞤瘛，发而为疟，恶寒鼓栗，寒极反热，嗌络焦槁，渴饮水浆，少气脉萎，色变黄赤，化而为水，传为胕肿，便数憎风，甚则入肺，咳而泄血，尺泽绝，死不治。

少阳复则火刑金败，足少阳化气相火，逆而上行，胆木拔根，则生惊恐。相火刑肺，金不降敛，则生咳衄。甲木刑胃，容纳失职，内生呕逆。木主五色，甲木上逆，浊气抟结，则面如浮埃。甲木飘扬，则目乃瞤瘛（瞤，动也，瘛，急也）。相火上逆，癸水失温，而生下寒，寒邪上凌，束闭少阳，相火郁勃振荡，不得透越，则发为痎疟，寒战鼓栗。及其阳气蓄积，透出重围，寒退热来，壮火熏蒸，则嗌络焦槁，渴引水浆。盛热消烁，气耗血败，则少气脉萎，色变黄赤（皮部论：阴络之色应其经，阳络之色变无常，热多则淖泽，淖泽则黄赤）。血少脉空，则水浆泛滥，流溢经络，传为胕肿。水泛土湿，木郁不能疏泄，则小便频数不利。水溢经络，不得化汗外泄者，风客皮毛，闭其孔窍也，是以憎风。甚则热蒸肺败，咳而泄血。泄血者，大肠不敛也。

阳明之复，清气大举，森木苍干，毛虫乃厉，病生胠胁，气归于左，病在膈中，心痛痞满，呕吐咳哕，烦心头痛，善太息，腹胀而泄，甚则入肝，惊骇筋挛，太冲绝，死不治。

阳明复则金刑木败，肺位于右，肝位于左，金承木负，故病生右胁，而气归左胁。肝胆同气，肝气下陷，则胆气上逆，胆木刑胃，浊气上填，则胸膈壅塞。胆胃交迫，抟结心下，则心痛痞满。肺胃冲逆，则呕吐，咳哕，头痛心烦。金盛木衰，则善太息。肝木郁陷，冲突排决，下开后窍，则腹胀而泄。甚则木枯肝败，惊骇筋挛。惊者，肝气之怯，挛者筋膜之燥也。

太阳之复，水凝而冰，阳光不治，地裂冰坚，羽虫乃死，心胃生寒，腰脽反痛，屈伸不便，少腹控睾，引腰脊，上冲心，厥气上行，心痛痞满，胸膈不利，吐出清水，及为哕噫，食减头痛，时眩仆，甚则入心，善忘善悲，神门绝，死不治。

太阳复则水刑火败，足太阳之脉挟脊抵腰，足少阴之脉贯脊上膈，肾位于腰，睾丸者，肾气所结，水邪上泛，则自少腹而起，前控睾丸，后引腰脊，上冲心中。厥气上行，凌犯君火，则心痛痞满，胸膈不利。火渐土败，胃气上逆，则唾出清水，及为哕噫。浊气上填，故食减头痛。阳气浮越，故时时眩仆。甚则火寒心败，善忘善悲。善忘者，心神之失藏，善悲者，肺气之无制也（肺主悲）。

帝曰：善。治之奈何？岐伯曰：厥阴之复，治以酸寒，佐以甘辛，以甘缓之，以酸泻之。少阴之复，治以咸寒，佐以苦辛，以甘泻之，以咸软之，以酸收之，辛苦发之。太阴之复，治以苦热，佐以酸辛，以辛燥之，以苦泻之。少阳之复，治以咸冷，佐以苦辛，以咸软之，以酸收之，辛苦发之，发不远热，无犯温凉。少阴同法。阳明之复，治以辛温，佐以苦甘，以酸补之，以辛泻之。太阳之复，治以咸热，佐以甘辛，以苦坚之，以咸泻之。

六气之复，治法如此。

帝曰：善。客主之胜复奈何？岐伯曰：客主之气，胜而无复也。帝曰：其逆从何如？岐伯曰：主胜逆，客胜从，天之道也。

天为客，地为主，客主之气，有胜无复。主胜客为逆，客胜主为从，此天之道也。

帝曰：其生病何如？岐伯曰：厥阴司天，客胜则耳鸣掉眩，甚则咳，主胜则胸胁痛，舌难以言。

厥阴司天则风木旺，耳鸣掉眩者，肝木升扬也。咳者，胆火刑肺也。胸胁痛者，甲木刑胃也。舌难言者，风燥筋挛也。甲乙同气，故病如此。

少阴司天，客胜则发热头痛少气，颈项强，肩背瞀热，耳鸣目瞑，鼽嚏咳喘，甚则胕肿疮疡，血溢，主胜则心热烦躁，甚则胁痛支满。

少阴司天则君火旺，鼽嚏咳喘者，火刑金也。胁痛支满者，肺行于右胁也。

太阴司天，客胜则首面胕肿，呼吸气喘，主胜则胸腹满，食已而瞀。

太阴司天则湿土旺，首面胕肿，呼吸气喘者，肺胃上逆，浊气不降也。胸腹胀满，食已而瞀者，脾胃壅阻，水谷不化也。

少阳司天，客胜则头痛耳聋，嗌肿喉痹，呕逆血溢，内为瘛疭，外发丹疹，及为丹熛疮疡，主胜则胸满仰息，咳甚而有血，手热。

少阳司天则相火旺，头痛耳聋，嗌肿喉痹，呕逆血溢，胆火上逆，双刑肺胃也（胃为甲木所克，肺为相火所刑，逆而不降，则呕逆血溢）。瘛疭者，血烁筋燥也。丹疹丹熛疮疡者，肺主皮毛也。胸满仰息，咳而有血者，肺热而气逆也。手热者，肺脉自胸走手也。

阳明司天，清复内余，则心膈中热，嗌塞咳衄，咳不止而白血出者死。

阳明司天则燥金旺，司天主三之气，三之主气为相火，以燥金而加相火之上，客不胜主，故客主之气有胜无复。惟阳明有复无胜，清燥来复，而终居败地，则火邪内余，克伤肺金，故心膈中热，嗌塞咳衄，咳逆不止。白血出者必死，白血者，热蒸肺败，血腐如脓也。

太阳司天，客胜则胸中不利，感寒则咳，出清涕，主胜则喉嗌中鸣。

太阳司天则寒水旺，胸中不利者，水寒土湿，胃逆肺壅也。感寒则皮毛敛闭，肺气愈阻，逆行上窍，冲激而生咳嗽，熏蒸而化清涕也。喉嗌中鸣者，气阻而喉闭也。

厥阴在泉，客胜则大关节不利，内为痉强拘瘛，外为不便，主胜则筋骨繇并，腰腹时痛。

厥阴在泉则风木旺，肝主筋，诸筋者皆会于节，风动血耗，筋膜挛缩，故关节不利，痉强拘急。风木振撼，则筋骨繇并。木陷于水则腰痛，木郁克土则腹痛也（关节拘急者，肝木之陷，筋骨繇并者，胆木之逆）。

少阴在泉，客胜则腰痛，尻股膝髀腨䯒足病，跗肿不能久立，瞀热以酸，溲便变，主胜则厥气上行，心痛发热，膈中，众痹皆作，发于胠胁，魄汗不藏，四逆而起。

少阴在泉则君火旺，火郁于下，则腰尻骷足肿痛，酸热不能久立，溲便黄赤。火逆于上，则心痛发热，胸痹气阻。肺金受克，发于右胁。肺主气而藏魄，魄者，肾精之初凝者也，火炎肺热，收敛不行，精魄郁蒸，化为汗液，四面升腾，泄而不藏也（火郁于下者，相火之陷。火气上行者，君火之逆）。

太阴在泉，客胜则湿客下焦，足痿下重，便溲不时，发而濡泄，及为胕肿隐曲之疾，主胜则寒气逆满，食饮不下，甚则为疝。

太阴在泉则湿土旺，湿气下侵，故足痿下重，溲便不时，濡泄胕肿，隐曲不利（隐曲谓下部幽隐曲折之处，不利者，湿伤关节也）。湿邪上逆，故寒水之气侮土凌心，胸膈壅满，饮食不下。疝者，肾肝寒湿之所结也（湿气下浸者，脾土之陷。湿邪上行者，胃土之逆）。

少阳在泉，客胜则腰腹痛而反恶寒，甚则下白溺白，主胜则热反上行而客于心，心痛发热，格中而呕。少阴同候。

少阳在泉则相火旺，火气下侵，陷于重阴之内，故腰腹痛而反恶寒。甚则热伤大肠而下白物，热伤肾脏而溺白浊。热气上行，客于宫城之中，故心痛发热，浊气阻格而生呕吐也（火气下侵者，三焦之陷。热气上行者，甲木之逆）。

阳明在泉，客胜则清气动下，少腹坚满而数便泻，主胜则少腹生寒，腰重腹痛，下为鹜溏，寒厥于肠，上冲胸中，甚则喘，不能久立。

阳明在泉则燥金旺，清气下侵，乙木被克，肝气郁冲，少腹坚满而数便泄。金旺水生，则少腹生寒。肝气郁陷，上下冲决，故腰重腹痛，而为鹜溏。寒在大肠，上冲胸中，肺气阻逆，故生喘促也（清气下侵，大肠之陷，寒气上冲，肺气之逆）。

太阳在泉，寒复内余，则腰尻痛，屈伸不利，股胫足膝中痛。

太阳在泉则寒水旺，在泉主终之气，终之主气亦为寒水，以寒水而加寒水，二气相合，客主皆无胜复。太阳在泉，则太阴司天，虽处克贼之地，而寒水既旺，力能报复，故太阳在泉，无胜而有复。复后余寒在内，筋骨被伤，则腰尻骶足疼痛拘强，屈伸不利也。

身半以上，天气主之，身半以下，地气主之。诸气司天，皆病在身半以上，诸气在泉，皆病在身半以下。而司天客气，病又居上半之上，司天主气，病又居上半之下，在泉客气，病又自上而下，在泉主气，病又自下而上，其大凡也。

帝曰：善。治之奈何？岐伯曰：高者抑之，下者举之，有余折之，不足补之，佐以所利，和以所宜，必安其主客，适其寒温，同者逆之，异者从之。

高者抑之，上逆者使其降也。下者举之，下陷者使其升也。同者逆之，客主同气者逆其气而治之，治寒以热治热以寒也。异者从之，客主异气者从其气而治之，客异而胜主则从其主气，主异而胜客则从其客气也。

帝曰：善。气之上下何谓也？岐伯曰：身半以上，其气三矣，天之分也，天气主之，身半以下，其气三矣，地之分也，地气主之。以名命气，以气命处，而言其病。半，所谓天枢也。

帝问：客主之气，所以或上或下者何故（承客主之胜复一段）？盖身半以上，其气有三，是天之分也，天气主之，三阳是也，身半以下，其气有三，是地之分也，地气主之，三阴是也。以名命气，则曰厥阴、少阴、太阴、少阳、阳明、太阳。以气命处，则三阳升于手而降于足，三阴升于足而降于手。处所既明，而后上下攸分，病有定位可言矣。身半者，所谓天枢也，天之极枢曰斗极，脐居身半，亦人之天枢也（脐名天枢）。

故上胜而下俱病者，以地名之，下胜而上俱病者，以天名之。所谓胜至，报气屈伏而未发也，复至则不以天地异名，皆如复气为法也。

天降地升，自然之性，降则在下，升则在上，故上胜则天气下降，克所不胜，其下必病，此则以地名之，缘地气之不足也，下胜则地气上升，克所不胜，其上必病，此则以天名之，缘天气之不足也。六元正纪：天气不足，地气随之，地气不足，天气从之，正是此义。所以客主胜复之病，有在上在下之别。所谓胜至者，报复之气屈伏而未发也，若其复至，则不以天地而异其名，皆如复气为法也。以胜居其常，复居其变，变则不可以天地之常理论矣。

帝曰：胜复之动，时有常乎？气有必乎？岐伯曰：时有常位，而气无必也。帝曰：愿闻其道也。岐伯曰：初气终三气，天气主之，胜之常也，四气尽终气，地气主之，复之常也。有胜则复，无胜则否。

时有常者，谓常在何时。气有必者，谓必属何气。盖胜复之气，时有常位，而气无必至，大概初气至三气，天气主之，胜之常也，四气至终气，地气主之，复之常也，此时有常位也。有何气之胜，则有何气之复，无胜则无复，胜复之气无定，难可预指此气无必至也。

帝曰：善，复已而胜何如？岐伯曰：胜至则复，无常数也，衰乃止耳。复已而胜，不复则害，此伤生也。

胜至而复，来复已而胜又至，胜又至则又复，无有常数也。盖复方已而胜又至，若不又复之，则有胜无复，必成大害，此伤生殒命之由也。

帝曰：复而反病者何也？岐伯曰：居非其位，不相得也。大复其胜，则主胜之，故反病也，所谓火燥热也。

胜则病，复则差，此其常也，复而反病者，居非其位，不相得也。居非其位而大复，其胜已之气则力衰之，后主气必胜之，故反病也。如此者，所谓火燥热之三气也。火谓相火，燥谓燥金，热谓君火。盖以热火之客气而居寒水之主位（少阳少阴在泉则有之），以燥金之客气而居二火之主位（阳明太阳司天则有之），身临败地，客主不合，客气乘虚而肆凌虐，势所不免也。人以神气为主，君火相火燥金三气，神气所在，败则病生，与余气不同也。

帝曰：治之何如？岐伯曰：治诸胜复，寒者热之，热者寒之，温者清之，清者温之，散者抑之，抑者散之，燥者润之，急者缓之，坚者软之，脆者坚之，衰者补之，强者泻之，各安其气，必清必静，则病气衰去，归其所宗，此治之大体也。

各安其气，必清必静者，安其胜复之气，平而无偏，必使之复其清和宁静之常也。归其所宗者，还其本原也。

夫气之胜也，微者随之，甚者制之，气之复也，和者平之，暴者夺之，皆随胜气，安其屈伏，无问其数，以平为期，此其道也。

治胜复之法，扶其不足，抑其太过，皆随其胜气而治之，安其屈伏而不胜，无问其数，总之以平为期，此其道也。

帝曰：胜复之变，早晏何如？岐伯曰：夫所胜者，胜至已病，病已愠愠，而复已萌也。夫所复者，胜尽而起，得位而甚，胜有微甚，复有少多，胜和而和，胜虚而虚，天之常也。

此因上文：岁半以前，胜之常也，岁半以后，复之常也，而问胜复之早晏。夫所胜者，胜至而病，病已愠愠不快，而复已萌也。夫所复者，胜方尽而复即起，得其位而气愈甚，胜有微甚之不同，则复有少多之不同，胜和而复亦和，胜虚而复亦虚，此天道之常，似无有早晏也。

帝曰：胜复之作，动不当位，或后时而至，其故何也？岐伯曰：夫气之生与其化，衰盛异也。寒暑温凉盛衰之用，其在四维，故阳之动，始于温，盛于暑，阴之动，始于清，盛于寒，春夏秋冬，各差其分。故《大要》曰彼春之暖，为夏之暑，彼秋之忿，为冬之怒。谨按四维，斥候皆归，其终可见，其始可知，此之谓也。帝曰：差有数乎？岐伯曰：凡三十度也。

胜复之作，有动不当位，非时而来，来又后时而至者，是至之晏也，此为何故？此因气之生化衰盛不同也。盖寒暑温凉盛衰之用，全在四季（四季为土，四气盛衰之原也），故阳之动，始于春之温，盛于夏之暑，阴之动，始于秋之清，盛于冬之寒，春夏秋冬四气之交，早晏不同，各差其分。《大要》有言（古书），彼春之暖，蓄而积之，为夏之暑，彼秋之忿，蓄而积之，为冬之怒。谨按四维之月，察四气之交，一年斥候皆可归准于此（《汉书·李广传》：远斥候。《注》，斥，度也，候，望也），其终气之盈缩，无不可见，其始气之盛衰，无不可知，其言正是此义。盛则至早，衰则至晏，至有早晏，则有差分，差分有数，不过三十度也（一度一日，节气早不过十五日，晚不过十五日，合为三十度也）。

帝曰：其脉应皆何如？岐伯曰：差正同法，待时而去也。《脉要》曰：春不沉，夏不弦，秋不数，冬不涩，是谓四塞。沉甚曰病，弦甚曰病，数甚曰病，涩甚曰病，参见曰病，复见曰病，未去而去曰病，去而不去曰病，反者死。故曰，气之相守司也，如权衡之不得相失也。夫阴阳之气，清静则生化治，动则苛疾起，此之谓也。

气至有差分，则脉应亦有差分，差与正同法。正者去来无差，差则未来者待时且来，未去者待时而去也。《脉要》（古书），春脉弦，夏脉数，秋脉涩，冬脉沉，气之常也。而春自冬来，必带沉意，夏自春来，必带弦意，秋自夏来，必带数意，冬自秋来，必带涩意。若春不沉，夏不弦，秋不数，冬不涩，则退气既绝，根本已伤，是谓四塞（四季不相通也）。若春见冬脉，沉甚，曰病，夏见春脉，弦甚，曰病，秋见夏脉，数甚，曰病，冬见秋脉，涩甚，曰病，诸脉参见曰病，气退复见曰病，未应去而遽去口病，已应去而不去曰病，脉与时反者死，此皆脉应之差分者。故六气之守位而司权也，随时代更，如权衡之不得相失，乃能轻重合宜也。夫阴阳之气，清静顺适，进退无差，则生化平治，盛衰不作，动而偏盛偏衰，则气差脉乱，苛疾乃起也。

帝曰：善。火热复，恶寒发热，有如疟状，或一日发，或间数日发，其故何也？岐伯曰：胜复之气，会遇之时，有多少也。阴气多而阳气少，则其发日远，阳气多而阴气少，则其发日近。此胜复相薄，盛衰之节。疟亦同法。

寒热之证，阴胜而外闭则恶寒，阳复而内发则发热。其发之早晏者，胜复相薄，盛衰不同。疟亦然也。

帝曰：善。愿闻阴阳之三也何谓？岐伯曰：气有多少，异用也。帝曰：阳明何谓也？岐伯曰：两阳合明也。帝曰：厥阴何也？岐伯曰：两阴交尽也。

此因上文身半以上，其气三矣，身半以下，其气三矣，两问阴阳何以有三等之殊，此缘气有多少，故有太少之异也。阳盛于阳明，故曰两阳合明（手足阳明）。阴尽于厥阴，故曰两阴交尽（手足厥阴）。

帝曰：幽明何如？岐伯曰：两阴交尽故曰幽，两阳合明故曰明，幽明之配，寒暑之异也。

阴盛而寒，是天地之幽，阳盛而暑，是天地之明，幽明之配合，即天地寒暑之异也。

帝曰：分至何如？岐伯曰：气至之谓至，气分之谓分，至则气同，分则气异，所谓天地之正纪也。

分谓春分、秋分，至谓夏至、冬至。至者，阴阳二气之极至，分者，阴阳二气之平分。夏至则三阳在上，三阴在下，冬至则三阴在上，三阳在下，多少俱同。春分则三阳半升，三阴半降，秋分则三阴半升，三阳半降，多少俱异（异者，二气平分也）。此所谓天地之正纪也。分至者，四时之大节，寒暑气至之差正全准于此。

帝曰：善。六气之胜，何以候之？岐伯曰：乘其至也。清风大来，燥之胜也，风木受邪，肝病生焉，寒气大来，水之胜也，热火受邪，心病生焉，风气大来，木之胜也，湿土受邪，脾病生焉，热气大来，火之胜也，燥金受邪，肺病生焉，湿气大来，土之胜也，寒水受邪，肾病生焉，所谓感邪而生病也。乘年之虚，则邪甚也，失时之和，亦邪甚也，遇月之空，亦邪甚也，重感于邪，则病危矣。有胜之气，其必来复也。

六气之胜，候之有法，乘其至也。是何气之来，则知何气之胜，其所受克之脏必病，所谓感于六气之淫邪而生病也。遇岁运不及，是乘年之虚，则邪甚也，值客主不谐，是失时之和，亦邪甚也，当晦朔之际，是遇月之空，亦邪甚也，此谓三虚，于此三虚被感之后，又复重感于邪，则病危矣。六气相胜之病如此。有胜之气，则必有复之气，候复气之法，可类推也。

帝曰：其脉至何如？岐伯曰：厥阴之至其脉弦，少阴之至其脉钩，太阴之至其脉沉，少阳之至大而浮，阳明之至短而涩，太阳之至大而长。至而和则平，至而甚则病，至而不至者病，未至而至者病，至而反者病，阴阳易者危。

至而反者，脉与时反。阴阳易者，时阴而脉阳，时阳而脉阴也。

帝曰：脉从而病反者，其诊何如？岐伯曰：脉至而从，按之不鼓，诸阳皆然。帝曰：诸阴之反，其脉何如？岐伯曰：脉至而从，按之鼓甚而盛也。

脉从而病反者，如春夏而得阳脉，是脉从四时，而人得阴病，是病反也。其脉虽从，当按之不鼓。诸阳脉之病反而从时者皆然。诸阴脉之反者，如秋冬而得阴脉，是脉从四时，而人得阳病，是病反也。其脉虽从，当按之鼓甚而盛也。

帝曰：治之奈何？岐伯曰：上淫于下，所胜平之，外淫于内，所胜治之，谨察阴阳所在而调之，以平为期。正者正治，反者反治。

上下内外之淫，皆以所胜制之，谨察六气阴阳所在而调之（所在谓在寸在尺），以平为期。正者正治（正谓至而甚者），反者反治（反谓至而反者），此大法也。

帝曰：夫子言察阴阳所在而调之，论言人迎与寸口相应，若引绳，小大齐等，命曰平，阴之所在寸口何如？岐伯曰：视岁南北，可知之矣。帝曰：愿卒闻之。岐伯曰：北政之岁，少阴在泉，则寸口不应，厥阴在泉，则右不应，太阴在泉，则左不应。南政之岁，少阴司天，则寸口不应，厥阴司天，则右不应，太阴司天，则左不应。诸不应者，反其诊则见矣。

人迎在颈，足阳明胃脉，主候三阳，寸口在手，手太阴肺脉，主候三阴。论言人迎与寸口相应，若引绳，小大齐等，命曰平（《灵枢·禁服》语），是平人阴阳之均齐也，岐伯言谨察阴阳所在而调之，则阴阳之所在不同，人气之盈虚不一矣，故帝问阴之所在寸口（少阴之脉应），何如？此视岁之南政北政，可知之矣。北政之岁，天气上行，尺应在泉，寸应司天。六气以少阴为君，少阴在泉，则寸口不应（两手寸口），厥阴在泉，则右寸不应（少阴在右），太阴在泉，则左寸不应（少阴在左）。南政之岁，天气下行，寸应在泉，尺应司天。少阴司天，则寸口不应，厥阴司天，则右寸不应，太阴司天，则左寸不应。诸不应者，反其诊而察之则见矣，寸应在尺，尺应在寸也。

南政北政，经无明训，旧注荒唐，以甲己为南政，其余八干为北政。天地之气，南北平分，何其北政之多而南政之少也。此真无稽之谈矣。以理推之，一日之中，天气昼南而夜北，是一日之南北政也。一岁之中，天气夏南而冬北，是一岁之南北政也。

天气十二年一周，则三年在北（亥、子、丑），三年在东（寅、卯、辰），三年在南（巳、午、未），三年在西（申、酉、戌），在北则南面而布北方之政，是谓北政，天气自北而南升，故尺主在泉而寸主司天，在南则北面而布南方之政，是谓南政，天气自南而北降，故寸主在泉而尺主司天。六气以少阴为君，尺主在泉，故少阴在泉则寸不应，寸主司天，故少阴司天则尺不应，寸主在泉，故少阴司天则寸不应，尺主司天，故少阴在泉则尺不应。此南政北政之义也。天气在东，亦自东而西行，天气在西，亦自西而东行，不曰东西政者，以纯阴在九泉之下，其位为北，纯阳在九天之上，其位为南，故六气司天则在南，六气在泉则居北。司天在泉，可以言政，东西者，南北之间气，非天地之正位，不可以言政也。则自卯而后，天气渐南，总以南政统之，自酉而后，天气渐北，总以北政统之矣。

帝曰：尺候何如？岐伯曰：北政之岁，三阴在下，则寸不应，三阴在上，则尺不应。南政之岁，三阴在天，则寸不应，三阴在泉，则尺不应。左右同。故曰知其要者，一言而终，不知其要，流散无穷，此之谓也。

尺候与寸候同法，均之反诊则见矣。反其诊者，与正者相反，所谓反而正也。尺寸反者，与反者相反，所谓正而反也。

帝曰：夫子言春秋气始于前，冬夏气始于后，余已知之矣。然六气往复，主岁不常也，其补泻奈何？岐伯曰：上下所主，随其攸利，正其五味，则其要也。左右同法。《大要》曰：厥阴之主，先酸后辛，少阴之主，先甘后咸，太阴之主，先苦后甘，少阳之主，先甘后咸，阳明之主，先辛后酸，太阳之主，先咸后苦。佐以所利，资以所生，是谓得气。

春在夏前，秋在冬前，故曰春秋气始于前。夏在春后，冬在秋后，故曰冬夏气始于后（承上文：阳之动，始于温，盛于暑，阴之动，始于清，盛于寒。彼春之暖，为夏之暑，彼秋之忿，为冬之怒一段来）。六气往复，主岁不常，补泻之法，随其上下所主之攸利者，而正其五味之所宜，则其要也。其主左右四间，与主上下二政同法。佐以所利，资以所生，补泻当可，是谓得气（司天主前半岁，在泉主后半岁，是谓主岁）。

帝曰：善。五味阴阳之用何如？岐伯曰：辛甘发散为阳，酸苦涌泄为阴，咸味涌泄为阴，淡味渗泄为阳。六者或收或散，或缓或急，或燥或润，或软或坚，以所利而行之，调其气，使其平也。

利用何味，则行何味以调之，使其平也。

帝曰：非调气而得者，治之奈何？有毒无毒，何先何后？愿闻其道。岐伯曰：有毒无毒，所治为主，适大小为制也。

非调气而得者，气不调而得者也。有毒无毒，以所治之病为主，随病所宜，适其大小以为制也。

帝曰：请言其制。岐伯曰：君一臣二，制之小也，君一臣三佐五，制之中也。君一臣三佐九，制之大也。寒者热之，热者寒之，微者逆之，甚者从之，坚者削之，留者攻之，结者散之，散者收之，燥者濡之，急者缓之，劳者温之，逸者行之，损者益之，惊者平之，客者除之，上之下之，摩之浴之，薄之劫之，开之发之，适事为故。

邪微者，逆而治之，药能胜邪，无有不受。邪甚者，药不胜邪，必不受也，故从治之。劳者温之，劳伤虚寒，故用温补。逸者行之，要道凝塞，故用行散。客者除之，谓非本有，或风寒外感，或饮食内伤，故除之也。摩谓按摩。浴谓洗浴。薄之，逼迫之也，劫之，劫夺之也。开之，泻其表也。发之，发其汗也。要以适事为故，不可太过不及也。

帝曰：何谓逆从？岐伯曰：逆者正治，从者反治，从少从多，观其事也。帝曰：反治何谓？岐伯曰：热因寒用，寒因热用，塞因塞用，通因通用。必伏其所主，而先其所因，其始则同，其终则异。可使破积，可使溃坚，可使气和，可使必已。

逆者，逆其病气，却是正治。从者，从其病气，实是反治。正治者，以热治寒，以寒治热。反治者，寒不受热，则热因寒用，热不受寒，则寒因热用，塞不受通，则塞因塞用，通不受塞，则通因通用。必伏其所主之品，而先其所因之味。所因在前，其始则同，同则病无不受也。所主在后，其终则异，异则病无不瘳也。如此则无积不破，无坚不溃，可使正气和平，而邪气必消也。

帝曰：善。气调而得者何如？岐伯曰：逆之从之，逆而从之，从而逆之，疏气令调，则其道也。

其有气调而得者，则全是六气之外淫，亦用逆治从治之法，疏通其气，令之调和也。

帝曰：善。病之中外何如？岐伯曰：从内之外者，调其内，从外之内者，治其外，从内之外而盛于外者，先调其内而复治其外，从外之内而盛于内者，先治其外而复调其内，中外不相及，则治主病。

病中外不相及者，以其在外而不由内来，在内而不由外来，故但治主病，不复兼治别处也。

调气之方，必别阴阳，定其中外，各守其乡。内者内治，外者外治，微者调之，其次平之，盛者夺之，汗者发之。寒热温凉，衰之以属，随其攸利，谨道如法，万举万全，气血正平，长有天命。

衰之以属，衰之以其属也。

帝曰：论言治寒以热，治热以寒，而方士不能废绳墨而更其道也。有病热者寒之而热，有病寒者热之而寒，二者皆在，新病复起，奈何治？岐伯曰：诸寒之而热者取之阴，热之而寒者取之阳，所谓求其属也。

寒之而愈热者，阴根上虚也，当取之阴，热之而愈寒者，阳根下虚也，当取之阳，所谓求其属也。求其属者，审属何病，则用何药以治之也。

帝曰：善。服寒而反热，服热而反寒，其故何也？岐伯曰：治其王气，是以反也。帝曰：不治王而然者何也？岐伯曰：悉乎哉问也！不治五味属也。夫五味入胃，各归所喜，故酸先入肝，苦先入心，甘先入脾，辛先入肺，咸先入肾，久而增气，物化之常也。气增而久，夭之由也。

不治其本，而治其标，愈治愈盛，是谓治其王气。不治五味属者，不审五味的属何证之所宜也。五味入胃，各归所喜，不审其宜，偏服此味，久而此气偏增，物化之常也。此气偏增，而久之不已，是年寿夭折所由来也。

帝曰：治寒以热，治热以寒，气相得者逆之，不相得者从之，余已知之矣，其于正味何如？岐伯曰：木位之主，其泻以酸，其补以辛，火位之主，其泻以甘，其补以咸，土位之主，其泻以苦，其补以甘，金位之主，其泻以辛，其补以酸，水位之主，其泻以咸，其补以苦。

气相得者逆之，不相得者从之，即微者逆之，甚者从之也。微者得药而安，则逆治之，甚者得药而剧，故从治之。正味。上文所谓正其五味也，此因不治五味属而详求之。

厥阴之客，以辛补之，以酸泻之，以甘缓之，少阴之客，以咸补之，以甘泻之，以酸收之，太阴之客，以甘补之，以苦泻之，以甘缓之，少阳之客，以咸补之，以甘泻之，以咸软之，阳明之客，以酸补之，以辛泻之，以苦泄之，太阳之客，以苦补之，以咸泻之，以苦坚之，以辛润之，开发腠理，致津液通气也。

以苦泻之，即以苦下之也。六气病人，皆外感皮毛，郁其里气而成，悉宜发表出汗，以通里气之郁，开发腠理谓发表，致津液谓出汗也。

帝曰：气有多少，病有盛衰，治有缓急，方有大小，愿闻其约奈何？岐伯曰：气有高下，病有远近，证有中外，治有轻重，适其至所为故也。《大要》曰：君一臣二，奇之制也，君二臣四，偶之制也，君二臣三，奇之制也，君二臣六，偶之制也。

约即制也。适其至所为故，谓节适其宜，取其至于病所而止也。

故曰近者奇之，远者偶之，汗者不以偶，下者不以奇。补上治上制以缓，补下治下制以急，急则气味厚，缓则气味薄。适其至所，此之谓也。

近者易至故用奇，远者难至故用偶。

病所远而中道气味乏者，食而过之，无越其制度也。是故平气之道，近而奇偶，制小其服也，远而奇偶，制大其服也。大则数少，小则数多，多则九之，少则二之。奇之不去则偶之，是谓重方，偶之不去则反佐以取之，所谓寒热温凉，反从其病也。

病所甚远，药至中道而气味消乏者，空腹饵之，催之以食，令其速过中焦也。反佐以取之者，以寒治热，以热治寒，恐病药捍格，不得下达，故用反佐之法。寒热温凉，反从其病，使之同类相投，而易下也。

帝曰：善。方制君臣何谓也？岐伯曰：主病之谓君，佐君之谓臣，应臣之谓使，非上下三品之谓也。帝曰：三品何谓？岐伯曰：所以明善恶之殊贯也。

应臣，谓与臣药相应者。

帝曰：善。夫百病之始生也，皆生于风寒暑湿燥火，以六化六变也。经言盛者泻之，虚者补之，余锡以方士，而方士用之，尚未能十全。余欲令要道必行，桴鼓相应，犹拔刺雪污，工巧神圣，可得闻乎？

桴，鼓槌也。拔刺雪污，谓拔针刺、洗污染，至易之事也。

岐伯曰：审察病机，无失气宜，此之谓也。帝曰：愿闻病机何如？岐伯曰：诸风掉眩，皆属于肝，诸痛痒疮，皆属于心。诸湿肿满，皆属于脾。诸热瞀瘛，皆属于火。诸气膹郁，皆属于肺。诸寒收引，皆属于肾。诸暴强直，皆属于风。诸胀腹大，皆属于热。诸病有声，鼓之如鼓，皆属于热。诸呕吐酸，暴注下迫，皆属于热。诸转反戾，水液浑浊，皆属于热。诸痉项强，皆属于湿。诸躁狂越，皆属于火。诸逆冲上，皆属于火。诸病胕肿，疼酸惊骇，皆属于火。诸禁鼓栗，如丧神守，皆属于火。诸痿喘呕，皆属于上。诸厥固泄，皆属于下。诸病水液，澄澈清冷，皆属于寒。故《大要》曰：谨守病机，各司其属，有者求之，无者求之，盛者责之，虚者责之，必先五胜，疏其地气，令其调达，而致和平，此之谓也。帝曰：善。

　　肝为风木，故诸风掉眩，皆属于肝。心为君火，其主脉，诸痛痒疮疡，皆经络营卫之郁，故属于心。脾为湿土，故诸湿肿满，皆属于脾。三焦为相火，胆与三焦同经，化气相火，胆火上逆，则神气昏瞀，故诸热瞀瘛，皆属于火。大肠为燥金，肺与大肠表里，其主气，故诸气膹郁，皆属于肺。膀胱为寒水，肾与膀胱表里，故诸寒收引，皆属于肾。肝主筋，诸暴强直，筋脉不柔，皆厥阴风木之证也。湿土生于君火，火败湿滋，脐腹胀大，皆少阴君火之证也。腹胀气阻，扪之如鼓，亦少阴君火之证也。阳虚阴旺，土湿木郁，上为吐酸，下为注泄，亦少阴君火之证也。寒侵骸足，转侧反戾（谓转筋病），湿入膀胱，水液浑浊，亦少阴君火之证也（以上皆君火之虚者）。筋脉寒湿，身痉项强，皆太阴湿土之证也。甲木化气相火，诸烦躁狂越，皆少阳相火之证也。甲木随胃土下降，诸逆气上冲，皆少阳相火之证也。土湿胃逆，甲木不降，浊气壅阻，肌肉胕肿，经络郁碍，而生疼酸，胆木拔根，而生惊骇，皆少阳相火之证也。甲木为阴邪所闭，阳气振动，不得透发，则生寒战，诸寒禁鼓栗，如丧神守，皆少阳相火之证也。肺随胃土下降，肺逆则喘，胃逆则呕，诸痿废喘呕，皆属于上，上者，肺胃之证也。脾主四肢，大肠主收敛魄门，诸四肢厥冷，瘕块坚固，而生溏泄，皆属于下，下者，脾与大肠之证也，是皆阳明燥金之病也。诸病二便水液，澄澈清冷，皆太阳寒水之证也。大凡病机之分属六气者如此。《大要》，古书。各司其属，谓六气各主司其所属之病。有者求之，即上文所谓求其属也。必先五胜，所以制伏五邪也。疏其地气，疏通脾胃之郁也。

病机分属六气，而其寒热燥湿，则视乎六气之虚实。所谓热者，少阴君火，所谓火者，少阳相火，言其属二气所生之病，非言此病之是热是火，是二火有虚实也。诸气皆然。后世庸愚，乃引此以定百病之寒热。无知妄作，遂开杀运，最可痛恨也（刘河间病机十九条）！

素问悬解卷十二终　阳湖钱增祺校字

素问悬解卷十三

运 气

六元正纪大论八十一

黄帝问曰：六化六变，胜复淫治，甘苦辛咸酸淡先后，余知之矣。夫五运之化，或从天气，或逆天气，或从天气而逆地气，或从地气而逆天气，或相得，或不相得，余未能明其事。欲通天之纪，从地之理，和其运，调其化，使上下合德，无相夺伦，天地升降，不失其宜，五运宣行，勿乖其政，调之正味从逆奈何？

六化六气之正化，六变六气之灾变，胜复淫治，五味补泻先后之宜，详《至真要论》中。五运之化，或从司天之气，或逆司天之气，或从司天之气而逆司地之气，或从司地之气而逆司天之气，或与六气相得，或不相得，言运气之错综不一也。通天之纪，从地之理（《阴阳应象论》：天有八纪，地有五理，治不法天之纪，不用地之理，则灾害至矣），明天纪而顺地理也。调之正味，适其从逆，即下文所谓药食之宜也。

岐伯稽首再拜对曰：昭乎哉问也！此天地之纲纪，变化之渊源，非圣帝孰能穷其至理欤！臣虽不敏，请陈其道，令终不灭，久而不易。

六气升降，五运往来，此天地之纲纪，变化之渊源，德化政令，胜复淫治，所由生也。

帝曰：愿夫子推而次之，从其类序，分其部主，别其宗司，昭其气数，明其正化，可得闻乎？

类序者，六气以类相序，如辰戌之年，上见太阳是也。部主者，六气上下，各有分部，以主时令也。宗司者，总统为宗，分主为司也。气数者，六气迭迁，各有其数也。正化者，非位为邪气，当位为正化也。

岐伯曰：先立其年，以明其气，金木水火土，运行之数，寒暑燥湿风火，临御之化，则天道可见，民气可调，阴阳卷舒，近而无惑，数之可数者，请遂言之。

先立其年者，先立其年岁之干支也。干支立则知五运运行之数，六气临御之化，天道可见，民气可调，阴阳之卷舒，近在目前而无惑，此数之可数者也。

帝曰：太阳之政奈何？岐伯曰：辰戌之纪也。

太阳　太角　太阴

壬辰　壬戌

其运风，其化鸣条启坼，其变振拉摧拔，其病眩掉目瞑。

太角（初正）　少徵　太宫　少商　太羽（终）

壬为阳木，故曰太角。壬辰、壬戌，太阳寒水司天，太阴湿土在泉，中为太角木运。后文仿此。中运统主一岁，一岁之中，又分五运。应地者静，是为主运。主运则初运起角（阳年为太，阴年为少），二运为徵，三运为宫，四运为商，五运为羽，岁岁相同。应天者动，是为客运。客运则壬年阳木起太角，丁年阴木起少角，戊年阳火起太徵，癸年阴火起少徵，岁岁不同。注初终者，记主运也。丁壬木运之年，主客皆起于角，气得四时之正，故曰初正也。

太阳　太徵　太阴

戊辰　戊戌　同正徵（《五常政大论》：赫曦之纪，上羽与正徵同）。

其运热，其化暄暑郁燠，其变炎烈沸腾，其病热郁。

太徵　少宫　太商　少羽（终）　少角（初）

太阳　太宫　太阴

甲辰岁会（同天符）　甲戌岁会（同天符）

其运阴埃，其化柔润重泽，其变振惊飘骤，其病湿下重。

太宫　少商　太羽（终）　太角（初）　少徵

太阳　太商　太阴

庚辰　庚戌

其运凉，其化雾露萧瑟，其变肃杀凋零，其病燥背瞀胸满。

太商　少羽（终）　少角（初）　太徵　少宫

太阳　太羽　太阴

丙辰天符　丙戌天符

其运寒，其化凝惨栗冽，其变冰雪霜雹，其病大寒流于溪谷。

太羽（终）　太角（初）　少徵　太宫　少商

凡此太阳司天之政，气化运行先天，天气肃，地气静，寒临太虚，阳气不令，寒政大举，泽无阳焰，则火发待时，少阳中治，时雨乃涯，止极雨散，还于太阴，云朝北极，泽流万物，湿化乃布，水土合德，上应辰星镇星，其政肃，其令徐，其谷玄黅，寒敷于上，雷动于下，寒湿之气，持于气交，民病寒湿，发肌肉萎，足痿不收，濡泄血溢。

太阳寒水司天，故天气肃。太阴湿土在泉，故地气静。寒水胜火，故火发待时。至三之主气相火当令，故时雨乃涯（涯，尽也，水岸曰涯），止极雨散。四气以后，太阴湿土司权，故云朝北极，泽流万物，湿化乃布。其谷玄黅，玄，水色，黅，土色也。雷动者，阳郁于湿土也。

初之气，地气迁，气乃大温，草乃早荣，民乃厉，温病乃作，身热头痛，呕吐，肌腠疮疡。

初之气，少阳相火司令，上年在泉之地气至此而迁，气大温，草早荣，民生温热之病。

二之气，大凉反至，寒乃始，火气遂抑，草乃遇寒，民乃惨，民病气郁中满。

二之气，阳明燥金司令，寒水将生，故寒始火抑。

三之气，天政布，寒气行，雨乃降，民病寒，反热中，心热瞀闷，痈疽注下，不治者死。

三之气司天，太阳寒水用事，故天政布，寒气行。寒闭皮毛，郁其内热，反生热中之病。

四之气，风湿交争，风化为雨，乃长乃化乃成，民病大热少气，肌肉萎，足痿，注下赤白。

四之气，厥阴风木司令，不胜主气之太阴湿土，故病如此。

五之气，阳复化，草乃长乃化乃成，民乃舒。

五之气，少阴君火司令，故草长民舒。

终之气，地气正，湿令行，阴凝太虚，埃昏郊野，民乃惨凄，寒风以至，反者孕乃死。

终之气，太阴湿土司令，故湿令行。反者土被木贼，故孕死（民惨凄，寒风至者，终之主气也）。

故岁宜苦以燥之温之，必折其郁气，先资其化源，抑其运气，扶其不胜，无使暴过而生其疾，适气同异多少制之，同寒湿者燥热化，异寒湿者燥湿化，故同者多之，异者少之，用寒远寒，用凉远凉，用温远温，用热远热，食宜同法，食岁谷以全其真，避虚邪以安其正，有假者反常，反是者病，所谓时也。

太阳寒水司天，寒则宜温。太阴湿土在泉，湿则宜燥。折其郁气，抑寒水之太过也（折其郁气，解见篇末）。资其化源，扶二火之不及也（木为火之化源）。适其司天在泉之气同异，多少而节制之。运同天地之寒湿者（如太角、太徵、太商），则酌其燥湿所宜而用之，同者多用以胜之，异者少用以调之。有假者则反其常用之法，若反是者则益其病，所谓因时而制宜也。

帝曰：善。阳明之政奈何？岐伯曰：卯酉之纪也。

阳明　少角　少阴

丁卯岁会　丁酉　同正商（委和之纪，上商与正商同）。

其运风清热。

少角（初正）　太徵　少宫　太商　少羽（终）

丁年岁木不及，为司天燥金所胜，则金兼木化，以少角而同正商，所谓委和之纪，上商与正商同也。凡不及之年，皆兼胜复之气，风者运气也，清者胜气也，热者复气也。余少运仿此。

阳明　少徵　少阴

癸卯（同岁会）　癸酉（同岁会）　同正商（伏明之纪，上商与正商同）。

其运热寒雨。

少徵　太宫　少商　太羽（终）　太角（初）

阳明　少宫　少阴

己卯　己酉

其运雨风凉。

少宫　太商　少羽（终）　少角（初）　太徵

阳明　少商　少阴

乙卯天符，乙酉岁会太一天符　同正商（从革之纪，上商与正商同）。

其运凉热寒。

少商　太羽（终）　太角（初）　少徵　太宫

阳明　少羽　少阴

辛卯　辛酉

其运寒雨风。

少羽（终）　少角（初）　太徵　少宫　太商

凡此阳明司天之政，气化运行后天，天气急，地气明，阳专其令，炎暑大行，物燥以坚，淳风乃治，风燥横逆，流于气交，多阳少阴，燥极而泽，云趋雨府，湿化乃敷，金火合德，上应太白荧惑，其政切，其令暴，其发躁，其谷白丹，间谷命太者，其耗白甲品羽，清先而劲，毛虫乃死，热后而暴，介虫乃殃，胜复之作，扰而大乱，清热之气，持于气交，蛰虫乃见，流水不冰，民病咳嗌塞，癃闷，寒热发暴振栗。

阳明燥金司天，故天气急。少阴君火在泉，故地气明。燥金为君火所制，故阳专其令，炎暑大行。金为火制，故物燥以坚。木无所畏，故淳风乃治。金木兼见，故风燥横逆，流于气交。阳多阴少，火旺湿生，故燥极而泽，湿化乃敷。雨府，湿盛之所，故云趋之。其谷白丹者，白为金色，丹为火色，化于天地之正气，所谓岁谷也。间谷命太者，左右四间之气，太者气厚，故能生成也。白甲属金，金为火胜，故色白而有甲者耗减。品羽属火，火胜水复，故上品之羽亦耗。岁半以前，天气主之，燥金在前，故清先而劲。木受金刑，毛虫乃死。岁半以后，地气主之，君火在后，故热后而暴。金受火刑，介虫乃殃。火既胜金，水又复火，故胜复之作，扰而大乱，清热之气，持于气交。君火司地，故蛰虫乃见，流水不冰。金被火刑，故咳逆嗌塞。君火在泉，故癃闭。火被金敛，故寒热振栗。

初之气，地气迁，阴始凝，气始肃，水乃冰，寒雨化，其病中热胀呕，衄蚵嚏欠，面目浮肿，善眠，小便黄赤，甚则淋。

初之气，太阴湿土司令，湿旺木郁，生气不达，故阴凝气肃，水冰雨寒不改。去冬寒水之化，湿盛胃逆，甲木不降，戊土被克，故中热而生胀呕。相火刑金，故衄蚵嚏欠（甲木化气相火）。肺金上逆，故面目浮肿。胆热，故善眠。土湿木郁，不能泄水，故小便黄赤淋涩也。

二之气，阳乃布，物乃生荣，民乃舒，厉大至，民善暴死。

二之气，少阳相火司令，故阳布物荣，民舒厉至。

三之气，天政布，凉乃行，燥热交合，燥极而泽，民病寒热。

三之气司天，阳明燥金主令，故凉乃行。三气以后，在泉之君火司气，故燥热交合。四之客气为太阳寒水，主气为太阴湿土，故燥极而泽。三之主气以相火当令，为三之客气清凉所闭，故民病寒热。

四之气，寒雨降，病暴仆，振栗谵妄，少气嗌干引饮，胻瘈便血，痈肿疮疡，及为心痛疟寒之疾。

四之气，太阳寒水司令，四气以后，在泉之君火司气，寒闭皮毛，郁其内热，故为病如此。

五之气，春令反行，草乃生荣，民气和。

五之气，厥阴风木司令，合在泉君火之化，胜主气之燥金，故草荣民和，秋行春令。

终之气，阳气布，候反温，蛰虫来见，流水不冰，民乃康平，其病温。

终之气，少阴君火司令，又合君火在泉之化，主不胜客（终之主气，太阳寒水），故气候如此。

岁宜以咸以苦以辛，汗之清之散之，折其郁气，资其化源，安其运气，无使受邪，以寒热轻重少多其制，同热者多天化，同清者多地化，用凉远凉，用热远热，用寒远寒，用温远温，食宜同法，食岁谷以安其气，食间谷以去其邪，有假者反之，此其道也。反是者，乱天地之经，扰阴阳之纪也。

阳明燥金司天，天气收敛，故宜辛苦汗散。少阴君火在泉，地气温热，故宜咸苦清泻。岁运不及，故安其运气，无使受邪。是年上清下温，以寒热之轻重而少多其制，寒重则多用温热，热重则多用清凉，轻者则少之。运同在泉之热者，则多用司天清凉之化（如少徵）。运同司天之清者，则多用在泉温热之化（如少商）。有假者，则反其法也。

帝曰：善。少阳之政奈何？岐伯曰：寅申之纪也。

少阳　太角　厥阴

壬寅（同天符）　壬申（同天符）

其运风鼓，其化鸣条启坼，其变振拉摧拔，其病掉眩支胁惊骇。

太角（初正）　少徵　太宫　少商　太羽（终）

少阳　太徵　厥阴

戊寅天符　戊申天符

其运暑，其化暄嚣郁燠，其变炎烈沸腾，其病上，热郁血溢血泄心痛。

太徵　少宫　太商　少羽（终）　少角（初）

少阳　太宫　厥阴

甲寅　甲申

其运阴雨，其化柔润重泽，其变振惊飘骤，其病体重胕肿痞饮。

太宫　少商　太羽（终）　太角（初）　少徵

少阳　太商　厥阴

庚寅　庚申　同正商（坚成之纪，上徵与正商同）。

其运凉，其化雾露清凉，其变肃杀凋零，其病肩背胸中。

太商　少羽（终）　少角（初）　太徵　少宫

少阳　太羽　厥阴

丙寅　丙申

其运寒肃，其化凝惨栗冽，其变冰雪霜雹，其病寒，浮肿。

太羽（终）　太角（初）　少徵　太宫　少商

凡此少阳司天之政，气化运行先天，天气正，地气扰，炎火乃流，阴行阳化，太阴横流，雨乃时应，风乃暴举，木偃沙飞，木火同德，上应荧惑岁星，其政严，其令扰，其谷丹苍，风热参布，云物沸腾，寒乃时至，凉雨并起，往复之作，民病寒热疟泄，聋瞑呕吐，上怫肿色变，外发疮疡，内为泄满。故圣人遇之，和而不争。

少阳相火司天，故天气正。厥阴风木在泉，故地气扰。少阳当令，故炎火乃流，阴行阳化。二之客气与四之主气为太阴湿土，火旺土生，热蒸湿作，故太阴横流，雨乃时应（以太阴而得相火，湿热郁蒸，降为雨水，是谓阴行阳化也）。四气以后，厥阴司权，故风乃暴举，木偃沙飞。其谷丹苍，丹，火色，苍，木色也。上下相交，木火同德，风热参布，云物沸腾。火腾则水复，故寒乃时至。木胜则金复，故凉雨并起。胜复不已，风闭皮毛，相火内郁，则病寒热。甲木郁发，则病痎疟。乙木郁冲，则病泄利。甲木上逆，则病聋瞑。甲木刑胃，则病呕吐（足少阳化气相火，其经起目锐眦，循耳后，下颈项，甲木上逆，相火不降，浊气冲塞，则耳聋目瞑。甲木刑胃，胃气郁遏，不能容纳水谷，故作呕吐）。皮毛闭敛，郁热在经，则外发疮疡，肝胆俱病，脾胃被刑，则内生胀满也。

初之气，地气迁，风胜乃摇，寒乃去，候乃大温，草木早荣，寒来不杀，温病乃起，其病气怫于上，血溢目赤，咳逆头痛，血崩胁满，肤腠中疮。

初之气，少阴君火司令，故寒去温来，草木早荣，温病乃起。金受火刑，故血溢目赤，咳嗽头痛。木火合邪，疏泄失职，故血崩。乙木郁塞，故胁满。火炎血热，皮毛蒸腐，故肤腠生疮。

二之气，火反郁，白埃四起，云趋雨府，风不胜湿，雨乃零，民乃康，其病热郁于上，咳逆呕吐，疮发于中，胸嗌不利，头痛身热，昏愦脓疮。

二之气，太阴湿土司令，故白埃四起，云趋雨府。风木不胜湿土，雨乃下零。湿盛胃逆，甲木不降，甲木化气相火，逆而上炎，故上病热郁。相火刑肺，则生咳逆。甲木刑胃，则生呕吐。湿热蒸腐，故疮发于中，胸嗌不利，头痛身热，昏愦脓疮。

三之气，天政布，炎暑至，少阳临上，雨乃涯，民病热中聋瞑，血溢脓疮，咳呕衄衊，渴嚏欠，喉痹目赤，善暴死。

三之气司天，少阳相火主令，故天政布，炎暑至。少阳司气，又复上司天政，湿气消，故雨乃涯（涯，止也）。足少阳甲木化气相火，逆而上行，双克肺胃，故热中聋瞑、血溢脓疮、咳呕衄衊、燥渴嚏欠、喉痹目赤诸病生焉。相火性烈，故主暴死。

四之气，凉乃至，炎暑间化，白露降，民气和平，其病腹满身重。

四之气，阳明燥金司令，故凉乃至。炎暑间化，言相火之化，得金气之清凉而少间也。太阴湿土为四之主气，以燥金客气而当湿旺之时，客不胜主，故腹满身重。

五之气，阳乃去，寒乃来，雨乃降，气门乃闭，刚木早凋，民避寒邪，君子周密。

五之气，太阳寒水司令，故寒来雨降，气门（汗孔）闭，刚木凋，民避寒邪，君子周密不出也。

终之气，地气正，风乃至，万物反生，霿雾以行，其病关闭不禁，心痛，阳气不藏而咳（霿，音蒙、茂）。

终之气在泉，厥阴风木司令，故地气正，风乃至，万物反生。风木鼓动，地气升发，故霿雾以行（霿，晦也）。风木疏泄，下窍失敛，故病关闭不禁。风木冲击，故心痛。肝胆同气，乙木疏泄，则甲木动摇，相火失藏，上刑肺金，是以咳也。

岁宜咸宜辛宜酸，渗之泻之，渍之发之，折其郁气，先取化源，抑其运气，赞所不胜，暴过不生，苛疾不起，观气寒温，以调其过，同风热者多寒化，异风热者少寒化，用热远热，用温远温，用寒远寒，用凉远凉，食宜同法，此其道也，有假者反之，反是者，病之阶也。

抑其运气者，损其太过。赞所不胜者，助其被克者也。暴过不生，故苛疾不起。观运气之寒温，以调其过，运同天地之风热者，多用寒化之品（如太徵、太角），运异天地之风热者，少用寒化之品（如太商、太羽）。余义如前。

帝曰：善。太阴之政奈何？岐伯曰：丑未之纪也。

太阴　少角　太阳

丁丑　丁未　同正宫（委和之纪，上宫与正宫同）。

其运风清热。

少角（初正）　太徵　少宫　太商　少羽（终）

太阴　少徵　太阳

癸丑　癸未

其运热寒雨。

少徵　太宫　少商　太羽（终）　太角（初）

太阴　少宫　太阳

己丑太一天符　己未太一天符　同正宫（卑监之纪，上宫与正宫同）。

其运雨风清。

少宫　太商　少羽（终）　少角（初）　太徵

太阴　少商　太阳

乙丑　乙未

其运凉热寒。

少商　太羽（终）　太角（初）　少徵　太宫

太阴　少羽　太阳

辛丑（同岁会）　辛未（同岁会）

其运寒雨风。

少羽（终）　少角（初）　太徵　少宫　太商

凡此太阴司天之政，气化运行后天，阴专其政，阳气退辟，大风时起，天气下降，地气上腾，原野昏霡，白埃四起，云奔南极，寒雨数至，上应镇星辰星，其政肃，其令寂，其谷黅玄，间谷命其太也，阴凝于上，寒积于下，寒水胜火，则为冰雹，阳光不治，杀气乃行，有余宜高，不及宜下，有余宜晚，不及宜早，土之利，气之化也，湿寒合德，黄黑埃昏，流行气交，物成于差夏，民气亦从之，民病寒湿，腹满身䐜愤胕肿，痞逆，寒厥拘急。

太阴湿土司天，太阳寒水在泉，故阴专其政，阳气退辟。土不及则木胜，故大风时起。天之湿气下降，地之寒气上腾，故原野昏霿，白埃四起。云奔南极者，司天之化，寒雨数至者，在泉之令也。太阴之阴凝于下，太阳之寒积于上，寒水胜火，则为冰雹。火败而阳光不治，水胜则杀气乃行，故谷之有余者宜高，不及者宜下，高凉而下热也。有余者宜晚，不及者宜早，晚寒而早暖也。此虽地利不同，而实气化使之然也。差夏谓夏尽秋初之候，正湿寒交会之间（湿盛于夏，寒盛于冬，秋在湿寒之间），人物同在气交之中，故物成于此。民亦从之，而生湿寒之病也。

初之气，地气迁，寒乃去，春气至，风乃来，生气布，万物以荣，民气条舒，风湿相搏，雨乃后，民病血溢，经络拘强，关节不利，身重筋痿。

初之气，客主皆厥阴风木司令，故风来而物荣。初气之风与司天之湿二气相搏，湿不胜风，故雨乃后。风木疏泄，故民病血溢。风燥筋挛，故拘强不利。土病湿作，故身重筋痿。

二之气，大火正，物承化，民乃和，其病温厉大行，远近咸若，湿蒸相搏，雨乃时降。

二之气，客主皆少阴君火司令，故大火正。物承火化，民乃和舒。火烈灾生，故民病温厉大行，远近咸若（远近皆然）。二气之火与司天之湿两气相搏，湿热郁蒸，雨乃时降也。

三之气，天政布，湿气降，地气腾，雨乃时降，寒乃随之，感于寒湿，则民病身重胕肿，胸腹满。

三之气，太阴湿土司令，天之湿气下降，地之火气上腾，故雨乃时降。三气之后，太阳在泉，故寒乃随之。感于天地之寒湿，则民病身重胕肿，胸腹胀满也。

四之气，畏火临，溽蒸化，地气腾，天气痞隔，寒风晓暮，蒸热相搏，草木凝烟，湿化不流，则白露阴布，以成秋令，民病腠理热，血暴溢，疟，心腹满热，胪胀，甚则胕肿。

四之气，少阳相火司令，其气暴烈，故曰畏火。客气之相火主气之湿土两气相搏，故溽蒸化。太阳在泉，地气上腾，寒水胜火，故天气痞隔，寒风晓暮。而其湿热相临，火旺湿消，故草木凝烟，湿化不流，白露夜降，以成秋令。民感湿热之气，故腠理郁热。火旺金燔，收气失政，故血病暴溢。外为寒气所束，故发为痎疟，心腹满热，胪胀（胪，皮也），甚则胕肿也。

五之气，惨令已行，寒露下，霜乃早降，草木黄落，寒气及体，君子周密，民病皮腠。

五之气，客主皆阳明燥金司令，合于在泉之寒，故惨令已行，寒露下，霜早降，草木黄落。寒气及体，君子周密不出，民病寒伤皮腠也。

终之气，寒大举，湿大化，霜乃积，阴乃凝，水坚冰，阳光不治，感于寒，则病人关节禁固，腰脽痛，寒湿持于气交，而为疾也。

终之气，客主皆太阳寒水司令，故寒大举。土合司天之气，故湿大化。寒甚，故霜冰坚。阴凝阳退，感于寒，则关节禁固，腰脽肿痛。寒湿之气持于气交，故为病如是。

岁宜以苦燥之温之，甚者发之泄之，不发不泄，则湿气外溢，肉溃皮拆，而水血交流，必赞其阳火，令御甚寒，折其郁气，而取化源，益其岁气，无使邪胜，从气异同，少多其制，同湿者以燥化，同寒者以热化，异者少之，同者多之，用凉远凉，用寒远寒，用温远温，用热远热，食宜同法，食岁谷以全其真，食间谷以保其精，假者反之，此其道也，反是者病也。

太阴湿土司天，故宜苦燥。太阳寒水在泉，故宜苦温。湿甚者，发之泄之，以去其湿。不发不泄，则湿气外溢，反肉溃烂，水血交流。寒甚者，助其阳火，以御其寒。岁运不及，故益其岁气，无使邪胜。从运气之异同，少多其制，运同司天之湿者，则以燥化之物治之（如少宫岁），运同在泉之寒者，则以热化之物治之（如少羽岁）。

帝曰：善。少阴之政奈何？岐伯曰：子午之纪也。

少阴　太角　阳明

壬子　壬午

其运风鼓，其化鸣条启坼，其变振拉摧拔，其病支满。

太角（初正）　少徵　太宫　少商　太羽（终）

少阴　太徵　阳明

戊子天符　戊午太乙天符

其运炎暑，其化暄曜郁燠，其变炎烈沸腾，其病上热血溢。

太徵　少宫　太商　少羽（终）　少角（初）

少阴　太宫　阳明

甲子　甲午

其运阴雨，其化柔润时雨，其变振惊飘骤，其病中满身重。

太宫　少商　太羽（终）　太角（初）　少徵

少阴　太商　阳明

庚子（同天符）　庚午（同天符）　同正商（坚成之纪，上征与正商同）。

其运凉劲，其化雾露萧瑟，其变肃杀凋零，其病下清。

太商　少羽（终）　少角（初）　太徵　少宫

少阴　太羽　阳明

丙子岁会　丙午

其运寒，其化凝惨栗冽，其变冰雪霜雹，其病寒下。

太羽（终）　太角（初）　少徵　太宫　少商

凡此少阴司天之政，气化运行先天，地气肃，天气明，寒交暑，热加燥，云驰雨府，湿化乃行，时雨乃降，金火合德，上应荧惑太白，其政明，其令切，其谷丹白，水火寒热持于气交，而为病始也。热病生于上，清病生于下，寒热凌犯而争于中，民病咳喘鼽嚏，血溢血泄，目赤眦疡，寒厥入胃，心痛腰痛，腹大，嗌干肿上。

少阴君火司天，故天气明。阳明燥金在泉，故地气肃。寒交暑者，以地气而交天气，热加燥者，以天气而加地气也。土生于火，金生于土，土者火金之中气，故湿化行而云雨作也。金之气凉，凉者寒之初气，燥金在泉，寒水必旺，故水火寒热持于气交，而为诸病之始也。君火在天，故热病生于上。燥金在泉，故清病生于下。水火寒热持于气交，故寒热凌犯而争于中。心火刑伤肺金，故病咳喘鼽嚏，血溢血泄，目赤眦疡。寒厥入胃者，火胜而水复也。水刑火伤，故心痛。水郁土湿，木陷而贼脾，故腰痛腹大。君火不降，故嗌干上肿。

初之气，地气迁，热将去，寒乃始，蛰复藏，水乃冰，霜复降，风乃至，阳气郁，民反周密，关节禁固，腰脽痛，炎暑将起，中外疮疡。

初之气，太阳寒水司令，上年己亥终气之少阳已尽，故热去寒来，蛰藏水冰，霜降风至。寒闭于外，故阳郁不达，民当春令而反周密，关节禁固，腰脽疼痛。时临二气，君火当权（二之主气），上合司天之气，盛热将作，而为寒气所束，瘀蒸腐烂，故中外发为疮疡也。

二之气，阳气布，风乃行，民乃和，春气以正，万物应荣，寒气时至，其病淋，目瞑目赤，气郁于上而热。

二之气，厥阴风木司令，阳布风行，民和物荣。二之主气君火当权，上合司天之政，虽三气未交，而火令已旺。若寒气时至，束闭皮毛，风木遏陷，不能疏泄水道，则生淋涩之病。君火渐逆，刑伤肺金，则目瞑目赤，气郁于上而为热也。

三之气，天政布，大火行，庶类蕃鲜，寒气时至，民病气厥心痛，寒热更作，咳喘目赤。

三之气司天，少阴君火司令，故天政布，大火行，庶类蕃鲜。若寒气时至，束闭君火，不得外达，则气厥心痛。寒热更作，火逆伤肺，故咳喘目赤。

四之气，溽暑至，大雨时行，寒热互至，民病寒热嗌干，黄瘅，衄䶎饮发。

四之气，客主皆太阴湿土司令，故溽暑至，大雨零。若热气盛作，而寒气忽至，热蒸窍泄，而寒来袭之，湿热郁发，则民病寒热嗌干，鼻塞血衄，黄瘅饮发也。

五之气，畏火临，暑反至，阳乃化，万物乃生乃长乃荣，民乃康，其病温。

五之气，少阳相火司令，故火临暑至，物荣民康，其病温热。

终之气，燥令行，寒气数举，则霧雾昏翳，病生皮腠，余火内格，肿于上，咳喘，甚则血溢，内舍于胁，下连少腹，而作寒中，地将易也。

终之气，阳明燥金司令，故燥令行。主令为太阳寒水，故寒气数举，霧雾昏翳。寒闭窍合，故病生皮腠。寒气外束，君相之余火内格，臃肿于上。火郁金刑，咳喘并作，甚则血溢而生吐衄。金火上逆而生热，则水木下陷而生寒，其病内舍于胁，下连少腹，而作寒中（肝脉自少腹行胁肋）。时临终气，故在泉之气将易也。

岁宜以咸软之而调其上，甚则以苦发之，以酸收之而安其下，甚则以苦泻之，折其郁气，先取化源，抑其运气，资其岁胜，无使暴过而生其病也，适气同异，而多少之，同天气者以寒清化，同地气者以温热化，用热远热，用凉远凉，用温远温，用寒远寒，食宜同法，食岁谷以全真气，食间谷以辟虚邪，有假则反，此其道也，反是者病作矣。

少阴君火司天，故宜以咸软之而调其上，甚则以苦发之。阳明燥金在泉，故宜以酸收之而安其下，甚则以苦泻之。资其岁胜者，助其岁运之所克也（少阴司天，皆太过之运也）。

帝曰：善。厥阴之政奈何？岐伯曰：己亥之纪也。

厥阴　少角　少阳

丁巳天符　丁亥天符　同正角（委和之纪，上角与正角同）。

其运风清热。

少角（初正）　太徵　少宫　太商　少羽（终）

厥阴　少徵　少阳

癸巳（同岁会）　癸亥（同岁会）

其运热寒雨。

少徵　太宫　少商　太羽（终）　太角（初）

厥阴　少宫　少阳

己巳　己亥　同正角（卑监之纪，上角与正角同）。

其运雨风清。

少宫　太商　少羽（终）　少角（初）　太徵

厥阴　少商　少阳

乙巳　乙亥　同正角（从革之纪，上角与正角同）。

其运凉热寒。

少商　太羽（终）　太角（初）　少徵　太宫

厥阴　少羽　少阳

辛巳　辛亥

其运寒雨风。

少羽（终）　少角（初）　太徵　少宫　太商

凡此厥阴司天之政，气化运行后天，诸同正岁，气化运行同天，天气扰，地气正，风生高远，炎热从之，云趋雨府，湿化乃行，风火同德，上应岁星荧惑，其政挠，其令速，其谷苍丹，间谷言太者，其耗文角品羽，风燥火热，胜复更作，蛰虫来见，流水不冰，热病行于下，风病行于上，风热胜复行于中。

诸同正岁，气化运行同天，如委和之纪、卑监之纪、从革之

376

纪，皆上角与正角同是也。化虽丁巳、丁亥、己巳、己亥、乙巳、乙亥六年如此，而六十岁中，莫不皆然。厥阴风木司天，故天气扰。少阳相火在泉，故地气正（土得火生故也）。风生高远者，司天之气也。炎热从之者，司地之气也。热则化湿，所谓火生土也。少阳司地，水土温暖，故云趋雨府，湿化乃行。风飘于上，故其政挠。火炎于下，故其令速。肝主筋而属木，角者肝之所结，木主五色，故曰文角。品羽者，羽毛之美丽者也（其品贵重，故曰品羽）。羽虫属火，厥阴司天少阳在泉之政，气化运行后天（岁运皆不及也），木火不及，故文角品羽属火属木之美者，悉为耗减也。风木克土则燥胜之，燥胜则火复而生热，寒水凌火则涩胜之，湿胜则风复而生燥，故风燥火热，胜复更作。其应为蛰虫来见，流水不冰。相火在地，故热病行于下。风木在天，故风病行于上。风火之气持于气交，故风热胜复行于中也。

初之气，寒始肃，杀气方至，民病寒于右之下。

初之气，阳明燥金司令，故肃杀之政行。金位西方，自右下降，故民病寒于右之下。

二之气，寒不去，杀气施化，霜乃降，名草上焦，寒雨数至，华雪水冰，阳复化，民病热于中。

二之气，太阳寒水司令，当君火主气之时而寒不去，杀气施化，霜降草焦，雨雪飘零。客寒外袭，闭其君火主气，故阳气复化，病热于中。阳复化者，阳化在内，不得外达也。

三之气，天政布，风乃时举，民病泣出耳鸣掉眩。

三之气司天，厥阴风木司令，故天政布，风乃时举。肾主五液，入肝为泪，泣出耳鸣掉眩者，皆风木之病也。

四之气，溽暑至，湿热相薄，争于左之上，民病黄瘅而为胕肿。

四之气，少阴君火司令，四之主气为太阴湿土，故溽暑至。火位南方，自左上升，故湿热相薄，争于左之上（湿土亦自左升）。湿热郁蒸，故病黄瘅胕肿。

五之气，燥湿更胜，沉阴乃布，寒气及体，风雨乃行。

五之气，太阴湿土司令，五之主气为阳明燥金，故燥湿更胜（客主更相胜也）。湿胜则沉阴乃布，燥胜则寒气及体（金旺则生水也）。风雨乃行者，湿旺而木复也。

终之气，畏火司令，阳乃大化，蛰虫出见，流水不冰，地气大发，草乃生，人乃舒，其病温厉。

终之气，少阳相火司令，故虫见水流，草生人舒，其病温厉。

岁宜以辛调上，以咸调下，畏火之气，无妄犯之，折其郁气，资其化源，赞其运气，无使邪胜，用温远温，用热远热，用凉远凉，用寒远寒，食宜同法，有假反常，此其道也，反是者病。

帝曰：善。五运气行主岁之纪，其有常数乎？岐伯曰：臣请次之。

甲子　甲午岁

上少阴火　中太宫土运　下阳明金

热化二（少阴君火司天），雨化五（中运太官湿土），燥化四（阳明燥金在泉），所谓正化日也（正气所化也）。其化上咸寒（治君火司天），中苦热（治中运湿土），下酸热（治燥金在泉），所谓药食宜也（药食补泄之宜）。

乙丑　乙未岁

上太阴土　中少商金运　下太阳水

热化寒化胜复同，所谓邪气化日也（乙年少商金运不及，故有火胜之热化，火胜则有水复之寒化，此非本年正化，故曰邪气化日。同谓五未二年相同。阴年不及，乃有胜复邪化，阳年则无。后皆仿此）。灾七宫（兑金数七，金运不及，故热胜而灾及之）。湿化五（司天），清化四（中运），寒化六（在泉），所谓正化日也（《河图》数：天一生水，地六成之，地二生火，天七成之，天三生木，地八成之，地四生金，天九成之，天五生土，地十成之。后文太过者其数成，不及者其数生，土常以生也。生数少，成数多，太过故其数多，不及故其数少。湿化五，清化四，是土金生数。寒化六，是水之成数。以水得金生，土不能克，则寒水必胜，故言成数，此亦太过之例也）。其化上苦热（治司天），中酸和（治中运），下甘热（治在泉），所谓药食宜也（药食之宜，义详《至真要论》）。

丙寅　丙申岁

上少阳火　中太羽水运　下厥阴木

火化二（水胜火，故热化减），寒化六，风化三（寒水胜火，阳根亦败，木失所生，故风化亦减），所谓正化日也。其化上咸寒，中咸温，下辛温，所谓药食宜也。

丁卯（岁会）　丁酉岁

上阳明金　中少角木运　下少阴火

清化热化胜复同，所谓邪气化日也。灾三宫（震木数三），燥化九（木不及则金胜，故燥化多），风化三，热化七（火得木生，故热化多），所谓正化日也。其化上苦温，中辛和，下咸寒，所谓药食宜也。

戊辰　戊戌岁

上太阳水　中太徵火运　下太阴土

寒化六，热化七，湿化五，所谓正化日也。其化上苦温，中甘寒，下甘温，所谓药食宜也。

己巳　己亥岁

上厥阴木　中少宫土运　下少阳火

风化清化胜复同，所谓邪气化日也。灾五宫（土数五）。风化三，湿化五，火化七（火得木生，故热化多），所谓正化日也。其化上辛凉，中甘和，下咸寒，所谓药食宜也。

庚午（同天符）　庚子岁（同天符）

上少阴火　中太商金运　下阳明金

热化七，清化九，燥化九，所谓正化日也。其化上咸寒，中辛温，下酸温，所谓药食宜也。

辛未（同岁会）　辛丑岁（同岁会）

上太阴土　中少羽水运　下太阳水

雨化风化胜复同，所谓邪气化日也。灾一宫（坎水数一）。雨化五，寒化一，所谓正化日也。其化上苦热，中苦和，下苦热，所谓药食宜也。

壬申（同天符）　壬寅岁（同天符）

上少阳火　中太角木运　下厥阴木

火化二，风化八（中运在泉，二木相合，故风化多），所谓正化日也。其化上咸寒，中酸和，下辛凉，所谓药食宜也。

癸酉（同岁会）　癸卯岁（同岁会）

上阳明金　中少徵火运　下少阴火

寒化雨化胜复同，所谓邪气化日也。灾九宫（离火数九）。燥化九（火不及则金无制，故燥化多），热化二，所谓正化日也。其化上苦温，中咸温，下咸寒，所谓药食宜也。

甲戌（岁会同天符）　甲辰岁（岁会同天符）

上太阳水　中太宫土运　下太阴土

寒化六，湿化五，正化日也。其化上苦热，中苦温，下苦温，药食宜也。

乙亥　乙巳岁

上厥阴木　中少商金运　下少阳火

热化寒化胜复同，邪气化日也。灾七宫。风化八（金运不及，又被火克，风木无制，故风化多），清化四，火化二，正化度也（度即日也）。其化上辛凉，中酸和，下咸寒，药食宜也。

丙子（岁会）　丙午岁

上少阴火　中太羽水运　下阳明金

热化二（火被水克，故热火减），寒化六，清化四（金被火克，故清化减）。正化度也。其化上咸寒，中咸热，下酸温，药食宜也。

丁丑　丁未岁

上太阴土　中少角木运　下太阳水

清化热化胜复同，邪气化度也。灾三宫。雨化五，风化三，寒化一，正化度也。其化上苦温，中辛温，下甘热，药食宜也。

戊寅　戊申岁（天符）

上少阳火　中太徵火运　下厥阴木

火化七，风化三（子气盛则母气衰，故风化减），正化度也。其化上咸寒，中甘和，下辛凉，药食宜也。

己卯　己酉岁

上阳明金　中少宫土运　下少阴火

风化清化胜复同，邪气化度也。灾五宫。清化九（金得土生，故清化多），雨化五，热化七（土能胜水，火无克制，故热化多），正化度也。其化上苦温，中甘和，下咸寒，药食宜也。

庚辰　庚戌岁

上太阳水　中太商金运　下太阴土

寒化一（水被土刑，故寒化减），清化九，雨化五，正化度也。其化上苦热，中辛温，下甘热，药食宜也。

辛巳　辛亥岁

上厥阴木　中少羽水运　下少阳火

雨化风化胜复同，邪气化度也。灾一宫。风化三，寒化一，火化七（火得木生，水又不及，故火化多），正化度也。其化上辛凉，中苦和，下咸寒，药食宜也。

壬午　壬子岁

上少阴火　中太角木运　下阳明金

热化二，风化八，清化四（中运盛，则司天在泉之气皆减），正化度也。其化上咸寒，中酸凉，下酸温，药食宜也。

癸未　癸丑岁

上太阴土　中少徵火运　下太阳水

寒化雨化胜复同，邪气化度也。灾九宫。雨化五，火化二，寒化一，正化度也。其化上苦温，中咸温，下甘热，药食宜也。

甲申　甲寅岁

上少阳火　中太宫土运　下厥阴木

火化二，雨化五，风化八（土为火子，木为火母，子母俱盛，故火化减），正化度也。其化上咸寒，中咸和，下辛凉，药食宜也，

乙酉（太乙天符）　乙卯岁（天符）

上阳明金　中少商金运　下少阴火

热化寒化胜复同，邪气化度也。灾七宫。燥化四，清化四，热化二，正化度也。其化上苦温，中苦和，下咸寒，药食宜也。

丙戌（天符）　丙辰岁（天符）

上太阳水　中太羽水运　下太阴土

寒化六，雨化五，正化度也。其化上苦热，中咸温，下甘热，药食宜也。

丁亥（天符）　丁巳岁（天符）

上厥阴木　中少角木运　下少阳火

清化热化胜复同，邪气化度也。灾三宫。风化三，火化七（火得乙木相生，火旺则木虚，故风化少，火化多），正化度也。其化上辛凉，中辛和，下咸寒，药食宜也。

戊子（天符）　戊午岁（太乙天符）

上少阴火　中太徵火运　下阳明金

热化七，清化九，正化度也。其化上咸寒，中甘寒，下酸温，药食宜也。

己丑（太乙天符）　己未岁（太乙天符）

上太阴土　中少宫土运　下太阳水

风化清化胜复同，邪气化度也。灾五宫。雨化五，寒化一，正化度也。其化上苦热，中甘和，下甘热，药食宜也。

庚寅　庚申岁

上少阳火　中太商金运　下厥阴木

火化七，清化九，风化三（木被金刑，故风化减），正化度也。其化上咸寒，中辛温，下辛凉，药食宜也。

辛卯　辛酉岁

上阳明金　中少羽水运　下少阴火

雨化风化胜复同，邪气化度也。灾一宫。清化九，寒化一，热化七（水运不及，故热化多。金得水救，则火不能克，故清化亦多），正化度也。其化上苦温，中苦和，下咸寒，药食宜也。

壬辰　壬戌岁

上太阳水　中太角木运　下太阴土

寒化六，风化八，雨化五，正化度也。其化上苦温，中酸和，下甘温，药食宜也。

癸巳（同岁会）　癸亥岁（同岁会）

上厥阴木　中少徵火运　下少阳火

寒化雨化胜复同，邪气化度也。灾九宫。风化八，火化二（火运不及，木气未泄，故风化多），正化度也。其化上辛凉，中咸和，下咸寒，药食宜也。

凡此定期之纪，胜复正化，皆有常数，不可不察。故知其要者，一言而终，不知其要，流散无穷，此之谓也。

五运不及，则有胜复，是谓邪化，五运太过，则无胜复邪化，但有正化，是皆有一定之常数也。

黄帝问曰：六气之应见，六化之正，六变之纪何如？岐伯对曰：夫六气正纪，有化有变，有胜有复，有用有病，不同其候，帝欲何问乎？帝曰：愿尽闻之。岐伯曰：请遂言之。

化谓正化，变谓变异。

夫气之所至也，厥阴所至为和平，少阴所至为暄，太阴所至为埃溽，少阳所至为炎暑，阳明所至为清劲，太阳所至为寒雰，时化之常也。

此六气分主四时之正化。

厥阴所至为风府为璺启，少阴所至为火府为舒荣，太阴所至为雨府为员盈，少阳所至为热府为行出，阳明所至为司杀府为庚苍，太阳所至为寒府为归藏，司化之常也（璺，音问）。

璺，裂也，启，开也。员与圆同，员盈者，土化丰备也。行出，火力长育而物形充足也（行当作形）。庚，更也（庚与更同。檀弓：季子皋葬妻，犯人之禾，申详以告曰：请庚之），苍，老也，金气肃杀，万物更变而苍老也。归藏，归宿而蛰藏也。

厥阴所至为生为风摇，少阴所至为荣为形见，太阴所至为化为云雨，少阳所至为长为蕃鲜，阳明所至为收为雾露，太阳所至为藏为周密，气化之常也。

形见，即形出之变文也。周密，蛰封而不泄也。

厥阴所至为风生，终为肃，少阴所至为热生，中为寒，太阴所至为湿生，终为注雨，少阳所至为火生，终为蒸溽，阳明所至为燥生，终为凉，太阳所至为寒生，中为温，德化之常也。

《六微旨论》：风位之下，金气承之，故厥阴风生，终为肃。土位之下，风气承之，故太阴湿生，终为注雨（注雨，雨之得风而飘骤者）。相火生湿土，故少阳火生，终为蒸溽。燥金生寒水，故阳明燥生，终为凉。水火同宫，丁火癸水统于少阴，丙火壬水统于太阳，《六微旨论》：少阴之上，热气治之，中见太阳，太阳之上，寒气治之，中见少阴，故少阴热生，中为寒，太阳寒生，中为温也。

厥阴所至为毛化，少阴所至为羽化，太阴所至为倮化，少阳所至为羽化，阳明所至为介化，太阳所至为鳞化，德化之常也。

五虫秉六气而化也。

厥阴所至为生化，少阴所至为荣化，太阴所至为濡化，少阳所至为茂化，阳明所至为坚化，太阳所至为藏化，布政之常也。

六气司令，五化行焉，是谓之政。

厥阴所至为飘怒大凉，少阴所至为大暄寒，太阴所至为雷霆骤注烈风，少阳所至为飘风燔燎霜凝，阳明所至为散落温，太阳所至为寒雪冰雹白埃，气变之常也。

胜极则复，木胜而飘怒，则金复而为凉，火胜而大暄，则水复而为寒，土胜而骤注，则木复而为风，火胜而燔燎，则水复而为霜，金胜而散落，则火复而为温，水胜而冰雪，则土复而为湿，此气变之常也。

厥阴所至为挠动为迎随，少阴所至为高明焰为曛，太阴所至为沉阴为白埃为晦暝，少阳所至为光显为彤云为曛，阳明所至为烟埃为霜为劲切为凄鸣，太阳所至为刚固为坚芒为立，令行之常也。

气至而物从之，是谓之令。

厥阴所至为里急，少阴所至为疡疹身热，太阳所至为积饮痞隔，少阳所至为嚏呕为疮疡，阳明所至为浮虚，太阳所至为屈伸不利，病之常也。

里急，风盛之病。疡疹身热，热盛之病。积饮痞隔，湿盛之病。嚏呕疮疡，火盛之病。浮虚，燥盛之病（肺主皮毛，肺气外郁，则皮毛浮虚）。屈伸不利，寒盛之病。

厥阴所至为支痛，少阴所至为惊惑谵妄战栗恶寒，太阴所至为稸满，少阳所至为惊躁瞀昧暴病，阳明所至为尻尻阴股膝髀腨胻足病，太阳所至为腰痛，病之常也（瞀，音茂）。

肝脉行于两胁，故为支痛。心藏神，其属火，惊惑谵妄者，神明乱也，战栗恶寒者，水胜火也。脾为湿土，湿胜气阻，故稸积壅满。胆主惊，胆木上逆，相火失根，故惊躁瞀昧而生暴病

（胆木化气相火，此言足少阳病）。阳明大肠与肺为表里，鼽者，手阳明之病，阳明胃自头走足，尻阴股膝髀腨胻足痛者，足阳明之病也。足太阳之脉挟脊抵腰，腰痛者，水寒而木陷也。

厥阴所至为緛戾，少阴所至为悲妄衄蔑，太阴所至为中满霍乱吐下，少阳所至为喉痹耳鸣呕涌，阳明所至为胁痛皴揭，太阳所至为寝汗痉，病之常也（蔑，音灭。皴，取钧切）。

肝主筋（緛而乖戾也。緛与软同），肺燥则悲，神乱则妄，肺气上逆，收敛失政，则血升而为衄蔑，此君火刑肺之病也。中满者，土湿而不运，霍乱吐下者，饮食寒冷，水谷不消，风寒外束，胃不能容也。足少阳之脉行耳后，循颈而下胸膈，相火上逆则喉痹，甲木上冲则耳鸣，甲木刑胃，胃土不降则呕涌也。燥金刑木则胁痛，皮肤不荣则皴揭。太阳不藏则寝汗出，水寒筋缩则为痉也。

厥阴所至为胁痛呕泄，少阴所至为笑语，太阴所至为身重胕肿，少阳所至为暴注瞤瘈暴死，阳明所至为鼽嚏，太阳所至为流泄禁止，病之常也（瞤，音纯。瘈，音炽）。

木郁贼土，故胁痛而呕泄。心主喜，其声笑，心神乱则笑语。土湿不运，则身重胕肿。甲木刑胃，水谷莫容，则暴生注泄。瞤，肉动也。瘈，筋急也。肺气上逆，则生鼽嚏。寒水侮土，则为流泄，水道不通，则为禁止，流泄即下利，禁止即闭癃也。

凡此十二变者，报德以德，报化以化，报政以政，报令以令，气高则高，气下则下，气后则后，气前则前，气中则中，气外则外，位之常也。

凡此十二变者，因六气之所至不一，而为之报，故有化有变，有胜有复，有用有病，其候不同。气至有德化政令之殊，则有德化政令之报，气至有高下前后中外之殊，则有高下前后中外之报。人秉天之六气而生六经，手之六经其气高，足之六经其气下，足太阳行身之后，足阳明行身之前，三阴在中，三阳在外，此高下前后中外之位也。

故风胜则动，热胜则肿，燥胜则干，寒胜则浮，湿胜则濡泄，甚则水闭胕肿，随气所在，以言其变耳。

六气偏胜，则有偏胜之病。随其气之上下前后中外所在以言其变，凡偏胜之所在，则变生而病来矣。

帝曰：愿闻其用也。岐伯曰：夫六气之用，各归不胜而为化。故太阴雨化，施于太阳，太阳寒化，施于少阴，少阴热化，施于阳明，阳明燥化，施于厥阴，厥阴风化，施于太阴。各命其所在以征之也。

六气有用有病，上言其病矣，此复问其用。六气之用，各归其不胜我者而为之化，如此气偏胜，则此气所克者必病。其所克者在于何方，各命其所在之处以征之也。

帝曰：自得其位何如？岐伯曰：自得其位，常化也。帝曰：愿闻所在也。岐伯曰：命其位而方月可知也。

六气各有其位，自得其位者，自安其本位，而无凌犯他气之变也，此为气化之常。欲知其气化之所在，但命其六气之位，而化行之方月自可知也（客气有客气之方、客气之月，主气有主气之方、主气之月）。

帝曰：六位之气，盈虚何如？岐伯曰：太少异也。太者之至徐而常，少者暴而亡。

太气盈，少气虚，盈则徐而常，虚则暴而亡（亡，无常也）。

帝曰：天地之气，盈虚何如？岐伯曰：天气不足，地气随之，地气不足，天气从之，运居其中，而常先也。恶所不胜，归所同和，随运归从，而生其病也。

司天之气不足，则地气随之而升，司地之气不足，则天气从之而降，运居天地之中，常先天地而为升降。恶其所不胜，归其所同和（如木不胜金，则恶之，而与水木火相同和，则归之），随运归从，助所同和，以成偏胜，而生其病也。

故上胜则天气降而下，下胜则地气迁而上，胜多少而差其分。微者小差，甚者大差，甚则位易气交，易则大变生而病作矣。《大要》曰：甚纪五分，微纪七分，其差可见，此之谓也。

上胜则司天之气降而下，下胜则司地之气迁而上，以胜之多少而差其分。胜微者小差，胜甚者大差，甚则位移易而气交互位，易则大变生而病作矣。《大要》曰（古书）。甚者纪五分，微者纪七分（五分者，胜居十之五，七分者，胜居十之三），而其差可见，即此之谓也。

帝曰：天地之数，终始奈何？岐伯曰：悉乎哉问也！是明道也。数之始，起于上而终于下，岁半之前，天气主之，岁半之后，地气主之，上下交互，气交主之，岁纪毕矣。故曰：位明气月可知，所谓气也。

司天在上，司地在下，天地一年之数，起于上而终于下。岁半之前，天气主之，岁半之后，地气主之，上下交互之中，气交主之。气交者，三气四气交际之间也。一岁之纪，毕于此矣。六气之位既明，则气月可知（三候一气，两气一月。一年六气，一气两月），所谓天地之气数也。

帝曰：余司其事，则而行之，不合其数何也？岐伯曰：气用有多少，化洽有盛衰，盛衰多少，同其化也。

六气有主客，主气者，初气风木，二气君火，三气相火，四气湿土，五气燥金，六气寒水，一气两月，万古不易，客气则逐年迁变，恒与四时相反。岁半之前，天气主之，岁半之后，地气主之，是司天之客气也。其间燥金在春，风木在秋，寒水在夏，二火在冬，应与主气相反，而往往与主气不反，与客气不符，较之天地终始之数，未尽相合。此以气之为用有多少，化之相洽有盛衰，盛衰多少，同其化也。盖六气与五运相值，有生有克，生则其用多，克则其用少，多则其化盛，少则其化衰，以多遇多则愈盛，以少遇少则愈衰。衰盛多少，气化合同，盛则应，衰则不应，是以其数不合也。

帝曰：愿闻同化何如？岐伯曰：风温春化同，热曛昏火夏化同，云雨昏暝埃长夏化同，燥清烟露秋化同，寒气霜雪冰冬化同，胜与复同。此天地五运六气之化，更用盛衰之常也。

凡四时之内，一见风温，是为木气，故与春化相同，一见热曛昏火，是为火气，故与夏化相同，一见云雨昏暝埃，是为土气，故与长夏相同，一见燥清烟露，是为金气，故与秋化相同，一见寒气霜雪冰，是为水气，故与冬化相同。初气终三气，胜之常也，四气尽终气，复之常也，其于胜复之中，而见五行之气，亦与此同。此天地五运六气之化，更相盛衰之常也，遇盛气之同化则其数合，遇衰气之同化则其数不合矣。

帝曰：善。夫子之言可谓悉矣，然何以明其应乎？岐伯曰：昭乎哉问也！夫六气者，行有次，止有位，故常以正月朔日平旦视之，睹其位而知其所在矣。运有余，其至先，运不及，其至后，此天之道，气之常也。运非有余，非不足，是谓正岁，其至当其时也。

六气之行有恒次，止有定位，常以正月朔日平旦视之，初气方交（初气以上年十二月大寒日交），月令更变，自此六气递迁，六位迭易，睹其所止之位，而知其各气之所在矣。运有余，其至先（六气至先），其位未交，而其气已在。运不及，其至后，其位已交，而其气未在。运非有余，非不足，是谓正岁，其至当其时，不后不先也。

帝曰：善。五运之气，亦复岁乎？岐伯曰：郁极乃发，待时而作也。帝曰：请问其所谓也。岐伯曰：五常之气，太过不及，其发异也。帝曰。愿卒闻之。岐伯曰：太过者暴，不及者徐，暴者为病甚，徐者为病持。帝曰：太过不及，其数何如？岐伯曰：太过者其数成，不及者其数生，土常以生也。

帝问：六气既有胜复，五运之气，亦有报复于岁中者否也？凡五行之理，有胜必复，郁极乃发，待时而作也。盖五常之气，各有太过不及，其胜复之发，因而不同。太过者发之暴，不及者发之徐，暴者为病甚，徐者为病持（持久、迟延也）。太过者其化多，得五行之成数，不及者其化少，得五行之生数（义见前文）。

帝曰：其发也何如？岐伯曰：土郁之发，埃昏黄黑，化为白气，雷殷气交，岩谷振惊，击石飞空，飘骤高深，洪水乃从，川流漫衍，田牧土驹，化气乃敷，善为时雨，始生始长，始化始成。故民病心腹胀，肠鸣而为数后，甚则心痛胁䐜，呕吐霍乱，饮发注下，胕肿身重。云奔雨府，霞拥朝阳，山泽埃昏，而乃发也。其气四，云横天山，蜉蝣生灭，怫之先兆也。

水胜火败，不能生土，则土郁发作。发则湿气熏蒸，化为云雾。阳遏湿内，激为雷霆，鼓岩冲裂，殷于气交，山谷震动，击石飞空，风雨飘骤，自高及深，洪水从生，川流漫衍，瘀泛垒起，田野之间，如群驹散牧。化气敷布，善为时雨，万物得之，生长化成之力，于是始旺。湿气淫泆，传之于人，民病心腹胀满，肠鸣数后，甚则心痛胁䐜，呕吐霍乱，饮发注下，胕肿身重。土郁将发，湿气先动，云奔雨府，霞拥朝阳，山泽埃昏，而乃发也。土主四气，凡三气之后，云横天山，蜉蝣生灭（蜉蝣朝生暮死，湿气所化），便是湿土怫郁之先兆也。

金郁之发，天洁地明，风清气切，大凉乃举，草树浮烟，燥气以行，霿雾数起，杀气来至，草木苍干，金乃有声。故民病咳逆，心胁痛引少腹，善暴痛，不可反侧，嗌干面尘色恶。山泽焦枯，土凝霜卤，而乃发也。其气五，夜零白露，林莽声凄，怫之先兆也。

木胜土败，不能生金，则金郁发作。发则天地净明，风气清切，大凉变序，草树浮烟，燥气以行，霿雾数起（霿雾即烟霭也），杀气来至，草术苍干，收令当权，秋声乃作。燥气淫泆，传之于人，肺气受伤，民病咳嗽气逆，心胁胀满，下引少腹，善于暴痛，不可反侧（肺与大肠表里，肺气上逆则心胁满，大肠下陷则少腹满。肺气右降，逆而不降则右胁暴痛，不可反侧也），咽喉干燥，面色尘恶（肺气通于喉，外主皮毛故）。金郁将发，燥气先动，山泽焦枯，土凝霜卤（露凝为霜，卤凝为硝），而乃发也。金主五气，凡三气之后，夜零白露，林莽声凄，便是燥金怫郁之先兆也。

水郁之发，阳气乃辟，阴气暴举，大寒乃至，川泽严凝，寒雾结为霜雪，甚则黄黑昏翳，流行气交，霜乃为杀，水乃见祥。故民病寒客心痛，腰脽痛，大关节不利，屈伸不便，善厥逆，腹满痞坚。阳光不治，空积沉阴，白埃昏瞑，而乃发也。其气二火前后，太虚深玄，气犹麻散，微见而隐，色黑微黄，怫之先兆也。

火胜金败，不能生水，则水郁发作。发则阳气退辟，阴气暴举，大寒乃至，川泽冻合，寒雾凝肃，结为霜雪（寒氛，白气如雾，结为霜雪，降于晴天）。甚则水土合气，黄黑昏翳，流行气交之际，霜乃为之刑杀，水乃见其妖祥（水灾见兆）。寒气淫泆，传之于人，水邪灭火，民病寒客心痛，腰脽疼痛，关节不利，屈伸不便，善手足厥冷，腹满痞坚。水郁将发，寒气先动，阳光不治，空积沉阴，白埃昏瞑，而乃发也。其气在君相二火前后，火胜则水复，凡二火前后，太虚玄深，气犹麻散（天象深黑，气若乱麻），若见而隐，色黑微黄，便是寒水怫郁之先兆也。

木郁之发，太虚埃昏，云物以扰，大风乃至，发屋折木，木有变。故民病胃脘当心而痛，上支两胁，膈咽不通，食饮不下，甚则耳鸣眩转，目不识人，善暴僵仆。太虚苍埃，天山一色，或为浊色黄黑，郁若横云不雨，而乃发也。其气无常，长川草偃，柔叶呈阴，松吟高山，虎啸岩岫，怫之先兆也。

土胜水败，不能生木，则木郁发作。发则太虚尘扬，云物扰

动，大风乃至，发屋折木，木有灾变，摇荡不宁。风气淫泆，传
之于人，甲木刑胃，民病胃脘当心而痛，上支两胁，胸膈咽喉壅
塞不通，饮食难下，甚则耳鸣目眩，昏愦无识，善暴僵仆（甲乙
同气，此皆甲木上逆之病）。木郁将发，风气先动，太虚苍埃，
天山一色（尘气苍茫，迷漫天山），或为浊色黄黑，郁若横云不
雨（天际黄黑，若云不雨，此大风将来也）。土无专位，木气之
郁发无常，凡四时之内，长川草偃，柔叶呈阴（树木遇风，苍叶
摇落，柔叶翻腾，里面在上，是谓呈阴），松吟高山，虎啸岩岫
（虎啸风生），便是风木怫郁之先兆也。

火郁之发，太虚昏翳，大明不彰，炎火行，大暑至，山泽燔
燎，材木流津，广厦腾烟，土浮霜卤，止水乃减，蔓草焦黄，风
行惑言，湿化乃后，动复则静，阳极反阴，湿令乃化乃成，故民
病少气，胁腹胸背面首四肢膹愤胕胀，疮疡痈肿，疡痱流注，瘈
疭骨痛，节乃有动，腹中暴痛，呕逆注下，温疟，血溢，精液乃
少，目赤心热，甚则瞀闷懊憹，善暴死。刻终大温，汗濡玄府，
而乃发也。其气四，华发水凝，山川冰雪，焰阳午泽，怫之先
兆也。

金胜木败，不能生火，则火郁发作。发则天地曛赫，三光不
明，炎火盛行，大暑来至，山泽燔燎，材木流津，广厦腾烟，土
浮霜卤（地经日晒，色白如霜，乃卤气所结，如海水晒为盐
也），止水乃减（止水无源，故干涸也），蔓草焦黄（蔓草延芊，
津液不能灌注，故焦黄也）。炎风灾物，讹言大起，地干土燥，
湿化乃后，动极生静，阳衰阴长，湿令续起。乃化乃成（火生土
也）。热气淫泆，传之于人，壮火刑金，民病少气，胁腹胸背面
首四肢郁热搏结，膹愤胕胀，疮疡痈肿，疡痱流注，筋挛骨痛
（筋急为瘈，筋缓为疭），关节动摇（热极风生），腹中暴痛，呕
逆注泄，温疟发生，经血流溢，精液枯槁，目赤心热，甚则瞀闷
懊憹，善于暴死。火郁将发，热气先动，百刻既终，大温不减，

汗孔夜开，皮毛不闔（玄府，汗孔），而乃发也。君火主二气，相火主三气，郁极而发，后时而动，故在四气。凡二三气时，草木华发，而水犹凝冱，山川之阴，冰雪未消，大泽之南，焰阳已动，便是二火怫郁之先兆也。

有怫之应，而后报也，皆观其极，而乃发也。木发无时，水随火也。谨候其时，病可与期，失时反岁，五气不行，生化收藏政无恒也。

有怫郁之征应，而后能报复，物极则反，皆至其极，而乃发也（郁极而发，乃能报复）。土无专位，木发无时（其气无常），水随火发，阳亢则动（其气二火前后），土金火之郁发，各有其时。谨候其时，病可与期，失其时而反其岁，则五气紊乱，生长化收藏之政皆昧其恒，不知何气之来，安知何病之作也？

帝曰：水发而雹雪，土发而飘骤，木发而毁折，金发而清明，火发而曛昧，何气使然？岐伯曰：气有多少，发有微甚，微者当其气，甚者兼其下，征其下气，而见可知也。

水发而雹雪，是兼土气（阴气上际，阳气下降，天地氤氲。则为云雨，是全由湿动，非土不能。而阳为阴闭，寒气渐凝，则雨变而为雹雪，缘湿旺阴盛故也），土发而飘骤，是兼木气，木发而毁折，是兼金气，金发而清明，是兼火气，火发而曛昧，是兼水气，此何气使然？因气有多少，发有微甚（多谓太过，少谓不及，不及发微，太过发甚），微者仅当其气（止于本气自见），甚者则兼其下气。水位之下，土气承之，土位之下，木气承之，木位之下，金气承之，金位之下，火气承之，火位之下，水气承之，是五行之下气也。征其下气为何，而本气之所兼见者可知矣。

帝曰：善。五气之发，不当位者何也？岐伯曰：命其差。帝曰：差有数乎？岐伯曰：后皆三十度而有奇也。

发不当位者，不应其时也，此缘气有盛衰，至有迟早，是以差错不准也。一日一度，三十度者，一月之数，奇谓四十三刻零七分半，其至之先期后期，不过三十度有奇。如一年节气，或早至于前十五日之先，或晚至于后十五日之后，合而计之，亦止二十度而有奇也。

帝曰：气至而先后者何？岐伯曰：运太过则其至先，运不及则其至后，此候之常也。

帝问气至而先后相差者何故？盖运太过则其至先，运不及则其至后，此气候之常也。

帝曰：当时而至者何也？岐伯曰：非太过，非不及，则至当时，非是者，眚也。

当时而至，是谓平运，非是者，则为灾眚也。

帝曰：胜复之气，其常在也，灾眚时至，候也奈何？岐伯曰：非气化者，是谓灾也。

胜复之气，常在不差，其偶然差错，而灾眚时至，候之奈何？盖非气化之正者，是即为灾也。

帝曰：善。气有非时而化者何也？岐伯曰：太过者当其时，不及者归其己胜也。

气有非时而至，不失为正化者，以太过者当其有制之时，不及者归于己胜之候也。（太过而人制己，不及而己胜人，则亦为平气也）。

帝曰：四时之气，至有早晏高下左右，其候何如？岐伯曰：行有逆顺，至有迟速，故太过者化先天，不及者化后天。

四时之候，至有早晏，若夫高下左右，地势不同，其气至之候，亦当有殊。盖气行有逆顺，气至有迟速，故太过者化常先天，不及者化常后天，此其大凡也。至行于高下左右之间，则不能无异矣（义详下文）。

帝曰：愿闻其行何谓也？岐伯曰：春气西行，夏气北行，秋气东行，冬气南行。故春气始于下，秋气始于上，夏气始于中，冬气始于标，春气始于左，秋气始于右，冬气始于后，夏气始于前，此四时政化之常。故至高之地，冬气常在，至下之地，春气常在，必谨察之。

帝问，行有逆顺，愿闻其行何谓？盖春气自东而西行，夏气自南而北行，秋气自西而东行，冬气自北而南行。故春木自北而东升，是始于下也。秋金自南而西降，是始于上也。夏当午正，是始于中也。冬居亥未，是始于标也。春自东来，是始于左也。秋自西往，是始于右也。夏自南来，是始于前也。冬自北往，是始于后也（天地之位，左东右西，南前北后。阳有余于东南，其地常下，是以温暖，阴有余于西北，其地常高，是以清凉，故至高之地，冬气常在，阴有余也，至下之地，春气常在，阳有余也。然则地高而在右者，阴来为顺，其至恒早，阳来为逆，其至恒晏，地下而在左者，阴来为逆，其至恒晏，阳来为顺，其至恒早。设以太过而值逆行，则先天者亦当来迟，不及而遭顺行，则后天者亦当来速，高下左右之势，固自不侔也。

帝曰：善。夫子言用寒远寒，用热远热，余未知其然也，愿闻何谓远？岐伯曰：热无犯热，寒无犯寒，从者和，逆者病，不可不敬畏而远之，所谓时与六位也。

火盛为热，则无以药食犯其热，水盛为寒，则无以药食犯其寒。从之者和，逆之者病，不可不敬畏而远之，所谓四时之主气与六位之客气，皆当顺其自然之候也。

帝曰：温凉何如？岐伯曰：司气以热，用热无犯，司气以寒，用寒无犯，司气以凉，用凉无犯，司气以温，用温无犯。间气同其主无犯，异其主则小犯之。是谓四畏，必谨察之。

司天司地之气，寒热温凉皆不可犯，是谓四畏，故当远之。左右四间之气，同其主令者亦无犯焉，异其主令者则小犯之，不在四畏之例也。

帝曰：善。其犯者何如？岐伯曰：天气反时，则可依时，及胜其主则可犯。以平为期，而不可过，是谓邪气反胜者。故曰无失天信，无逆气宜，无翼其胜，无赞其复，是谓至治。

其可犯者，天之客气与主气之时令相反，则可依四时之主气，及客气之胜其主气者，则扶其主气，抑其客气以犯之。如夏热冬寒，时令也，而客寒夏至，客热冬来，则用热于夏，是以热而犯热，用寒于冬，是以寒而犯寒也。客不胜主，未可犯也，客胜其主，则可犯矣。但虽犯之，要当以平为期，而不可太过，是谓邪气非时而反胜者，故法当如是，非谓凡治皆然也。故曰无失天时之信，无逆气候之宜，无翼其得胜之会，无赞其来复之期，是谓治法之至者也。

帝曰：善。论言热无犯热，寒无犯寒，余欲不远寒，不远热奈何？岐伯曰：悉乎哉问也！发表不远热，攻里不远寒。

论言热无犯热，寒无犯寒，是用热远热，用寒远寒也，今欲不远热，不远寒，则当何如？惟发表则不远热，攻里则不远寒也。

帝曰：不发不攻，而犯寒犯热者何如？岐伯曰：寒热内贼，其病益甚。帝曰：愿闻无病者何如？岐伯曰：无者生之，有者甚之。

发表者，时热而不远热，以其表解而热泄，攻里者，时寒而不远寒，以其里清而寒去也。若不发不攻而犯寒犯热，则寒者愈寒，热者愈热，寒热内贼，其病益甚。无病者，当之则新病生，有病者，当之则旧病甚也。

帝曰：生者何如？岐伯曰：不远热则热至，不远寒则寒至，寒至则腹满痞坚，痛急下利之病生矣，热至则身热头痛，瞀郁衄衊，瞤瘛肿胀，骨节变肉痛，痈疽疮疡，霍乱呕吐注下，血溢血泄淋闭之病生矣。帝曰：治之奈何？岐伯曰：时必顺之，犯者治以胜也。

无则生之者，热不远热则热至，寒不远寒则寒至，寒至则生诸寒病，热至则生诸热病。治法时令，必当顺之，按其所犯者，治以相胜之物也（热至以寒，寒至以热）。

帝曰：善。郁之甚者，治之奈何？岐伯曰：木郁达之，火郁发之，土郁夺之，金郁泄之，水郁折之，然调其气。过者折之，以其畏也，所谓泻之。

木喜升散，郁则达之，火喜宣扬，郁则发之，土喜冲虚，郁则夺之，金喜清肃，郁则泄之，水喜静顺，郁则折之，治五郁之法如此。然皆以调气为主，气调则郁自开。郁缘于不及，而发则太过，过者折之，以其所畏，皆所谓泻之，无补法也（释前折其郁气之义）。

帝曰：假者何如？岐伯曰：有假其气，则无禁也。所谓主气不足，客气胜也。

假者则用药可犯，不在禁例。所谓假者，皆缘主气不足，客气反胜，盛夏而寒生，隆冬而热至，假则反之，无用疑也。

帝曰：至哉，圣人之道！天地大化，运行之节，临御之纪，阴阳之政，寒暑之令，非夫子孰能通之！请藏之灵兰之室，署曰六元正纪，非斋戒不敢示，慎传也。

素问悬解卷十三终　　阳湖钱增祺校字